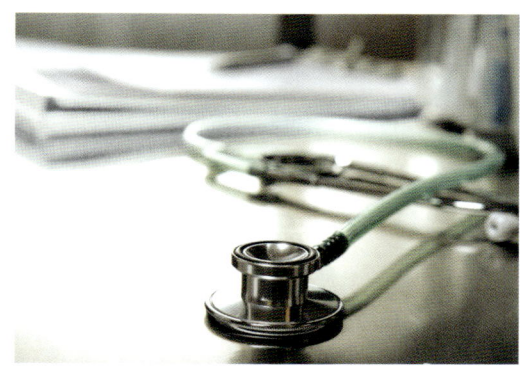

診察・検査

みてわかる臨床力アップシリーズ

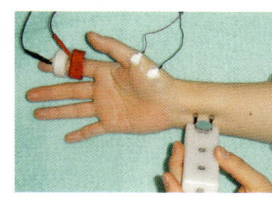

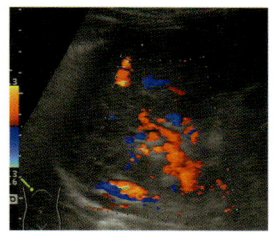

[監修]
名郷直樹
（社団法人地域医療振興協会
地域医療研修センター）

[編集]
小谷和彦
（鳥取大学医学部健康政策医学）

朝井靖彦
（市立敦賀病院皮膚科）

南郷栄秀
（東京北社会保険病院総合診療科）

尾藤誠司
（東京医療センター総合内科）

羊土社

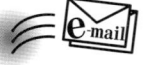「羊土社メディカルON-LINE」へ登録はお済みですか？

羊土社ではメールマガジン「羊土社メディカルON-LINE」にて，毎月2回(原則：第2，4金曜日)，羊土社臨床系書籍・雑誌の最新情報をはじめ，求人情報や学会情報など，役立つ情報をお届けしています．登録・配信は無料です．まだ登録がお済みでない方は，今すぐ羊土社ホームページからご登録下さい！
また，「羊土社メディカルON-LINEモバイル」もございます．どうぞこちらもご利用ください！

羊土社ホームページ　http://www.yodosha.co.jp/

▼羊土社書籍の内容見本，書評など，情報が充実！　▼わかりやすい分類で，ご希望の書籍がすぐに見つかります！
▼24時間いつでも，簡単にご購入できます！　▼求人情報・学会情報など役立つ情報満載！　　ぜひご活用ください！！

監修の序

　新医師臨床研修がはじまって丸3年が過ぎた．すべての医師にローテート研修が課されるようになって，その効果が問われる時期である．思った以上の研修ができた人，思うほどの研修ができなかった人，いろいろの人がいるだろう．もちろんいい初期研修ができるに越したことはない．しかし，医師の研修はその2年で終わるわけではない．2年の初期研修が修了した時点での，できること，できないことをしっかりと認識して，次のステップの研修が必要である．これまでにできていないことを悔やむより，むしろこれまでの2年間をよく振り返って，今後の研修に生かしていくことが重要である．医者は，ある面一生研修医である．私のよく知る研修医の一人がいみじくも言っていた．何の専門ですかと聞かれて困るならば，胸を張って答えよう．私は研修医ですと．

　昨今，プロフェッショナリズムなんてことがよく話題になるが，一生学び続けるのがプロの1つの条件である．私は研修医だと胸を張って言えるのは，ある意味プロなのである．どこまで行こうとも，常に次のステップが存在する．かくいう私も，卒後20年以上になるが，ますます日々の研修，学習の必要性を痛感している．

　プロとしての医師，そこを目指して一生が研修である．そして，プロと言うためには，単なる技術的に高いレベルにあるというだけではない．高い技術をもっていても，適応を間違えればとんでもないことになってしまう．良性潰瘍をガンと間違えて手術してしまったら，いくら技術的にすばらしい手術をしても仕方がない．そう考えると当たり前のことではある．

　ある論文に，プロとは 'right persons do right things rightly.' というふうにわかりやすくまとめられていた (Simpson, J. G.：The Scottish doctor-learning outcomes for the medical undergraduate in Scotland：a foundation for competent and reflective practitioners. Med. Teach., 24：136-143, 2002)．まずは正しい技術を身につけること．その技術が正しく適応できること，さらには，医療を提供している自分自身が，正しい人であること．right, right, 正しい，正しいと，くどくて癇に障る人がいるかもしれない．私も実はあまりすんなりとは受け入れられない．正しい正しいと言われると，なんだかうっとうしくなる方である．しかし，プロというものの枠組みを考えるうえで，これは非常に参考になる考え方ではないかと思う．そして初期研修以後重要となってくるのは，単なる技術でなく，その適応や，自分自身の医師，あるいは人間としての厚みだったりする．

　初期研修を終えたばかりの人，後期研修中の人，総合医，家庭医を目指す人，僻地で働くことを考えている人，開業を考えている人，そんな多くの人たちを対象に，生涯にわたる研修のバックアップになるように，この本を企画した．単に技術を説明するというだけでなく，その技術が患者自身のお役に立つよう，さらにそうした技術を身につけた人たちが，プロとしてのさらなるよい医師への足がかりとして，この本が利用されることを願ってやまない．

2007年10月

名郷直樹

編集の序

　臨床現場に必要なテクニックの「イロハ」は，卒後初期臨床研修に習得する．そして，そのテクニックは，指導医から徐々に離れて「ポストレジデント」時代に練成されていく．また，後期研修を含むポストレジデント期を，従来の臓器別専門医養成コースで過ごす者ばかりでなく，一般市中病院などにおける総合的な研修として継続する者はますます増えるだろうと見込まれている．

　しかし，初期研修レジデント期とは異なり，格段に多くの症例を自らマネジメントするようになるポストレジデント期におけるテクニックの醸成については，修得項目やその期間，さらにそのコツの伝承についてもっと整備を進めた方がよいという声がある．臓器専門医養成についてはかなりの経験が蓄積され，書籍もあるが，特にある程度総合的な幅広い診療に対応して，ポストレジデントの研鑽をアシストするという書籍はそうそうない．この情況に関心を寄せて羊土社に集ったわれわれは，どのようなポストレジデント期であったのか，そしてどういう書籍があったら助かったのかを話し合った．1つのテクニックをマスターするのに臓器専門医用の分厚い書籍をいちいち買い揃えて対処したことや，なかなか求めても聞けなかったコツがあることなどが浮き彫りになってきた．そこで，現在，総合医学的なポストレジデント期を経た，あるいはそうした教育に携わって活躍しておられる先達の経験を文言にして世に問う作業を開始することになった．

　こうした先達の意見や多くの初期研修医からの要望を得て，上級医なくひとり立ちしていこうとする時期にある医師を主対象に，形にしようとしたのが本書である．こうした背景をもって編集されたことは既存の書籍との相違であろう．この他に，たとえば，既存の書籍や総説などでは紙面の制約上基本的な記述に終始してしまいがちだが，本来盛り込むべき案外に重要なちょっとしたテクニックとそれに関係するコツやアドバイスに着目したことも相違として感じて頂けるのではないかと思う．

　採り上げた項目は，上述の先達や研修医の声に基づいており，まさに現場志向の書籍と言えるであろう．このように要望のあった汎用性のあるテクニックを中心としたが（また，臓器専門科で行われる手技については専門医養成の書籍に全てをゆだねるべきという意見もあるが），ポストレジデント期ゆえに，少しずつ（サブ）スペシャリティー診療の方向性も出てきていると思われることや，臓器専門医とともに共診することにも考慮して，臓器専門科でよく行われる手技の解説や，専門性の高い手技については専門医にまかせる見極めも含もうと努めた．

　いずれにせよ，われわれはポストレジデントがたくましく成長して頂くことを願っている．メモ欄が設けてあるので，ぜひ自分のスキルアップのために各自なりに記述の追加をお願いしたい．一方で，試行錯誤の中での編纂である．今後，さらにバージョンアップするために忌憚のない意見を届けて頂くことを最後に切にお願いする次第である．

2007年10月

編者を代表して
小谷和彦

診察・検査 みてわかる臨床力アップシリーズ

目　次

監修の序 ………………………………………………………… 名郷直樹　3
編集の序 ………………………………………………………… 小谷和彦　5
本書の見方 ……………………………………………………………………　8
執筆者一覧 ……………………………………………………………………　9

第1章　基本的診察　11

- 01) 医師－患者関係 …………………………………………… 松村真司　12
- 02) 医師のテクニック（技能）評価 ………………………… 藤崎和彦　16
- 03) 視　診 ……………………………………………………… 戸城仁一　24
- 04) 打診・触診（腹部・背部） ……………………………… 溝岡雅文　34
- 05) 聴　診 ……………………………………………………… 中村　嗣　39
- 06) 耳鼻科的診察 ……………………………………………… 松尾博道　47
- 07) 眼科的診察 ………………………………………………… 茨木信博　52
- 08) 整形外科的診察 …………………………………………… 上本宗忠　57
- 09) 成人女性の基本的診察 ……………………… 早野恵子，西村真紀　62
- 10) 神経学的所見のとり方 …………………………………… 中安弘幸　69
- 11) ADLの捉え方 ……………………………………………… 高木幸夫　74
- 12) IADL（手段的ADL） ……………………………………… 八森　淳　81
- 13) QOL評価 ………………………………………………… 下妻晃二郎　86
- 14) 薬物アレルギー疑診例の診察 …………………………… 藤山幹子　90
- 15) 電子カルテ ………………………………………………… 北岡有喜　94
- 16) インスリン注射の実際（勧め方や効果判定） ……… 佐々木正美，河野幹彦　102
- 17) ストレス評価 ……………………………………………… 山本晴義　109

第2章　基本的検査手技　115

- 01) 静脈採血 …………………………………………………… 小谷和彦　116
- 02) 小児・新生児の採血法（動脈・静脈） ………………… 小森一広　121
- 03) 中心静脈穿刺（中心静脈圧測定など） ……………… 森脇龍太郎　125
- 04) グラム染色 ………………………………………………… 藤本卓司　130

05）	尿沈渣	足立誠司, 小谷和彦	135
06）	家庭血圧・ABPM	浅井泰博	139
07）	検査・処置の局所麻酔	前田重信, 林　寛之	143
08）	皮膚生検	朝井靖彦	147
09）	神経伝導検査	藤本健一, 藤元佳記	151
10）	頸部動脈超音波検査	越後宗郎, 小谷和彦	157
11）	血液ガス（所見判定も含む）	上山裕二	161
12）	呼吸機能検査	鰤岡直人, 清水英治	166
13）	内分泌・代謝学的負荷試験	辻井　悟	170
14）	血液型判定，交差適合試験，輸血	森　政樹	175
15）	インフルエンザ・アデノウイルスなどの簡易検査（考え方と取り扱い）	新井　薫	181
16）	心筋梗塞などの簡易検査	加藤雅彦	185

第3章　基本的検査と診断　　191

01）	末梢血球分類および骨髄採取	森　政樹	192
02）	病理診断（提出法）・病理診断の基本	下　正宗	198
03）	胸部画像診断	坂東政司	203
04）	心超音波検査	安　隆則	212
05）	上腹部超音波検査	藤井康友	220
06）	下腹部超音波検査	倉澤剛太郎	227
07）	消化管超音波検査（特に虫垂炎診断）	越後宗郎, 小谷和彦	233
08）	胃・食道造影	澤田幸久, 工藤康孝, 吉田行雄	237
09）	小腸造影	垂水研一, 古賀秀樹, 畠　二郎, 春間　賢	242
10）	大腸造影	垂水研一, 古賀秀樹, 畠　二郎, 春間　賢	248
11）	上部消化管内視鏡検査	稲土修嗣	254
12）	下部消化管内視鏡検査	稲土修嗣	260
13）	ERCP	平田信人	268

索引　　275

本書の見方

　本書では，基本をマスターされた医師が多くの症例を自らマネジメントするうえで必要な，現場ならではの上級テクニックを解説しています．本文では現場で必要なテクニックを簡潔に解説し，メモ欄ではそのテクニックをさらに上手く行うためのポイントやアドバイスを加えています．また，メモ欄は書き込みも可能となっておりますので，ぜひご活用ください．

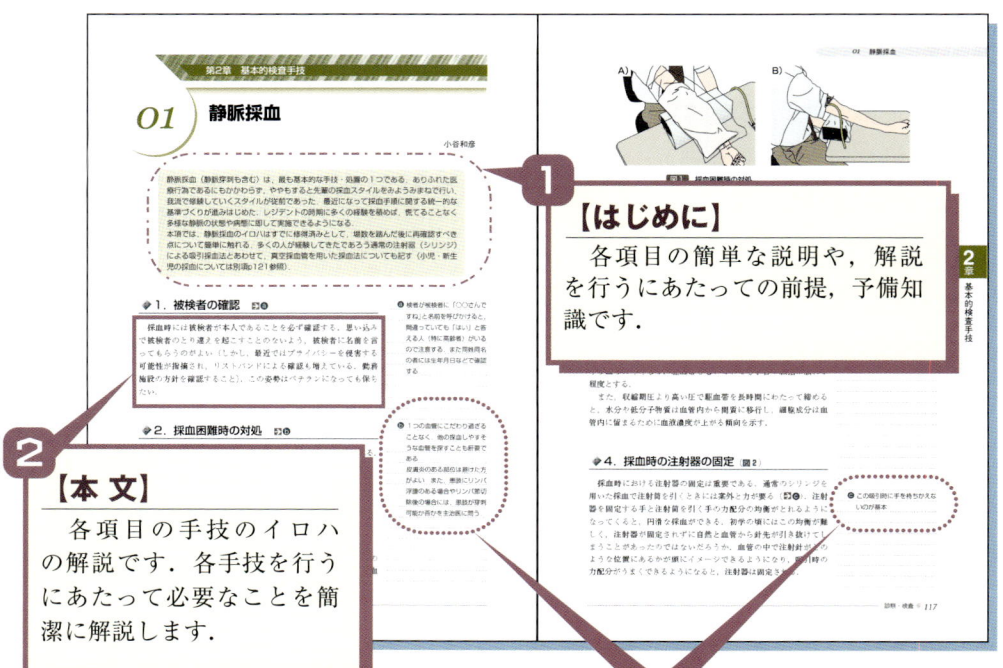

❶【はじめに】
　各項目の簡単な説明や，解説を行うにあたっての前提，予備知識です．

❷【本文】
　各項目の手技のイロハの解説です．各手技を行うにあたって必要なことを簡潔に解説します．

❸【上級テクニック】
　「こうすれば上手くいく！」といったコツやポイント，現場ならではの上級テクニックを解説します．

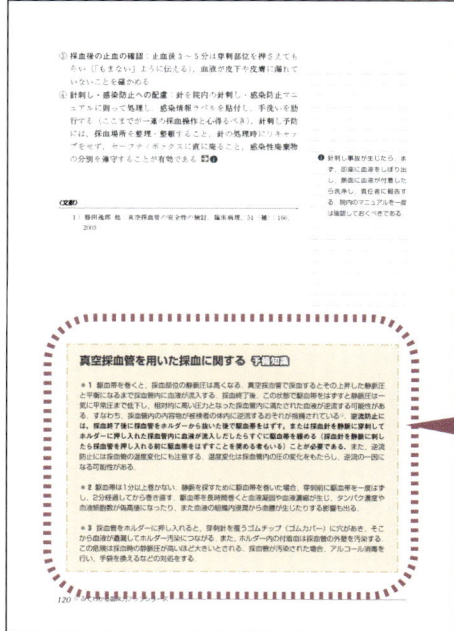

❹【コラム】
　本文中に出てくる事柄について，あらかじめ知識として知っておくべき情報や，特に強調すべきテクニックなどを解説します．

執筆者一覧

■ 監　修

名郷直樹	NAGO Naoki	社団法人地域医療振興協会　地域医療研修センター

■ 編　集

小谷和彦	KOTANI Kazuhiko	鳥取大学医学部健康政策医学
朝井靖彦	ASAI Yasuhiko	市立敦賀病院皮膚科
南郷栄秀	NANGO Eishu	東京北社会保険病院総合診療科
尾藤誠司	BITO Seiji	東京医療センター総合内科

■ 執筆者（執筆順）

松村真司	MATSUMURA Shinji	松村医院
藤崎和彦	FUJISAKI Kazuhiko	岐阜大学医学部医学教育開発研究センター
戸城仁一	TOSHIRO Jinichi	医療法人社団　淀さんせん会　金井病院　メディカルケアサポートセンター
溝岡雅文	MIZOOKA Masafumi	広島大学病院医系総合診療科
中村　嗣	NAKAMURA Tsukasa	島根県立中央病院総合診療科
松尾博道	MATSUO Hiromichi	市立伊東市民病院耳鼻咽喉科
茨木信博	IBARAKI Nobuhiro	自治医科大学眼科学講座
上本宗忠	KAMIMOTO Munetada	かみもとスポーツクリニック
早野恵子	HAYANO Keiko	熊本大学医学部付属病院総合診療部
西村真紀	NISHIMURA Maki	川崎医療生協・あさお診療所
中安弘幸	NAKAYASU Hiroyuki	鳥取県立中央病院神経内科
高木幸夫	TAKAKI Yukio	京都民医連中央病院
八森　淳	HACHIMORI Atsushi	社団法人地域医療振興協会 市立伊東市民病院 臨床研修センター
下妻晃二郎	SHIMOZUMA Kojiro	立命館大学　理工学部
藤山幹子	TOHYAMA Mikiko	愛媛大学大学院医学系研究科感覚皮膚医学
北岡有喜	KITAOKA Yuki	京都医療センター医療情報部
佐々木正美	SASAKI Masami	自治医科大学大宮医療センター総合医学第一
河野幹彦	KAWANO Mikihiko	自治医科大学大宮医療センター総合医学第一
山本晴義	YAMAMOTO Haruyoshi	横浜労災病院勤労者メンタルヘルスセンター
小谷和彦	KOTANI Kazuhiko	鳥取大学医学部健康政策医学
小森一広	KOMORI Kazuhiro	長崎県離島医療圏組合病院上五島病院小児科
森脇龍太郎	MORIWAKI Ryutaro	埼玉医科大学総合医療センター高度救命救急センター

藤本卓司	FUJIMOTO Takushi	市立堺病院総合内科
足立誠司	ADACHI Seiji	藤井政雄記念病院総合診療地域医療科
浅井泰博	ASAI Yasuhiro	社団法人地域医療振興協会　湯沢町保健医療センター
前田重信	MAEDA Shigenobu	福井県立病院救命救急センター
林　寛之	HAYASHI Hiroyuki	福井県立病院救命救急センター
朝井靖彦	ASAI Yasuhiko	市立敦賀病院皮膚科
藤本健一	FUJIMOTO Kenichi	自治医科大学神経内科
藤元佳記	FUJIMOTO Yoshiki	自治医科大学附属病院臨床検査部
越後宗郎	ECHIGO Motoo	姫路第一病院　超音波室
上山裕二	UEYAMA Yuji	徳島県立三好病院　救命救急センター
鰤岡直人	BURIOKA Naoto	鳥取大学医学部附属病院呼吸器内科
清水英治	SHIMIZU Eiji	鳥取大学医学部附属病院呼吸器内科
辻井　悟	TSUJII Satoru	天理よろづ相談所病院　内分泌内科・糖尿病センター
森　政樹	MORI Masaki	自治医科大学附属病院血液科　無菌治療部　輸血・細胞移植部
新井　薫	ARAI Kaoru	国立精神・神経センター武蔵病院精神科
加藤雅彦	KATO Masahiko	鳥取大学医学部附属病院　循環器内科
下　正宗	SHIMO Masamune	東葛病院　臨床病理科・検査科
坂東政司	BANDO Masashi	自治医科大学呼吸器内科
安　隆則	YASU Takanori	琉球大学　薬物作用制御学
藤井康友	FUJII Yasutomo	自治医科大学　医学部　臨床検査医学
倉澤剛太郎	KURASAWA Gotaro	西吾妻福祉病院　産婦人科・泌尿器科
澤田幸久	SAWADA Yukihisa	自治医科大学大宮医療センター消化器科
工藤康孝	KUDO Yasutaka	自治医科大学大宮医療センター消化器科
吉田行雄	YOSHIDA Yukio	自治医科大学大宮医療センター消化器科
垂水研一	TARUMI Ken-ichi	川崎医科大学　内科学（食道・胃腸）
古賀秀樹	KOGA Hideki	九州大学大学院医学研究院病態機能内科学
畠　二郎	HATA Jiro	川崎医科大学内視鏡・超音波センター
春間　賢	HARUMA Ken	川崎医科大学　内科学（食道・胃腸）
稲土修嗣	INATSUCHI Shuji	富山赤十字病院消化器科
平田信人	HIRATA Nobuto	亀田総合病院消化器内科

第 1 章

基本的診察

第1章　基本的診察

01　患者-医師関係

松村真司

患者と医師がともに存在し，その間に関係が成り立ってはじめて医療は存在する．したがって患者-医師関係は，すべての医療行為の基礎である．医師とは，医療という場を通じてさまざまな患者と出会い，できる限り良好な関係を築いていかなければならない職業である．重要なのは，さまざまな環境のもとにおいて，たとえ困難な状況でも患者と信頼関係を築けるように技能を習得していくことであり，また，技能をこえた部分においても，医師として，また一人の人間として自らを成熟させていくことである．

◆1．患者-医師関係を良好にするために

❶ 患者-医師関係の重要性の再認識と学習 ➡ⓐ

　患者-医師関係を良好にするための技能は，患者に好印象を与えるためのマナーでも，できれば身につけておくことが望ましいオプションの技術でもない．**患者の病気を治療し，アウトカムを最善にするために必要とされる主要な臨床技能である**（表1）[1)〜3)]．また，患者-医師関係を良好にするための技能は，単に臨床経験を

ⓐ 臨床医向けのコミュニケーション技術の学習コースなどがいくつか存在するので，これらへ自主的に参加するのもよい．

表1　患者-医師の良好な関係により，向上・改善がエビデンスをもってみられる事項[1)〜3)]

患者の満足度などの向上
- 患者満足度の向上
- 医師の診療満足度の向上

患者の受療行動の変化
- 患者のアドヒアランスの向上
- 患者の通院継続意思の向上
- 医療訴訟リスクの減少

臨床指標の改善
- 慢性疾患のアウトカム改善（糖尿病におけるHbA1cの改善，高血圧患者における平均血圧の低下）
- QOLの改善
- 外科手術における術後経過の改善，合併症の減少
- 悪性腫瘍における予後の延長

積むだけでは不十分であり，継続的な修練によって向上するものである[4]．さらにこの技能は，一度習得すればその後も永続する能力である．残念ながらわが国では，これに関する系統的な卒後教育は現在提供されていないため，個人の努力による自己学習が中心とならざるをえない．

2 モチベーションを高める ➡ⓑ

患者−医師関係に限らず，一般的に人間関係を良好に保つのは難しい．研修が進むにつれ，より多くの患者や患者家族にかかわっていくことが求められる．時間の制約，問題の複雑化，主治医としての責任の増加など，これまで以上に難しい環境下で患者−医師関係を築かなければならない．対応が困難な場面が多くなっていくにつれ，うまくいかない場面にも慣れていく．簡単にいうと，マンネリ化していくのである．このような環境のもとでは，患者−医師関係を良好にするための学習意欲を持続させる努力（**表2**）が重要である．

3 隠れたカリキュラム（hidden curriculum）への気づき

建前では患者−医師関係の重要性を掲げていても，現在の知識・技術偏重の医療施設においては，「隠れたカリキュラム」から，これらに反するメッセージを受け取ることもある[5]（**表3**）．これらを自覚することで，自身の医療行動に悪い影響を受け，意欲が下がらないように意識的に注意する．➡ⓒ

◆2. 患者−医師関係をより良好にするための基本技能

ここでは，患者−医師関係のために重要な技能のうち，多様性の受容，患者への共感，非言語コミュニケーションに関する事項についてのみ述べる[6,7]．

ⓑ もっともモチベーションを高めるのは，他の医師と比較してみることである．尊敬できる医師がいれば，ロール・モデルとして目標にし，尊敬できない医師がいれば，反面教師にする．とにかく他の医師がどのように患者とかかわっているかを観察することが重要である．

ⓒ 救急現場など，医療者が主導権を握る場面が多い環境においてこのようなメッセージが発せられやすい．最初は違和感を覚えても，くり返しこのような環境に曝露されていることにより，徐々に慣れていくから注意する．もちろん，あからさまに患者−医師関係を軽視する指導医が存在している医療機関は，患者にとっても組織にとっても危険であるので，確実にフィードバックを与える責務がある．

表2 モチベーションを高めるために有用なこと

- 診療体験，特に失敗例を通じた気づき
- 失敗例・成功例の共有
- 同僚・指導医の技術の観察およびディスカッション
- ビデオ撮影などを通じた自己反省
- 定期的な第3者評価

表3 よくある「隠れたカリキュラム」からのメッセージ

- 態度などは自然に身につくもので，特に時間をかけて勉強する必要はない
- 患者−医師関係を良好にするには，医療技術を向上させて信頼を得るのが一番である
- 医師の仕事は重要なのだから，医師が働きやすいよう患者が協力すべきだ
- 社会的問題は，医学が扱う問題ではないので無視してもよい

（文献5より改変）

1 多様性の受容 →ⓓ

年齢，性別，生育環境，現在の職業，信念，文化，価値観など患者や患者家族の背景は，医師が考える以上に多様である．これらのさまざまな患者や患者家族とできるだけ良好な患者-医師関係を築くには，可能な限りの多様性に対応しなければならない．一般的な患者-医師関係に関する基本技能を修得した後では，このような多様性をどの程度受容できるかが課題となる．

これらの技能を向上させるには，定期的に医療から離れ，自己を振り返ることが有用である．短時間でもよいのでいかに自らが医療の枠組みのなかにいるかを再確認することが大事である．

2 患者への共感 →ⓔ

患者-医師関係を良好にするうえで，患者がもっている病に関する苦しみへ共感を示すことは基本的な技術である．ただし，医師は，患者が感じている苦しみを直接味わっているわけではないので，完全な共感は不可能である．また，患者が提示する問題が，いつも共感できる問題であるとは限らない．うわべだけの共感がかえって患者へ逆効果を与えることもある．むしろ患者の感情や，患者の置かれている状況に焦点を絞り，苦しみや，つらさといったものを共有しようとする姿勢が必要となってくる．

3 非言語コミュニケーション →ⓕ

患者-医師関係を改善させるうえで沈黙，視線，口調，身振り，身体のポジショニングなどの非言語コミュニケーションが占める割合は高い[8]．しかし，これらを適切に使うことはなかなか難しく，系統だった訓練も受けていないことが多い．言語的なコミュニケーションの技術と合わせ，これらを向上させるための努力が必要である．

多様性の受容，患者への共感，非言語コミュニケーションの向上のためには，多様な症例の経験と振り返りが最も有効である．また第3者，非医療者との交流も重要である．医療職以外の道へ進んだ同級生と，医師の肩書きをなくして交流することも有効である．もちろんそのためには休養や時間をつくることもある程度必要である．

◆ 3. バーンアウトを防ぐために

1 困難な問題への気づき →ⓖ

ポストレジデントになると，教科書通りの対応ではうまくいかない場面がしばしばあることに気づくであろう．患者が抱える問題のなかには簡単には答えが出せない問題も多い．時間の制約な

ⓓ 価値観の異なる患者の考え方をすべて理解することではなく，多様な考え方が存在することを理解することが重要である．このためには，自分とは背景が違う人間とできるだけ多く交流することも重要である．

ⓔ 医師の過去の体験や，人間的な深みが，共感の深さに影響する．また，医師側の精神的余裕も影響する．

ⓕ 非言語コミュニケーションの技能を向上させるには，ビデオ撮影が効果的である．自らの実際の診療や，同僚同士で模擬診療をする場面を撮影してみると，自分では気がつかなかったくせや欠点がよくわかる．

ⓖ 臨床は複雑で不確実なものである．正解は1つではないことも多いし，そもそも正解などないこともある．困難な場面においては，助けを求めることは恥ずかしいことではない．一人ですべてを解決しようとしないことも重要である．

どで，十分な対応ができないこともある．そもそも，外来や病棟で出会う患者はきわめて多様であり，患者の求める患者-医師関係も多様である．それでも，医師としてできるだけよい関係をつくることが常に求められる．このような重圧のなかでバーンアウトを防ぐためには，**医師は患者-医師関係をめぐる困難と常に向き合っており，技術だけでは解決できない問題が多いことを理解することが必要である**[9]．

<文献>

1) Smith, R. C.：「エビデンスに基づいた患者中心の医療面接」（山本和利 監訳），診断と治療社，2003
2) Kaplan, S. H. et al.：Assessing the effects of physician-patient interactions on the outcomes of chronic disease. Med. Care, 27：S110-S127, 1989
3) Stewart, M. A.：Effective physician-patient communication and health outcomes. CMAJ., 152：1423-1433, 1995
4) Smith, R. C. et al.：The effectiveness of intensive training for residents in interviewing. A randomized, controlled study. Ann. Intern. Med., 128（2）：118-126, 1998
5) Haidet, P. & Stein, H. F.：The role of the student-teacher relationship in the formation of physicians. The hidden curriculum as process. J. Gen. Intern. Med., 21（Suppl 1）：S16-20, 2006
6) 斎藤清二：「はじめての医療面接」，医学書院，2000
7) Cohen-Cole, S. A.：「メディカル・インタビュー——三つの役割軸モデルによるアプローチ」（飯島克己，佐々木將人 訳），メディカル・サイエンス・インターナショナル，1994
8) DiMatteo, M. R. et al.：Relationship of physicians' nonverbal communication skill to patient satisfaction, appointment noncompliance, and physician workload. Health Psychol., 5：581-594, 1986
9) Thomas, N. K.：Resident burnout. JAMA, 292（23）：2880-2889, 2004
10) Lipken, M. Jr. et al.：The Medical Interview, Springer, New York, 1995
11) 向原 圭：「医療面接-根拠に基づいたアプローチ」（伴信太郎 監），文光堂，2006

良好な患者-医師関係を築くための振り返り

<振り返りの機会をもつ>

ときに，患者と関わることで，医師の意識下にある否定的な感情が惹き起こされることもある．逆に，特定の患者に対して思い入れが生じることもある．この際の医師の反応が，患者-医師関係へ悪影響を及ぼすことがある．これらの意識下に生まれる感情の問題は，医師の人間関係における過去の体験や信念，価値観などに大きく影響されている．これらの問題を解決するのは容易ではないが，自ら苦手な患者とのかかわりを過去の体験と照らし合わせて自己省察し，意識に上らせることが有用である．また，安全で支持的な雰囲気のもと，少人数で支持的にそれぞれの体験を振り返り，協力して解決しようとする試みも有用である[10]．できれば定期的にこのようなカンファレンスを準備しておきたいが，休憩時間，飲み会などの非公式な場での振り返りも有用である．

第1章 基本的診察

02 医師のテクニック（技能）評価

藤崎和彦

> 医師の臨床技能については従来は教えっぱなしで，技能が正しく獲得されたか否かはほとんど適切に評価されることはなかった．しかし，客観的臨床能力試験（OSCE：objective structured clinical examination）の開発により，技能が身についたかどうかをみせる（shows how）ことで評価できるようになってきた．また，単に「できる」だけでなく，日常的に「実施している」ことを評価するうえに，ポートフォリオ評価を導入することで，さらに質の高い評価が可能になってきている．

◆1．医師の技能評価とOSCE

　HardenらがOSCEを開発しBritish Medical Journalに報告したのは1975年のことであった[1]．その後，OSCEは1980年代を通じて世界に広がり，20年経った1994年のKachurによる調査では30数ヵ国で実施されるようになっていた．1992年からはカナダの国家試験にOSCEが導入されるようになり，1998年からは米国以外の医学校を卒業した医師が米国で診療免許をとるための試験（ECFMG）に，そして2005年からは米国の医師国家試験であるUSMLE Step2にOSCEが導入されるようになっている．

　わが国でも卒前教育においては，2001年に出された文部省の医学・歯学教育のあり方に関する調査研究協力者会議報告書「21世紀における医学・歯学教育の改善方法について」での提言を受けて共用試験OSCEのトライアルが開始され，2005年12月から正式実施されるようになっている．また，医師国家試験においても2001年医師国家資格試験出題基準の見直しでは国家試験にOSCEの導入を検討することが提言され，2005年医師国家資格試験出題基準の見直しではどのような内容，形態で実施するかに具体的に踏み込んで引き続き導入の検討が謳われている．

◆2．advanced OSCE

　現時点で厚生労働省の研究班を中心にadvanced OSCEとして，国家試験レベルを想定したOSCEとして実施されているものは，CPXタイプ（p23,「**OSCEの予備知識**」参照）の面接と診察，＋αとし

ての診療録記載や問題リスト作成，検査計画や治療計画作成といった複合課題による15分程度のステーションである．共用試験OSCEが疾患を想定しないで，とにかく基本的な臨床技能を評価しているのに比べて，一定の疾患を想定したうえでの，それにふさわしい面接，診察能力が評価されるものになっている．また，CPXタイプとは別に15分単一ステーションでBLSとALSの一部をみる救急蘇生系のステーションと，検査説明や患者説明，bad news telling，患者教育，禁煙カウンセリング（→ⓐ）などのコミュニケーション系ステーションも準備されている．図1（次頁）に参考資料を示す．

ⓐ 禁煙カウンセリング：禁煙カウンセリングは患者教育でよく用いられる「LEARNのモデル」に基づいており，またニコチン補充療法を用いて実施する課題が開発されている．

◆ 3. OSCEで評価できるものと評価できないもの

このように，医師の臨床技能に対する評価法としてOSCEは非常に広範に用いられるようになってきたのであるが，一方でOSCEで評価してるのは「技能が身についたかどうかをみせる（shows how）」のみであって，単に「できる」だけでなく「技能を日常的に実施している（does）」という部分は，OSCEのみでは評価できないということが指摘されるようになってきた（図2）．そして，このOSCEでは評価ができない部分を評価するうえで，ポートフォリオに注目が集まってきている．

◆ 4. ポートフォリオに基づく評価へ

ポートフォリオとはもともとは美術学生が自分の作品を目的をもって集めた紙ばさみから採ってこられた言葉で，学習者が学んだ証拠を示す書類やその他のものを束ねた紙ばさみを指し，『**学習者がある領域ないしは複数の領域で努力し進歩し達成した作業のすべてを目的をもって集めたもの**』である．

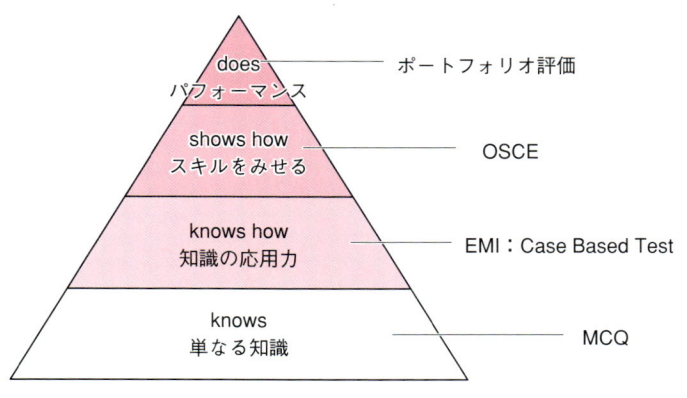

図2 ミラーの能力ピラミッドとその評価

三角形の上に近づくほど，本物の評価になる

ステーション1（課題1）

患者：島本　聡（聡子）　〇〇歳　男（女）性

ここは内科診療所の外来で、今は平日午前の診療時間です。
この患者さんが、頭痛を主訴に受診しました。初診患者です。
急を要する状態ではありません。

まず、7分間で医療面接を行いなさい。（5分間経過した時点で合図します）

医療面接終了後に、次の課題を示します。
このステーション全体の制限時間は15分間です。

医療面接評価表　　受験番号　　　　　受験者氏名
　　　　　　　　　　　　　　　　　　評価者氏名

	2	1	0
【インタビューのプロセス】			
1．自己紹介をした		□	□
2．最初は患者が自由に話せるように配慮した	□	□	□
3．適度に視線を合わせていた		□	□
4．共感的な態度を示した	□	□	□
5．プライバシーに配慮した態度を示した		□	□
【インタビューのコンテント】			
6．開始時期（1週間前）		□	□
7．頻度（毎日）		□	□
8．部位（前頭部）		□	□
9．強さ（我慢できる）		□	□
10．性状（鈍痛）		□	□
11．始まり方（はっきりしない）		□	□
12．持続時間（1日中）		□	□
13．誘因（特になし）		□	□
14．1週間の変化（少し増悪）		□	□
15．自分でした対処（何もしていない）		□	□
16．随伴症状（吐き気）		□	□
17．拍動性（なし）		□	□
18．頭痛について過去の医療機関受診（なし）		□	□
19．食欲（少し低下）		□	□
20．睡眠（問題ない）		□	□
21．仕事の内容（事務職）		□	□
22．解釈モデル（1）（パソコンで疲労）		□	□
23．解釈モデル（2）（市販薬は副作用が心配）		□	□
24．既往歴（特になし）		□	□
25．アレルギー（特になし）		□	□
26．服薬（特になし）		□	□
27．タバコ（吸わない）		□	□
28．飲酒（忘年会程度）		□	□
29．（女性患者の場合）月経歴（異状なし）		□	□
30．家族歴（問題なし）		□	□

合計点　32（男性患者の場合は31）点満点　　　　　　点

【概略評価】　←良　い｜良くない→
　　　　　　　6　5　4｜3　2　1

（この医療面接全体の印象を6段階で評価して番号に丸をつける）

ステーション1（課題2）
（試験開始7分後に提示する）

患者：島本　聡（聡子）　〇〇歳　男（女）性

バイタルサインは以下の通りでした。

> 血圧130／60mmHg　脈拍72／分
> 体温36.2℃

4分間で身体診察をしなさい。（3分間経過した時点で合図します）

ただし、最も重要と思われる項目から診察を始めなさい。また、診察しながら、患者に所見を説明しなさい。

眼底は、この次の課題で診察します。

身体診察評価表　　受験番号　　　　　受験者氏名
　　　　　　　　　　　　　　　　　　評価者氏名

	2	1	0
【患者への配慮】			
1．開始時に診察をする旨を告げ了承を得る		□	□
2．診察に合わせて適切に声をかける	□	□	□
3．声をかけるときの言葉づかい		□	□
4．手を温める		□	□
【診察手技】			
頭部の診察			
5．頭蓋の皮膚を視診		□	□
6．頭蓋全体を触診		□	□
7．側頭動脈を触診（1）位置		□	□
8．側頭動脈を触診（2）圧痛		□	□
前額部の診察			
9．前額部の圧痛		□	□
10．前額部の叩打痛		□	□
眼の診察			
11．結膜充血を視診		□	□
12．毛様充血を視診		□	□
13．瞳孔の形状を視診		□	□
14．瞳孔径の左右差を診察		□	□
15．対光反射を診察（直接対光反射のみで可）		□	□
16．虹彩の隆起を視診		□	□
17．眼球の緊張		□	□
18．眼球の触診		□	□
19．視力の診察（片眼ずつ）		□	□
20．視野の診察（片眼ずつ）		□	□
首の診察			
21．頸椎の可動域を確認		□	□
22．頸椎の動作時の痛みを確認		□	□
その他の診察			
23．髄膜刺激徴候を診察（いずれの方法でも可）		□	□
24．小脳機能を診察（1種類以上）		□	□
25．腹部を診察		□	□

合計点　26点満点　　　　　　点

【概略評価】　←良　い｜良くない→
　　　　　　　6　5　4｜3　2　1

（この医療面接全体の印象を6段階で評価して番号に丸をつける）

図1　OSCEの概要例（1）

02 医師のテクニック（技能）評価

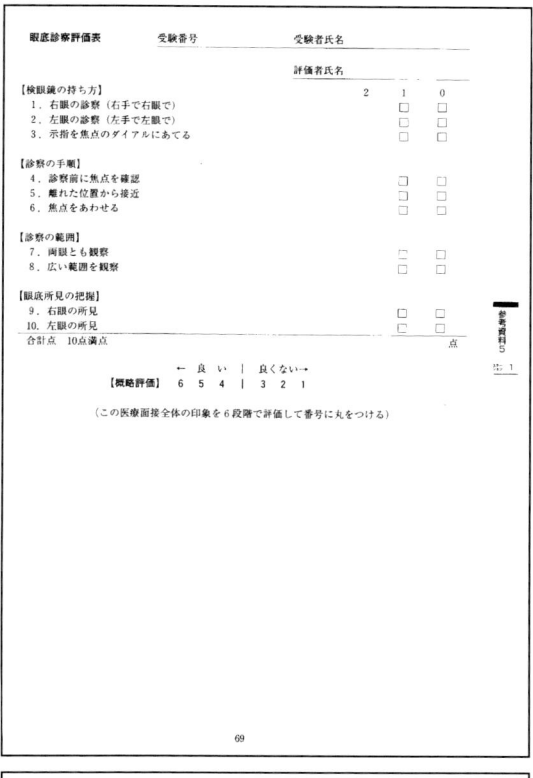

図1 OSCEの概要例（2）

具体的にはポートフォリオは，日々の実践記録（手技に関するログブックも含む）や症例サマリー，指導医の観察記録やカルテチェックの記録，患者を含めた多くのスタッフによる360度評価の記録，患者や家族からの感謝の手紙類，そしてreflection（▶ⓑ）としての本人の定期的な振り返りの記録などから構成されている．**図3**に参考資料を示す．

ポートフォリオの役割は，OSCEや試験，面接などの「点」の評価から，継続的な「線」の評価へ評価自体を変えることであり，細分化した評価から全体的評価へとつなげる能力の証拠の集積である．また，画一的な物差しからの評価ではなくて，学習者の個別性や発達課題，学習者ごとの関心領域など，個別的な態度や到達，課題に重点を置いた評価でもある．そして，とりわけ重要なのは，その時点その時点でのポートフォリオをもとに学習者と指導医が振り返りを行うことで，指導医と学習者との間の相互作用を増幅し，さらにはその作業を通じて学習者のなかに個人的な振り返りの態度（reflection）を養い，最終的にはプロフェッショナリズムの教育・評価の重要なtoolとなるように意図されたものであるということである．

◆5. 反省的実践家：reflective practitioner

近年，プロフェッショナルと呼ばれるような専門家が実際に行っているものの見方や問題解決を研究するなかで，プロフェッショナリズムの核心は「反省的実践家（reflective practitioner）」であることが明らかになってきている．それは，単なる知識や，技能だけでなく，それらを有機的に関連させ，常に周りの状況を考慮に入れつつ患者や依頼者のために実践する高度な総合能力であり，ポストレジデント医師の能力評価も最終的には，このプロフェッショナリズムの視点から行われていく必要があるだろう．

個別のOSCEからCPX，そして技能の実践の記録であるログブックや症例サマリー，そしてそれらをもとに自らを定期的に振り返り，到達と学習課題を確認していく姿勢が，まさに養成，評価すべきポストレジデント医師の専門的能力になるのではないだろうか．

<文献>

1) Harden, R. M. et al.：Assessment of Clinical competence using objective structured examination. Br. Med. J., 1：447-451, 1975
2) 「基本的臨床技能の学び方・教え方」（日本医学教育学会臨床能力教育ワーキンググループ 編），南山堂，2002
3) 「臨床実技能力評価の指針－医師国家試験の改善とAdvanced OSCEの指針」（医事試験制度研究会 監修），医事試験制度研究会，2003
4) Friedman, M. et. al.：Portfolios as a method of student assessment, Association for Medical Education in Europe, 2001

ⓑ reflectionにはreflection-in-actionとreflection-on-actionの2つがある．reflection-in-actionはスキルを実践したときにその場で即時に行う振り返りを，reflection-on-actionはスキルをある程度実践した後に，将来の実践に向けてそのスキルを今後どのように生かしていけるかをまとめる振り返りを指す．

図3 ポートフォリオの概要例（1）

も行っている)
学習したこと：いままでに経験したことのない「時間軸」(外来という限られた時間の設定という制約もあれば、経過を見て症状を追っていくという試験(?))としての考え方は今までにないものであった。

<u>SEAの89 虫垂炎、肺炎の診断が遅れこのSEAで話題にあがった。</u>
生じたこと　肺炎の診断で入院を決定し病棟を持っていた状況で、前の週のカンファレンスで話題になった某検査をしたところガフキー9号で結核専門病棟のない当院から他院に転送となった。
出来事に対する自分の考え、感情
入院させていたらどうなったのかを考えると恐ろしい…。カンファレンスの話題が肌に立った。ほっとした。
この種の問題に必要と思われた知識、技能、態度
知識：呼吸器感染症で入院を決めるときには、院内感染の面から常に結核の存在を考える。
態度：自分を含めたスタッフに感染を広げないという配慮
その後のディスカッションとこのSEAでの結論、自分の学習目標
・肺炎で入院する患者さんに結核の既往がないか確認する。入院時には肺炎の起炎菌の同定の為の喀痰検査だけでなく、抗酸菌の検体も提出する。
・院内で他の患者、スタッフへの感染の可能性がある患者さんを診る場合の院内ルールの確認。

<u>ア）内科研修 (1ヶ月)</u>
研修内容：今までと同じく患者さんの主治医として指導しながら学習をしていく。

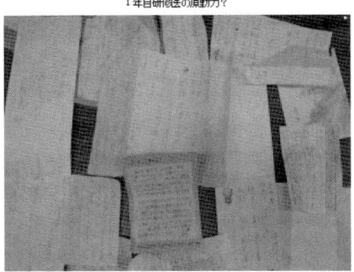

1年目研修医の原動力？

<u>イ）小児科研修 (3ヶ月)</u>
研修内容：小児科病棟に入院中の子供の回診、週2コマの外来研修、日勤後で救急外来に子供が来た場合、コールをしてもらい小児の救急疾患を学んだ。
学習したこと：こどもに慣れること、子供とその家族への対応を学ぶことであり、市中病院ということを活かして豊富な症例数にあたり経験をつんだと思う(3ヶ月で約100人の主治医になり、プラス外来研修で外来診療を経験する)。疾患としては、上気道炎、扁桃炎、肺炎、嘔吐、胃腸炎、熱性けいれんなどが多く、ウイルス性の発疹(水痘、麻疹、風疹)、川崎病、ギラン・バレー症候群なども経験し、小児科を小児らしいることで、アライマリケアで遭遇する小児救急はおおむね経験でき、子供とその家族に対する対応は完全ではないが、医師としての第1歩を踏み出せるようになったと思う。

<u>SEAの自らの外来で問診する＋最初の診断で入院させられた小児の症例</u>
生じたこと　入院前に症状がそれらしくなり川崎病であることが判明。
出来事に対する自分の考え、感情
面目まるつぶれだなぁ。治療が遅れてないかなぁ。疾患の始めの段階では分からないよなぁ…。
この種の問題に必要と思われた知識、技能、態度
知識：疾患にはそれぞれ経過がある。疾患についての今後の見込み(自然史)を知ること。
態度：症状から考えられる疾患を早く決めすぎないで、現段階で考えられる疾患を思い浮かべながら、経過を見るという姿勢。
その後のディスカッションとこのSEAでの結論、自分の学習目標
・疾患の確率が低いもの、初の経過ではなかなか診断が難しいもの(ウイルス性発疹症、川崎病、虫垂炎など)について経過を学習してみる

<u>ウ）総合診療研修 (2ヶ月)</u>
研修内容：基本的には内科研修と同じ、1年下の研修医が入ってくる病棟で2年目研修医として教えることで自分が教わることを学ぶ。
学習したこと：1年目の研修医の先生にミニレクチャーを2回(論文のレクチャー)したが、準備が十分だったとはいい難い、レクチャーをするには勉強するのであって、そのためにはきちんと用意をしておかなければいけなかったこと、あれもこれもと網羅的に教えようとすると難しいので、レクチャーをするということがあらかじめ分かっている場合は、1回のレクチャーでは絞って行うほうが良いのではないかと考えた。
・ミニレクチャーをするときにはレクチャーの内容の的を絞り、それに対して準備をしておく。(学生の実習も同じ)

将来のビジョンを明確にしたい→やっていて楽しいものを探していく。(当時の研修メモより)
・病院で働くERに強いGIM
・人知りしやすいのでできまった地域で働く、プライマリケア医

<u>エ）整形外科研修 (2ヶ月)</u>
研修内容：整形外科外来/救急外来、手術に入りながら、整形外科の診察、診断、治療について学習する。

学習したこと：整形外科では局所の写真を撮ることが非常に多い、その中でも診察を大切にする上級医の存在を垣間見ることができたこと、腰・膝・首の診察の奥深さの診察風気を感じることができた。整形外科医と一緒に行動をすることで彼らの仕事を理解することができた。

<u>オ）久瀬村地域医療研修 (1週間)</u>
研修内容：揖斐郡北部郡他医療センター長の吉村先生を初めとして、山田先生、白戸先生、センターの職員から現場の地域医療の実践を学ぶ。吉村Dr白戸Drの外来見学、後沢、オレゴン健康科学大学の家庭医レジデントとの交流。EBMの学習。
研修目的：①地域医療研修の現場を見る。②つながりをもって今後の精神科のアンテナを広げる。③病院を離れてリフレッシュ
学習したこと：研修の目的を立てることの重要さ、ロールモデルの存在、地域医療に従事するDrの幅の広さと奥の深さ(診察、診断の幅となるような学習・情報量の多さ)、哲学(<u>地域のニーズに応えられるように自分を作り上げていくという考え</u>)を知ることができた。
EBMについてにたまたまEBM談話会に参加することができPECO、primary end point、NNTの確認を学習することができた。(講義は久瀬診療所のポートフォリオ参照)

<u>カ）総合診療研修 (2ヶ月)</u>
研修内容で学習したこと：基本的には内科研修と一緒であるが、皮膚科、泌尿器科の外来見学を1ヶ月ごとした。皮膚科外来では、ウイルス性発疹症、白癬、帯状疱疹、蜂窩織炎などの疾患、院内の褥瘡について学習、泌尿器科では前立腺肥大前立腺がん、尿路結石、血尿のアプローチなどを見学した。

<u>キ）精神科研修 (1ヶ月)～北メンタルクリニックにて～</u>
研修内容：名古屋市内にある外来専門の北メンタルクリニックで研修を行った。外来は新患の予診をとったり、クリニックのもう一つの顔であるデイケアで、統合失調症の患者さんたちのリハビリプログラムとして一緒に卓球を通したり、また近くにある患者会(精神障害者の勉強会など)などを行った。
学習したこと：精神科の重要性は認識しているつもりであったが、正直なところ、自分の中で判断が難しい人たちということで、精神科の患者さんを差別しているところはあったかと思う。1ヶ月という短い時間ではあったが、一緒にいることで大分それらしい理解ができたように思う。また、患者さんが社会復帰するには、自分の病気を乗り越えることの大変さ、周囲の誤解を解いていくという大変さの大きな障害を持つ、やや安定した時期の精神疾患を受け入れる病院数の少なさ(急性期の入院施設は日本にはたくさんあるが、通常社会復帰までできない患者さんを受け入れる施設が少ない)を感じた。
また新患の予診をとることで、統合失調、鬱う病、適応障害などの疾患の大まかな理解をすることができ、自分なりに治療のアセスメントを立てつつ指導医と相談することで治療に対しても学習することができた。
また精神科で予診をとったり、デイケアでスタッフや統合失調症の患者さんと一緒に時間を過ごしたりで、自分のメンタルヘルスについても考えるきっかけになり、自分の性格傾向、能力の限界を把握する機会を得ることができた。

自分の性格傾向：大勢の人の輪の中に入っていくのは苦手。ぎりぎりまで無理をしてしまう傾向あり、心身が疲れてくると余裕がなくなり人を傷つけてしまう言葉を言ってしまう傾向があるので余裕が大切なことを再認識、疲れを感じたり、私が頑張ってきたら早めに休養をとるサイン、自分の現時点での能力と自分が思い込んでいる能力のギャップに気づかないと疲れてしまう。(精神科研修中のメモより)

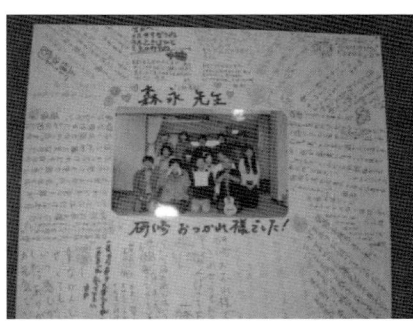

北メンタルクリニックの思い出(メンバーさんからの寄せ書き)

<u>ク）産婦人科研修 (2ヶ月)</u>(この2ヶ月の前半は、新潟旅行に行った)
研修内容：主に産婦人科外来で指導医の外来を見学し、産婦人科外来に来院する患者さんとのコミュニケーション、診察、妊婦検診を指導医の監督のもとに行う。
学習したこと：2ヶ月間の研修期間で、腟炎などの感染症、子宮筋腫、内膜症、多嚢胞性卵巣症候群、子宮頸癌、絨毛膜炎と多彩な疾患を見ることができると同時に、正常妊娠の自然史を理解することができた。また出産にも何例か参加したが、出産後の母親たちの晴れ晴れとした表情を見ていると、受精から約9ヶ月をへて、担当な命が生まれてくる子供に対する母親の愛情は相当なものであろうと感じた。何回かそういった場面を見ることで、親のありがたみを感じ、できるうちに親孝行をしようと思えたことは、産婦人科研修の意外な収穫であった。

<u>まとめ</u>
20ヶ月で学んだことはいろいろあるが、振り返りをしたのに漏れもなかったもの、振り返りができずにそのままになってしまったものがそれぞれあることに気がついた。
特にその当時に考えたこと、自分の感情などで葛藤した思いなどを残しておくと、自分の好きなもの、将来の方向性がなんとなく見えてくるように感じてがけた。
成人の学習理論から考えても、自分で目標を設定し、評価を行っていくことは、ポートフォリオの特長分野ではないだろうか。
当院での振り返りがこのまま継続し、1ヶ月ごとだけでなく数ヶ月や1年といった大きな期間でも行っていけば、学習者の将来にきっと役に立つと思う。
今回作成したポートフォリオは十分とはいえないが、協立総合病院で研修をしていた自分を表せる履歴書であり、宝物として大事にしたい。

図3 ポートフォリオの概要例 (2)

OSCEの予備知識

＜OSCEのタイプ＞

　一言でOSCEといってもイギリス，カナダ系のOSCEと，CPX（clinical practice exam）といわれるようなアメリカ系のOSCEでは，OSCEのあり方が微妙に違っている．イギリス，カナダ系のOSCEは，single skillのbiopsyともいわれるように評価の対象は個々のsingle skillであって，1ステーションは通常5〜10分と短時間であり，主に教員や臨床医が評価者になって評価しているのに比較して，アメリカ系のCPXは，評価の対象がインタビューから診察，診療録記載へと続く一連の臨床過程であり，1ステーションの実施時間も短くても15〜20分で，評価者は教員というよりも訓練されたSPによって診察技能までもが評価されているというタイプの違いがある．

　また，卒業試験や国家試験のようなhigh stakesの重要な試験の場合は，信頼性，妥当性の確保が重要になっており，そのためには最低でも10〜12ステーションくらい，通常は15ステーションくらいの体制が必要であるといわれている．

＜MCQ，EMIについて＞

　知識を問う選択式の筆記試験のタイプには，単一正誤問題，MCQ（多肢選択問題），EMI，KEY FEATUREなどがある．

　単なる知識を正確に問うには単一正誤問題（それぞれに正誤を問うもの）が最もよいと言われているが，完璧な正答ないしは誤答で当たり前すぎない内容を選ぶというのは意外と大変なために問題づくりが難しいうえ，誤答を選べても回答者に正しい知識があるとは判断できないという問題点をもっている．

　MCQ（多肢選択問題）には，タイプA，タイプK，タイプXなどのタイプがあり，タイプAは複数の選択肢から1つの正解を選ぶもので，one bestとも言われて問題づくりが比較的容易であり，近年の医師国家試験ではこのタイプが中心になってきている．タイプKは複数の選択肢を組合わせた解答コードから正解を選択するもので，2つの選択肢を組合わせた解答コードのものをK2，3つのものをK3ともいう．以前の医師国家試験ではよく用いられていたが，正しい知識がなくても選択肢の組合わせから正答が類推できるという欠点があるため，近年ではほとんど使われなくなっている．タイプXは複数の選択肢のなかの正答数が単一ではなく多肢にわたって正誤を判断するような問題タイプである．

　単一正誤問題やMCQは単なる知識の有無を評価するにはふさわしいが，知識の応用力の評価には向いていない．そのためEMIやKEY FEATUREといった事例に基づいて問題解決能力を評価するような筆記試験がいろいろ工夫されている．EMIはextended matching itemsの略で，多数（通常10〜20）の選択肢リストのなかからその事例の場合にもっともふさわしいと思われる正答を選ぶもので，KEY FEATUREは事例の問題解決のために鍵となる行為や判断を選ばせるものである．残念ながらこのタイプの問題はMCQよりは問題作成に技術や労力をはるかに要するためにわが国では十分に広がっていないのが現状である．

＜研修医自身が自己の技能評価をどう進めていくか＞

　医師が専門職にふさわしい能力を身につけていくには，常に自己の技能について振り返りをするreflectiveな態度の習慣づけが不可欠である．初期研修においても，研修にあたっての指導医による評価のみならず，研修医自身の自己評価についても強調されているのは，そういった意味合いも少なくないだろう．しかし，現時点では初期研修終了時に全国共通の国家レベルでのOSCE的なものは存在していないので，ともすれば十分な評価なしに初期研修がやりっぱなしになってしまう危険性も指摘されている．ましてや初期研修終了後は，自身の技能評価は研修医の肩に全てまかされてしまうことも少なくないので，研修医が自分から意識して技能評価をする機会をつくっていくことが非常に重要になってくる．研修医自らが主導して指導医に協力してもらい，研修の中間評価としてのOSCEやポートフォリオ評価を実施することは，研修の質を向上させるうえでも非常に重要な鍵になって行くと思われる．特に臨床研修においては，研修内容がどうしてもその研修医が遭遇した症例の分布や数に依存してしまいがちになるので，基本的なことが十分身についているのか，稀であっても重要な事態に遭遇したときに対処できる能力が身についているのか，といったことをOSCEを用いて客観的，構造的に評価することは是非実現したいことである．また，自らの研修上での学びや気づきを，ポートフォリオを通じて自ら振り返ったり，それをもとに指導医と話し合いをもつことも，医師としての専門職的成長を促すうえでとても大事な契機になるだろう．生涯にわたって常に成長を続けていける専門的職業人を目指すうえでも，自らの学びを常に振り返り，評価していく習慣を是非とも研修期間中に身につけていって頂きたいと思っている．

第1章 基本的診察

03 視 診

戸城仁一

視診は身体診察のまさに第一歩であり，視診で異常があった部分には触診，打聴診などのさらなる診察を加え質的評価に結びつけていくことになる．どの領域であってもみるポイントはほぼ共通しており「大きさ・形・色・動き」である．同じものをみても観察者により気づく所見が異なることがあるが，これはすなわち「見ようと思わないものは見えてこない」からである．日ごろの診察のなかで何を見ようとしているのかを明確に意識するだけでなく，診断がついた時点でもう一度その疾患に特有の視診所見が隠れていないかを探し直すトレーニングを積むのがよい．本項では視診に先立って体表解剖を確認することと各領域の視診項目につき概説する．

◆ 1．体表解剖を知る

視診に限らず，身体診察では体表解剖を十分に理解したうえで所見の記載をするように心がける．特に体幹部は**メルクマール**をきちんと把握する．メルクマールや垂直線・水平線（**図1**）から病変までの距離や大きさは「〜横指」よりも「〜cm」で記載した方がよい．

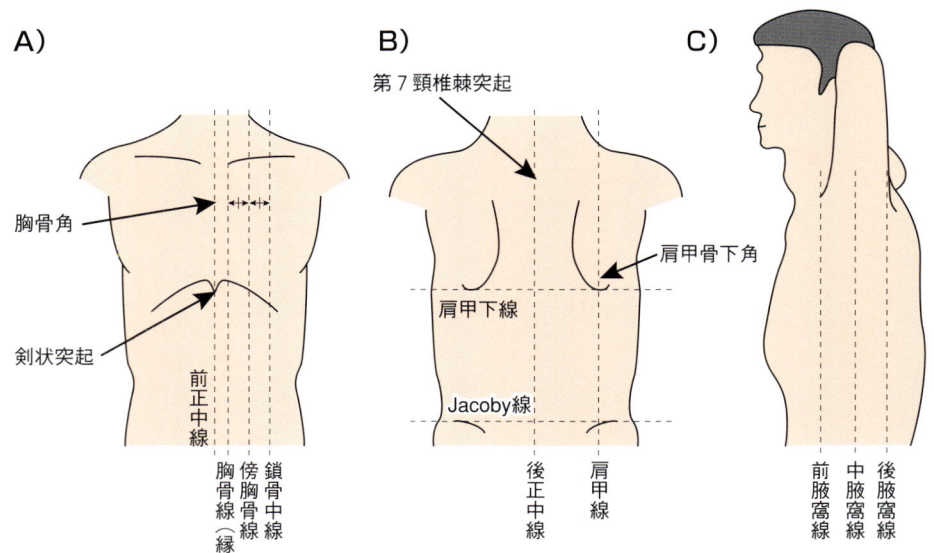

図1 各種水平線，垂直線

1 胸部・背部の観察

以下のメルクマールをまず特定する．

- 胸骨角：胸骨柄と胸骨体の接合部．胸骨上縁から下方に指でなぞっていくとはじめに隆起を感じる部分である．ちょうど第2肋骨が付着する部位であり，気管分岐部にあたる部位でもあり，また頸静脈圧の高さを測定するときの基準点でもある（**図1A**）
- 剣状突起：指でなぞったときに胸骨角の次に隆起する心窩部直上の部分である（**図1A**）
- 第7頸椎棘突起：頸椎の棘突起を上位の方から指でなぞっていくと首のつけ根のところで最も突出する部分を触れるが，そこが第7頸椎（隆椎）棘突起である（**図1B**）
- 肩甲骨下角：肩甲骨の下端部に隆起して触れる（**図1B**）

2 腹部の観察

以下の4つを意識し区域に分ける（**図2**）．

- 肋骨弓，臍，上前腸骨棘，恥骨上縁

3 腰部の観察

左右の腸骨稜上縁を結ぶJacoby（ヤコビ）線とそれが通過する第4腰椎棘突起を意識する．

◆2. 各領域でみておくべき視診項目 ➡ⓐ

各領域での視診項目をあげる（**表1**）．日常臨床では視診だけで時間を費やすわけにはいかないため，ルーチンで最低限みるべき視診項目を定め下線を引いてみた．それらに加え，訴えのある領域ではさらに詳しく視診を行う必要がある．ペンライト・舌圧子だけではなく，できれば眼底鏡，耳鏡，鼻鏡，物差し（距離や大きさの測定）も携帯しておきたいし，診察室には肛門鏡があると

ⓐ 患者さんが去った後に別の鑑別診断が思いついて診忘れた項目に気づいたりすることがあるが，脳裏にわずかに残るあやふやな所見を記載するのではなく，「まだ診ていない項目」としてカルテに残しておくとよい．

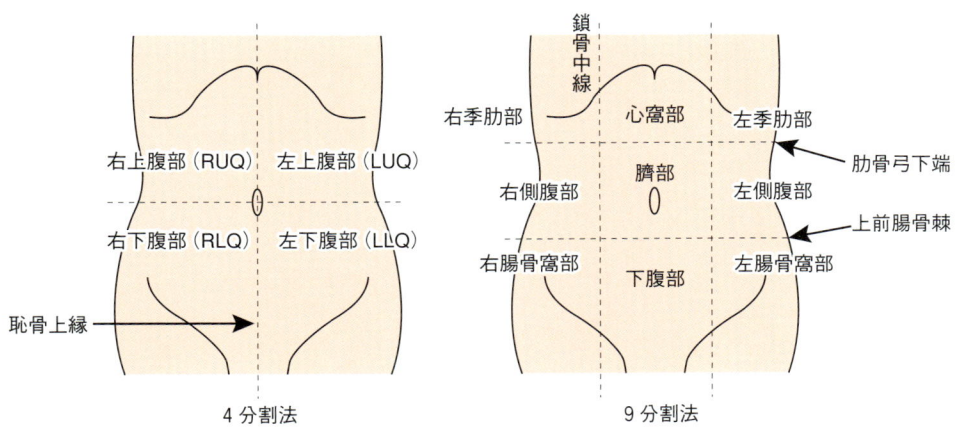

図2 腹部の区域

R：right，L：left，U：upper，L：lower，Q：quadrant

表1 各領域の視診項目（下線はルーチンでみるとよい項目）

領域	項目
全体の観察	<u>意識・精神状態</u>，<u>顔貌</u>，<u>顔色</u> <u>体格</u> <u>姿勢と体位</u> <u>歩行のしかた</u>，<u>不随意運動</u> ＊視診ではないが，体臭・口臭も重要
頭部・顔面	顔貌：<u>表情</u>，<u>顔色（チアノーゼ，黄疸，蒼白）</u>，<u>左右差</u>，発汗過多，多毛，<u>皮疹</u>（蝶形紅斑，丹毒など） 頭蓋：変形 頭髪・眉毛：<u>脱毛</u>，色調など 頭皮：皮疹，腫瘤
眼	眼球：眼球突出（疑われれば側面や後上方からも確認），眼位，眼振など 眼瞼：<u>浮腫</u>，皮疹（ヘリオトロープ疹など），眼瞼下垂，腫瘤（黄色腫など） 瞳孔・虹彩・角膜：瞳孔左右差と形状，虹彩欠損，角膜混濁，角膜輪 眼瞼結膜：<u>貧血</u>，充血，浮腫，腫瘤（麦粒腫や霰粒腫など） 眼球結膜：<u>充血（ただし毛様充血を鑑別）</u>，黄疸，出血 視神経乳頭（眼底鏡を使用）：うっ血乳頭，乳頭陥凹
耳	耳介：変形，皮疹，結節など 外耳道（耳鏡を使用）：耳垢，外耳道炎など 鼓膜（耳鏡を使用）：急性中耳炎，浸出性中耳炎，鼓膜穿孔など
鼻	変形（鞍鼻など），皮疹 鼻粘膜（鼻鏡を使用）：鼻粘膜ポリープ，出血，粘膜蒼白，発赤腫脹など
口	口唇：チアノーゼ，水疱，色素沈着，潰瘍など 咽頭後壁：<u>発赤</u>，<u>腫瘤</u>，出血，後鼻漏など 口蓋扁桃：腫脹，<u>左右差</u>，発赤，浸出物・膿栓など 頬粘膜：色素沈着，出血斑，<u>潰瘍</u>，耳下腺開口部の観察も行う（上顎第2～3大臼歯に接するあたり） 軟口蓋・硬口蓋：<u>発赤</u>，出血斑，<u>腫瘤</u>，潰瘍など 舌：巨舌，発赤，<u>腫瘤</u>，潰瘍，舌苔，舌乳頭萎縮，舌萎縮など 歯肉：<u>発赤</u>，<u>腫脹</u>，出血，色素沈着など 歯：う歯，欠損など 口腔底（舌を挙上してもらって観察）：腫瘤，舌小帯短縮，舌下腺・顎下腺開口部（口腔底で舌のつけ根あたり）の観察も行う
頸部	甲状腺：<u>腫大</u>，<u>腫瘤</u> 頭頸部リンパ節：<u>腫大</u>，<u>発赤</u> 気管：偏位，<u>短縮</u>（呼吸器系診察） 頸部血管：<u>頸静脈怒張</u>（呼吸器系・心血管系診察）
胸部全体	胸部全体：胸郭の形状（扁平胸，漏斗胸，鳩胸，樽状胸，亀背，側弯，胸郭形成術後），<u>大雑把な呼吸運動の評価</u>（リズム，数，深さ，奇異性呼吸，呼吸運動制限や左右差） 前胸部：<u>皮疹</u>，くも状血管腫，着色斑，<u>手術瘢痕</u> 背部：<u>皮疹</u>，着色斑，<u>手術瘢痕</u>

（次頁につづく）

（前頁からの続き）

呼吸器系	胸部だけではなく，皮膚の色調（チアノーゼ）・手指（ばち指）・<u>頸静脈怒張</u>・<u>気管偏位</u>や<u>気管短縮</u>・Horner徴候を観察する 特に胸部では呼吸の様子を観察するが，呼吸数の異常（頻呼吸，徐呼吸，無呼吸）だけではなく，呼吸の深さの異常（大呼吸，浅呼吸），規則性の異常（Kussmaul大呼吸，Cheyne-Stokes呼吸，Biot呼吸，失調呼吸），体位の伴う呼吸異常〔<u>起坐呼吸</u>（orthopnea），片側臥呼吸（trepopnea）〕や副呼吸筋の使用（吸気時の鎖骨上窩陥凹や胸鎖乳突筋収縮），Hoover徴候をみる
心血管系	胸部の観察では心尖拍動（内側陥凹や右室隆起）をみる その他，<u>頸静脈怒張</u>，<u>四肢浮腫</u>，チアノーゼをみる
乳房	<u>左右差</u>，女性化乳房 皮膚所見（発赤，腫脹，陥凹，発疹，潰瘍，手術痕） 乳頭異常（陥凹，異常分泌，びらんなど）
腹部	輪郭・形状（平坦？膨隆？陥凹？），腫瘤（拍動性？非拍動性？） 皮膚所見（<u>手術瘢痕</u>，<u>静脈怒張</u>，<u>皮膚線条</u>，<u>皮疹</u>，皮斑） 腹壁皮下出血をみたとき：腹腔内や後腹膜の出血で有名なのはCullen徴候（臍周囲）とGrey-Turner徴候（左側腹部） <u>鼠径部や臍や手術痕などの限局性膨隆</u>（ヘルニアが疑われる）に注意 Sister Mary Joseph結節（臍部の結節病変：臍への癌転移）
肛門	肛門：位置の異常，裂肛，脱肛，外痔核，結節，腫瘍 肛門周囲：瘻孔（痔瘻・肛門周囲膿瘍） 便の付着があれば，その性状 肛門鏡での観察：必ず直腸診の後に行う
男性生殖器	陰毛の発育 亀頭・陰茎：発育の具合，皮疹（下疳など），包茎の有無，亀頭発赤・滲出物（亀頭炎），疣贅，腫瘤，尿道口の位置異常（尿道下裂），尿道膿性分泌（尿道炎） 陰嚢：皮疹，腫瘤〔陰嚢水腫（透光性あり），出血あるいは固形腫瘤（透光性なし）を判断〕
女性生殖器	陰毛の発育 陰唇：発赤（炎症），陰核：肥大（男性化），尿道口：結節（尿道カルンケル）や膿性分泌（尿道炎），膣入口部：処女膜の有無
四肢	上肢：肘関節部変形・腫脹，<u>母指球萎縮</u>，<u>手掌紅斑</u>，柑皮症，<u>手指関節変形</u>・腫脹，皮疹（Gottron徴候など），<u>浮腫</u>，チアノーゼ，爪の異常（ばち指，爪白癬，陥凹など） 下肢：浮腫，<u>静脈瘤</u>，皮膚の発赤・腫脹，多毛，関節変形・腫脹，筋萎縮，尖足，爪白癬，趾間白癬など

よい．特徴的視診所見を有する疾患については**表2**にまとめたので参考にしてほしい．

■ 全体像の把握 ➡ ⓑ

患者さんが診察室に入ってきたときから観察がはじまる．パーキンソン病やCOPD（chronic obstructive pulmonary disease：慢性閉塞性肺疾患），甲状腺機能異常やクッシング症候群など，一目見た印象から診断に結びつく場合があるし，病状が重そうなのか（appears ill），元気そうなのか（appears well）がその後の対処方

> ⓑ 患者さんを一目みたときの印象を把握する能力は，経験を積むことで磨かれるが，はじめのうちは表情，体格，姿勢（体位），歩行，動きといった要素に分けて評価し記載する習慣をつけるとよい．

表2 common diseaseにおける特徴的視診所見

疾患名	視診所見	
うっ血性心不全	呼吸数増加 頸静脈怒張	四肢・顔面浮腫 チアノーゼ
慢性閉塞性肺疾患 （COPD）	口すぼめ呼吸 呼気延長 気管短縮 副呼吸筋緊張 （鎖骨上窩陥凹，胸鎖乳突筋緊張）	Hoover徴候 剣状突起下の心拍[1] （感度4〜27%，特異度97〜99%） ばち指
肝硬変	黄疸[1] （感度14%，特異度99%） くも状血管腫や手掌紅斑[1] （感度67%，特異度48%）	腹壁静脈怒張 腹部膨満（腹水） 羽ばたき振戦
肺塞栓	頻呼吸[2] （感度70%，特異度32%） チアノーゼ[2] （感度1%，特異度98%）	下肢腫脹[2] （感度28%，特異度78%） 頸静脈怒張 右室拍動
深部静脈血栓症	前脛骨または足首の腫脹[1] （感度41〜90%，特異度8〜74%） 非対称性前脛骨部腫脹[1] （感度61%，特異度71%）	大腿部腫脹[1] （感度50%，特異度80%） 表在静脈怒張[1] （感度29〜33%，特異度82〜85%）
クッシング症候群	満月様顔貌 バッファローハンプ 中心性肥満[2] （感度90%，特異度71%） 痤瘡[2] （感度52%，特異度76%）	多毛[2] （感度50%，特異度71%） 出血斑[2] （感度53%，特異度94%） 皮膚線条[2] （感度46%，特異度78%）
甲状腺機能低下症	甲状腺腫[1] （感度46%，特異度84%） 冷たく乾燥した皮膚[1] （感度16%，特異度97%）	ざらついた皮膚[1] （感度29%，特異度95%） 眉毛の脱毛[1] （感度29%，特異度85%）
甲状腺機能亢進症	甲状腺腫[1] （感度93%，特異度59%） 眼瞼後退（lid retraction）[1] （感度34%，特異度99%）	眼瞼遅延（lid lag）[1] （感度19%，特異度99%） 温かく湿った皮膚[1] （感度34%，特異度95%）
感染性心内膜炎	結膜や爪床の点状出血[2] （感度12〜40%） Osler結節またはJaneway病変[2] （感度10〜50%）	Roth斑[2] （感度<10%）
全身性エリテマトーデス	蝶形紅斑[2] （感度57%，特異度96%） ディスコイド疹[2] （感度18%，特異度99%）	口腔潰瘍[2] （感度27%，特異度96%） 関節発赤腫脹[2] （感度86%，特異度37%）

針に大いに影響するからである．なお，視診ではないが体臭や口臭（アルコール臭，アンモニア臭，腐敗臭）も重要な評価項目である．また着衣の不自然さがないかどうかもチェックする．

2 頭頸部

頭頸部は常に露出する部分であり，得られる情報も多い．

顔面の左右差や皮疹はすぐ目につくはずだが，軽度のものは意識しないと異常所見としてピックアップできないこともある．

眼部では眼瞼結膜（通常下眼瞼）で貧血があるか，眼球結膜で黄疸があるかをみる（＊1，**貧血と黄疸についての予備知識**）．血清ビリルビン値が2.5〜3.0 mg/dlを超えると70〜80％の医師が黄疸を検出できるといわれる[1]が，軽度の黄疸は自然光のもとで観察しないと見逃しやすい．また，眼球の充血をみた場合には「結膜充血」なのか「毛様充血」なのかの鑑別（＊2，**結膜充血と毛様充血についての予備知識**）を行う．→ⓒ

ⓒ 虹彩の外側は加齢とともにわずかに黄染する場合があり，これを黄疸と間違えることがある．

口腔内観察時にはペンライトと舌圧子が必須である．特に歯肉・歯・頰粘膜を観察するときには舌圧子で頰粘膜を歯列から離すようにする．また咽頭後壁・口蓋扁桃・口蓋垂・口蓋咽頭弓をしっかり展開するためには，舌圧子でむやみに舌根部を刺激する

＊1　貧血と黄疸について の予備知識

貧血について：結膜蒼白（感度10％，特異度99％）や，手指をやや伸展させて観察する手掌皮溝蒼白（感度8％，特異度99％）があればほぼ間違いなく貧血が存在する．しかし結膜蒼白がないからといって貧血がないと言い切ってしまうのは危ない（感度が低いため）．なお，爪床蒼白（感度59％，特異度66％）や手掌蒼白（感度64％，特異度74％）の診断価値は高くない[1]とされる．

黄疸について：黄疸の原因が閉塞性ではなく肝硬変などの肝細胞性かどうかを判断するには，くも状血管腫（感度35〜47％，特異度88〜97％），手掌紅斑（感度49％，特異度95％），腹壁静脈拡張（感度42％，特異度98％）が黄疸とともに存在するかをみる．存在すれば肝細胞性の可能性が高い[1]．

＊2　結膜充血と毛様充血について の予備知識　（図3）

結膜充血は眼球結膜の炎症に起因するものであり，眼瞼結膜とともに充血していて表面に赤みが目立つ．一方，毛様充血はより深部の角膜周囲の充血であり，角膜周囲のみが赤くなってみえる．結膜充血はほとんどが結膜炎が原因だが，毛様充血の場合は角膜炎やぶどう膜炎を考える．ぶどう膜炎はベーチェット病，サルコイドーシス，原田病，ヘルペスなどが原因となる．全身性疾患を想起するきっかけにしてほしい．

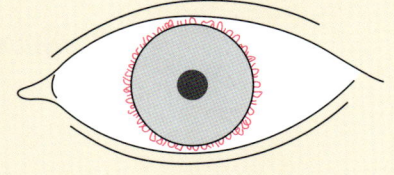
毛様充血

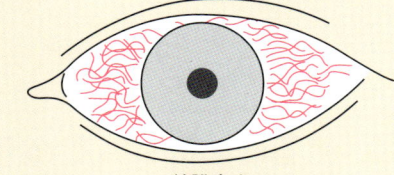
結膜充血

図3 結膜充血と毛様充血の鑑別

よりも患者さんに「あー」と声を出してもらう方が苦痛も少なく有効である．

頸部では甲状腺（＊3，甲状腺腫の視診テクニック）やリンパ節の他，頸静脈や副呼吸筋の動きなどにも目を配る（呼吸器系や心血管系の診察を参照）．

眼底鏡・耳鏡を使用した診察の詳細は他項（p47：第1章06，p52：第1章07）にゆずる．

3 胸部 ▶ⓓ

- **胸部全体**：まずは胸郭の形状（＊4，胸郭形状についての予備知識）や呼吸パターン（**表1**参照）を短時間で見極める．規則的な呼吸ならば，呼吸数は2～3回分が何秒かかったかを測り，1分間に換算するのがよい．くも状血管腫は前胸部で認めやすい

ⓓ 体幹部の痛みを訴える場合は，帯状疱疹を念頭においた視診を忘れない．つまり前胸部が痛いといっても背中までしっかりみること（ただし皮疹が必ず出現するとは限らないことに注意）．

＊3 甲状腺腫の視診テクニック

甲状腺をみるときは，顔を上に向けて首を伸ばしてもらい，横から視診する．輪状軟骨の隆起から胸骨上陥凹を結ぶ線よりも前方に張り出していれば甲状腺腫の可能性があるとされる．

＊4 胸郭形状についての予備知識

扁平胸，漏斗胸，鳩胸，樽状胸が有名である（**図4**）．脊柱の側弯や著明な後弯（亀背もしくは円背），強直性脊椎炎による胸郭変形もある．漏斗胸では心肺組織が圧迫されることによるごく軽度の拘束性換気障害や立位での心拍出量低下があり，また15％で側弯症，1.5％で先天性心疾患，あるいはマルファン症候群との関連性が指摘されている[2]．鳩胸では15％で側弯などの脊柱異常を伴うとされるが，そうした高度の変形がない限りほとんどの症例で呼吸循環への影響はない[3]．従来から樽状胸（胸郭前後径拡大）はCOPDなどによる肺過膨張に起因すると言われているが，呼吸器疾患のない高齢者でも起こりうる[4]．

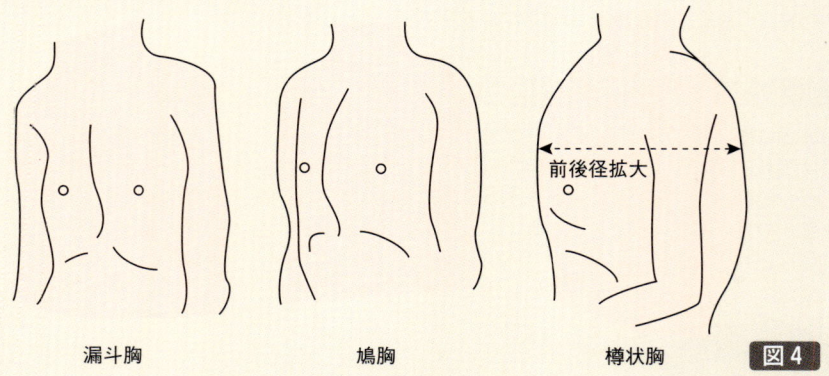

漏斗胸　　　　　鳩胸　　　　　樽状胸　　**図4** 胸郭の形状

＊5 気管短縮についての予備知識

輪状軟骨から胸骨上縁までの距離を測り，4～5 cm（3横指）未満の場合は短縮と判断する．気管短縮はCOPDを疑う所見である．

*6　ばち指について の予備知識　（図5）

　慢性的なチアノーゼをきたす心疾患や肺疾患，ときに肝疾患で生ずる．指尖結合組織が無痛性限局性に腫脹した状態である．通常は四肢末端で認める．原疾患が改善すると正常化すると言われるが，長期経過した場合は肥大性骨関節症をきたしうる．実証された判定の方法は以下の2つである[1]．
① 指節間関節深度比＞1
② 爪床角＞190°

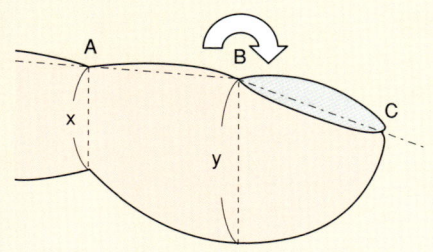

y/x ＝ 指節間関節深度比（＞1）
角度ABC ＝ 爪床角（＞190°）

図5　ばち指（clubbed finger）の判断

*7　チアノーゼについて の予備知識

　チアノーゼは中心性（肺疾患や右左シャント）と末梢性（末梢循環不全）に分かれる．視診で四肢や顔面が青紫色だと思ったときには，どちらなのかを鑑別するために必ず口唇と舌をみる．これらの部位にチアノーゼがあるなら中心性である可能性が高い．チアノーゼは自然光や白熱灯よりも蛍光灯の方が観察しやすい．中心性チアノーゼは還元ヘモグロビンの量が動脈血でおよそ2.4 g/dL以上になると観察されるようになる（感度79～95％，特異度72～95％）ので[1]，同じ酸素飽和度でも貧血よりも多血の患者さんの方が出現しやすい．

*8　頸静脈怒張の診察 テクニック　（図6）

　外頸静脈は正常では臥位のときのみ観察できる（もし観察できなければ体液量減少を疑う）．しかし右房圧が上昇すると坐位や半坐位でも観察できるようになってくる．静脈圧を推定するときは，患者さんの上半身を45°起こしたうえで，胸骨角から外頸静脈の見える上端までの高さを測り（cm），それに5 cm足した数値とする（右房と胸骨角の距離はどの体位でも5 cmとされている）．ちなみに胸骨角から頸静脈上端までの高さが3 cm以上であれば，CVカテーテル測定での中心静脈圧上昇を示唆すると言われる[1]．

　従来，外頸静脈には弁があるために右内頸静脈の拍動で観察するべきとされてきたが，内頸静脈にも弁があるし，また弁があったとしても心臓への血液の流れが妨げられているわけではなく，実際どちらで測定しても値は変わらない[1]ことから，観察しやすい外頸静脈でよいと考えられる．

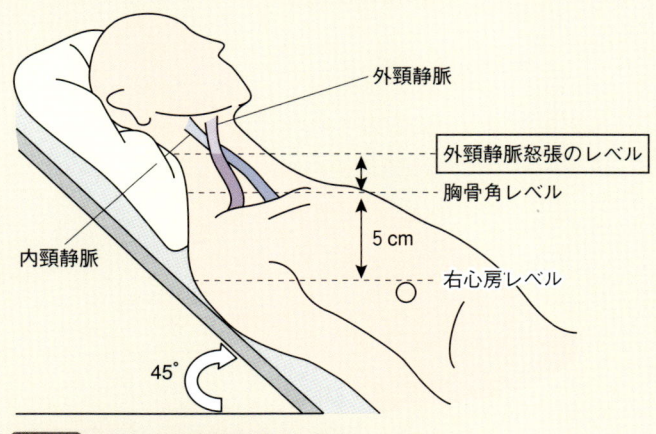

図6　視診による頸静脈圧の測定

- 呼吸器系：呼吸に伴う胸郭の動きだけではなく，副呼吸筋の動きにも目を配り，気管短縮（＊5，**気管短縮についての予備知識**）・ばち指（＊6，**ばち指についての予備知識**）・チアノーゼ（＊7，**チアノーゼについての予備知識**）の有無・頸静脈怒張（＊8，**頸静脈怒張の診察テクニック**）など胸部以外の所見がないかを探る
- 心血管系：視診で心尖拍動が確認できるのは稀だが，左側臥位では収縮時に「内側陥凹」として捉えられることがある．肥大した右室によってつくられる心尖拍動の場合は収縮時に隆起すると言われる．その他には四肢浮腫やチアノーゼ，頸静脈怒張などの観察を要する

4 腹部 ➡ⓔ

心窩部から恥丘・鼠径部までがみえるように十分に露出させるが，患者さんの羞恥心に配慮し，バスタオルの使用や声かけを忘れないこと．触診では両下肢を屈曲してもらい腹壁の緊張を和らげる必要があるが，それに先立つ視診→聴診→打診は両下肢を伸ばした状態で行う．

腹壁の形状評価がはじめに行われるが，膨隆か陥凹かの判断は剣状突起と恥骨結合を含む面を基準にする．膨隆と判断したときにはfive F's（fat：脂肪，fluid：腹水，flatus：鼓腸，feces：便，fetus：胎児）を想起する．手術瘢痕の他，腹壁静脈怒張（＊9，**腹壁静脈怒張の診察テクニック**）や皮膚線条の有無をすばやく観察する．

5 四肢

特に対称性かどうか，浮腫（＊10，**浮腫の診察テクニック**），発赤を含めた皮疹，（下肢）静脈瘤，手指関節，チアノーゼの観察は忘れないようにする．爪白癬や趾間白癬，潰瘍の有無にも目を配る．筋痛，脱力が主訴となれば，筋萎縮の有無やその左右差をチェックする．

6 陰部

患者さんの羞恥心に最大限配慮し，必要最小限の露出で診察を行うようにする．触れる前には必ず声に出して伝え，これから何をしようとしているのかを説明しながら診察する．

ⓔ 手術瘢痕をみたときは必ず何に対していつごろどのような手術だったのか，輸血歴はあったのかなどを聴取する．
鼠径ヘルニアなどの限局性膨隆は臥位より立位ではっきりすることがある．

<文献>

1）Steven, R. McGee：Evidence-Based Physical Diagnosis, W.B.Saunders, philadelphia, 2001
2）Richard, M. Schwartzstein：Diseases of the chest wall. UpToDate, 14.3, 2006
3）Adele, Raber & Dan, K. Seilheimer：Pectus carinatum. UpToDate,

14.3, 2006
4) Pierce, J. A. et al.：The barrel deformity of the chest, the senile lung and obstructive pulmonary emphysema, Am. J. Med., 25：13-22, 1958
5) Bate's Guide to Physical Examination and History Taking, Lippincott, Philadelphia, 2002
6) 橋本信也，福井次矢：「診察診断学」，医学書院，1998
7) 「基本的臨床技能の学び方・教え方－Essential MinimumとOSCE－」，（日本医学教育学会臨床能力教育ワーキンググループ編），南山堂，2002
8) Edgar, R. B. et al.：Diagnostic Strategies for Common Medical Problems（2nd ed.），American College of Physicians, Philadelphia, Pennsylvania, 1999

＊9　腹壁静脈怒張の診察テクニック　（図7）

門脈圧亢進や下大静脈狭窄・閉塞などでは側副血行路として腹壁表在静脈が拡張してくる．それに加え蛇行してきた場合は「怒張」と表現する．

枝分かれのない静脈を選んで両手の指で両端を押さえて虚脱させた後，どちらかの指を離してみる．離した後に再び拡張が認めらるかどうかで血流の方向がわかる．

① 正常での腹壁静脈の流れ：臍より上では上行性，臍より下では下行性
② 門脈圧上昇の場合：門脈血は肝に流入せず，臍静脈を逆流し，臍から放射状に腹壁静脈を**正常と同様の方向に流れ**，下大静脈系へ流れ込む
③ 下大静脈閉塞の場合：下半身の血液がすべて腹壁・胸壁の表在静脈を通り最後に上大静脈に流れ込む．したがって腹壁～胸壁に向かって**血流はすべて上行性**となる

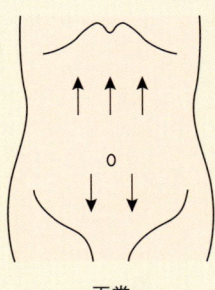 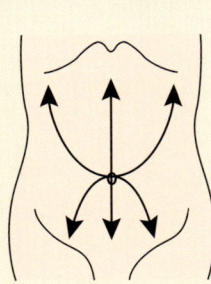 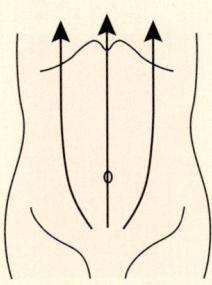

正常　　　　　　　門脈圧亢進　　　　　下大静脈狭窄・閉塞

図7 腹壁静脈怒張

＊10　浮腫の診察テクニック

視診で四肢に腫脹を認めた場合，浮腫かどうかをみるためにはやはり触診が必要である．浮腫であれば通常圧痛はない（炎症を伴う場合は別）．前脛骨部または足背に10秒間手指で圧迫を加えぱっと離したときに圧痕が残れば圧痕浮腫（pitting edema）である．低タンパク性浮腫（低アルブミンやうっ血性心不全）の場合は高タンパク性浮腫（リンパ浮腫や炎症性浮腫）に比べて圧痕のでき方も戻りも早く，数秒の圧迫で容易に圧痕が生じ2～3秒以内にすぐに戻りはじめると言われる[1]．長期間仰臥位にあった患者さんでは側腹部や側胸部や陰嚢などに圧痕浮腫を認める．粘液水腫の場合は皮下間質にムコ多糖類・アルブミン結合物が沈着してできる腫脹であるため圧痕を残さない非圧痕浮腫（non-pitting edema）のことが多い．

第1章　基本的診察

04　打診・触診（腹部・背部）

溝岡雅文

> 診察は病歴から推定した病態や疾患を確認する作業と考える．頭のなかにあるものしか触れないし，診れない．
> 打診，触診は，最も基本的な診察手技である．病院だとX線検査，超音波検査，CT検査，内視鏡検査などの画像検査が容易に行えるので，診察を省きすぐ検査という発想になりやすい．しかし，画像検査だけでは患者さんの苦痛や皮膚の色，全身状態などは確認することはできず，診察によって得られる情報も多い．診察手技のマニュアルが多く出版されているが，読んでわかったという知識だけでは目の前の患者の診察の所見がとれ，病態を推測できるようになるとは限らない．触診，打診ともに耳学問だけでは上達しないスキルである．

◆ 1．打診と触診

　打診，触診の前に，患者に痛む部位を指1本で示させたり，咳払いをさせて痛みの増強の有無や部位などを尋ねる．病変部位が特定できたら，その部位の打診および触診は最後に行い，診察により不必要に不安を増大させるような手技を避ける必要がある．そのため通常の触診の手順の変更が必要になる．

　打診では，打診音に加え，抵抗感や振動を指の下から感じとり，単なる空気と固体の相対的な量を知り，臓器の境界や肺の広がりを知ることが可能となる．腹部全体を満遍なく打診し，肝，脾臓などの臓器腫大の有無，ガスの分布を検出する．→ⓐ

　触診は，お腹の力を抜き，両膝を軽く曲げてもらった状態で診察する．また，患者の表情を常に観察しながら，わずかな表情の変化を逃さないように注意する．まず浅い触診で，腹壁の柔らかさと筋緊張をみながら，腫瘤，圧痛，筋性防御などをスクリーニングする．患者さんに深呼吸してもらいながら，指腹全体を使って腹壁を1cm程度"さする"ような感触で腹部全体を診察する．次に深い触診では，利き手の手掌全体をそっと腹部に当て，他方の手を添えてゆっくりと腹壁を圧迫して深く探る．深い触診では，疾患および重症度の推定も可能であり，浅い触診で圧痛，筋性防御を認めた場合には慎重に実施しなければならない．→ⓑ

ⓐ 急性腹症患者では，打診はガスの多い腹部膨満と腹部膨隆をきたす器質的疾患を鑑別するために用いる．肝臓付近で鼓音があれば消化管穿孔による遊離ガスを疑う．

ⓑ 患者さんの不安や緊張が強い場合には，①呼気時に診察する，②患者自身の手を一緒に添えて触診する，③聴診器で触診するなどの工夫が必要である．

◆2. 腹壁の痛みと腹腔内の痛みを鑑別しよう（Carnett徴候） ➡ⓒ

Carnett徴候は，腹痛の原因が腹壁（筋肉，骨，神経根症状）にあるか腹腔内にあるかを判断するために行う診察手技である．
❶ 患者は仰臥位で，両腕をクロスさせて胸に置く
❷ 患者の圧痛の程度を確認する
❸ 患者の頭部と両肩が，ベッドからわずかに浮く程度に挙上させる
❹ 腹筋が緊張した状態で，再度圧痛の程度を確認する

Carnett徴候陽性は腹壁性の疼痛を示唆する．手順❸で自発痛が増強，または❹で圧痛の増強もしくは変化がなければ陽性である．陰性であれば，手順❹で圧痛の減弱があり，腹腔内臓器の疼痛を示唆する．疼痛部位を軽くなでるように触るだけで疼痛や刺激に不釣合な激痛を生じるようであれば，神経由来の痛みを示唆する．

ⓒ 腹壁の痛みの有名な原因として，糖尿病性神経障害（胸部腰部神経障害Th7〜11の領域）がある．食事，排便に関係なく，坐位，立位への体位変換や長時間の立位によって増悪する痛みがある場合には疑う．

◆3. 胸部疾患由来の痛みを見極めよう ➡ⓓ

胸膜炎や胸膜肺炎のいずれも腹痛や腹壁の硬直を引き起こし，嘔吐を起こすことがある．胸膜炎の原因が肺炎もしくは肺梗塞であってもしばしば腹痛を起こす．痛みが腹部に起因し，片側性である場合，図1のように腹部の反対側から患側に向かって圧迫することにより痛みが誘発されるが，痛みが胸部に由来するものであればこの手技を行っても痛みは誘発されない．

ⓓ 胸郭・腹壁の呼吸運動の制限の有無が観察できれば原因疾患が推定される．胸膜炎では下部胸壁の運動制限が特徴的である．深吸気時の疼痛は，肺炎，強膜炎などの呼吸器疾患以外でも腹膜炎や肝・脾臓の被膜に接する病変により起こることがある．若い女性の呼吸性変動のある右季肋部痛または肝臓付近での叩打痛は，Fitz-Hugh-Curtis症候群を疑う．

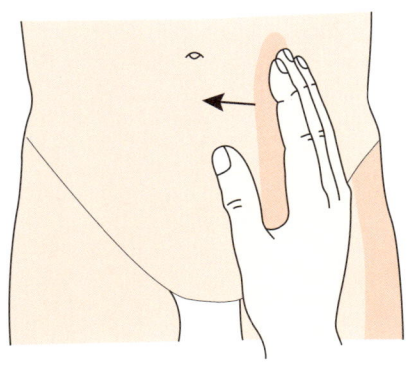

図1 Copeのメソッド[8]
右側の腹部痛が腹部由来の痛みであれば，左側からの圧迫によって痛みが生じる．虫垂炎のときはこの手技で虫垂部に疼痛が誘発される（Rovsing徴候）

◆4. 肋骨脊柱角（costovertebral angle：CVA）の叩打痛は腎盂腎炎か？ →ⓔ

肋骨脊柱角（CVA）打診の方法
❶ はじめに，CVA叩打は手指を用いての打診を行う
❷ CVAに手掌を置いて反対側の手拳の尺側面でやさしく叩く．必ず左右両側で行う
❸ 痛みを誘発できない場合には，拳で直接叩く

　拳による叩打法での感度は高く，陰性ならば腎被膜の伸展痛や炎症はないと考える．強い叩打での痛みは，背部から遠くにある肝被膜，壁側腹膜や腹腔内臓器の炎症をも拾ってくる可能性があり，大腸憩室炎，虫垂炎でも陽性となることがある．
　母指圧迫テスト（the thumb pressure test）は，腎疾患と骨筋肉疾患を鑑別するのに役立つことがある．叩打痛を誘発したCVAに親指をできるだけゆっくりと押しつけるようにする．この手技で圧痛がなければ，筋骨格筋よりも腎盂腎炎の方が疑われる．しかし，圧痛があればどちらともいえない．

ⓔ 右背部から右腹部に環状に放散する疼痛は，胆道系疾患を疑わせる．片側性の場合には帯状疱疹の場合もありうる．

◆5. 急性腹症患者では，反跳痛よりも叩打痛を →ⓕ

　反跳痛（rebound tenderness）は，患部に与える衝撃が強いために患者に瞬間的に大きな苦痛を与える手技であるが，それによって得られる情報は叩打痛（percussion tenderness）以上のものはないとされている．軽い打診によって引き出される圧痛は，壁側腹膜の刺激を示す確定的な所見である．最大の圧痛点は，病変部の上を軽く打診することによって正確に特定できることがある．
　救急車の振動などで鋭い右下腹部痛を訴えている患者や咳をするときに右下腹部を押さえている患者では，わざわざ打診，深い触診をする必要はない．
　打診による叩打痛や深い触診は，浅い触診に比べると感度が高く，腹膜刺激の除外に有用である．

ⓕ 踵落し衝撃試験：踵を落とした際に腹部に強い痛みが走る場合，腹膜炎が強く疑われる．反跳痛よりも感度が高いといわれ，重症の場合歩行時に腹痛が出現する．

◆6. 腹膜炎・急性虫垂炎を見逃すな

　研修医は，反跳痛，筋硬直，腸腰筋徴候などの基本的な手技を習得する．ポストレジデントは，病態解釈，感度・特異度・事前後確率などを考慮し，バイタルサインと病歴を併読しながら，臨機応

04 触診・打診（腹部・背部）

表1 腹膜炎を検出する徴候としての急性腹痛

所見	感度（％）	特異度（％）	陽性LR	陰性LR
筋性防御	13～69	56～97	2.6	0.6
筋強直	6～31	96～100	5.1	NS
反跳性圧痛	40～95	20～89	2.1	0.5
異常蠕動音	25～61	44～95	NS	0.8
直腸圧痛	20～53	41～96	NS	NS
腹壁圧痛テスト陽性（Carnett徴候）	1～5	32～72	0.1	NS
咳嗽テスト陽性	77～82	50～79	2.4	0.3

（文献7より引用）

表2 虫垂炎を検出する徴候としての急性右下腹部圧痛[7]

所見	感度（％）	特異度（％）	陽性LR	陰性LR
強い右下腹部の圧痛	87～99	8～65	NS	0.2
McBurneyの圧痛	50～94	75～86	3.4	0.4
Rovsing徴候	22～68	58～96	2.5	0.7
腸腰筋徴候	13～15	91～97	NS	NS
閉鎖筋徴候	8	94	NS	NS

（文献7より引用）

変な診察を行うことや総合的な判断ができることが望まれる．

腹膜炎らしさを最も強く示唆する所見は筋強直，筋性防御，咳嗽テスト陽性の順となる．反跳性圧痛の有無は診断にあまり有用ではなく，そっと触診するだけで十分である．腹膜炎らしくない所見は腹壁圧痛テスト陽性，咳嗽テスト陰性の順となる（**表1**）．→ⓖ

急性腹痛患者の右下腹部の圧痛所見は虫垂炎の有無を鑑別するために有効である．虫垂炎を示唆する所見はMcBurney点の圧痛とRovsing徴候陽性（Carnett徴候）である．強い右下腹部痛の欠如（陰性LR0.2），Mcburney点の圧痛の欠如，咳嗽テスト陰性は虫垂炎を否定するものである．反跳性圧痛は鑑別に寄与せず，虫垂炎にはほとんど役立たない所見は直腸の圧痛，腸腰筋徴候，閉鎖筋徴候である．しかし，腸腰筋徴候，閉鎖筋徴候は感度が低いが，特異度が高く，骨盤部虫垂や盲腸後部虫垂の炎症を否定するために虫垂炎疑いの患者の診察では行うべきである．また，直腸診は骨盤内膿瘍や直腸腫瘤という稀な患者の診断のために実施すべきである（**表2**）．→ⓗ

ⓖ 患者が身体を絶えず動かすような激しい苦悶を伴う発作性の痛みを有する場合は，その病態は何らかの閉塞であり，腹膜炎ではない可能性がある．なぜなら，腹膜炎では一般に身体を動かすことでさらに痛みが増すからである（腹膜炎があると動かない）．

ⓗ 骨盤内の炎症性病変や腸閉塞では，筋強直がみられないことがしばしばある．重症の腹膜炎がある場合でも，①著しい肥満者，②重篤な敗血症状態で腹筋反射が減弱している者，③高齢で衰弱している者では，筋の硬直と抵抗がきわめて弱いことがある．

<文献>

1) 室林　治，名郷直樹：基本診察として感度の高い診察手技と特異度の高い診察手技のまとめ（腹痛編）（治療増刊号）87：677-680, 2005
2) 濱口杉大：一歩進んだ触診のコツ．レジデントノート，6：1113-1121, 2004
3) 酒井達也：腹痛．診断と治療，93：597-605, 2005
4) Barbara Bates：「A GUIDE TO Physical Examination and History Taking」(6th ed.), J. B. Lippincott, Philadelphia, 1996
5) Jane. M. Orient：「Sapira's Art & Science of Bedside Diagnosis (3rd ed.), Lippincott Williams & Wilkins, Philadelphia, 2005
6) 「診察と手技がみえる①」（田邊政裕 編），メディックメディア，2005
7) 「マクギーの身体診断学（第1版）」（柴田寿彦 監訳），エルゼビア・ジャパン，2004
8) 「急性腹症の早期診断（Cope's early diagnosis of the acute abdomen）（第1版）」（小関一英 監訳），メディカル・サイエンス・インターナショナル，2004
9) 「ミシガン診察診断マニュアル」（高久史麿 監訳），メディカル・サイエンス・インターナショナル，1999
10) 生坂政臣：「見逃し症例から学ぶ日常診療のピットフォール」，医学書院，2003

トラブルシューティング

<診察が困難な患者を認識し，注意深く対処する>

腹部の打診，診察での評価が困難な患者の要素として，**表3**の要素があげられている．これらのファクターをもつ患者さんの診察には，病歴聴取と全身状態の把握が重要である．発熱，食欲，利尿，嘔吐，呼吸困難などの随伴症状とバイタルサインのチェックが重要となる．重症感がある場合や何となくおかしいような"お告げ"があれば，迅速に臨床検査や画像検査などを行い，上級医にコンサルテーションすることが肝要である．

<診察の留意点>
1. 診断に利用できる手掛かりはすべて使う
2. 年齢，性別，人種，既往歴から注意深く考察して判断する
3. 腹部は乳頭の高さから恥骨まで広がっている．腹部の診察は，内診，直腸診を行うまでは決して完全ではない
4. ベッド上の患者の振る舞い，診察時にみられる患者の顔貌の変化，腹部の形状の変化などを観察することは，診断にとってきわめて有用である
5. 身体所見と一致しない痛みは，血管由来の疾患を示唆する．上腹部では心肺疾患，下腹部では泌尿器科，産婦人科疾患を考慮する必要がある
6. 何度も再検討する．解剖学的，生理学的，病態生理学的アルゴリズムを用いる
7. よくあることはよく起きる．稀なことは，ときどき起こる
8. 午前4時に救急車でくるほどの患者は，たいていは重篤である．その後に再度来た患者は常に重症である．これまで健康だった患者が激しい腹痛をきたし，しかもそれが6時間も持続している場合，多くは外科的病態によることが多い

(文献9，pp236，表10-4，一部改変)

表3　腹部の診察を困難にする要素

- 妊娠
- 高齢
- 病的肥満
- がっちりした腹筋
- 手術の既往・手術直後
- 後腹膜臓器の痛み
- 対麻痺・四肢麻痺・脳血管障害の既往などの神経疾患
- 昏睡，泥酔などの意識障害，痴呆などの病歴聴取不可
- 人工呼吸
- 体幹ギプス
- 詐病，薬物を求める行為，疾病利得
- 免疫抑制状態，白血球減少
- 薬物（副腎皮質ステロイド，鎮痛薬，麻酔薬）

(文献9，pp236，表10-3，一部改変)

第1章 基本的診察

05 聴 診

中村 嗣

聴診は基本的身体診察のなかの1つである．聴音能力は個人差があり習得は決して容易とは言えないが，トレーニングによって音を聞き分けられるようになっていく．疾患のもつ特有の音をイメージして聞き分けていくのが着実である．あたかもオーケストラのなかの特定の楽器の音を聞きとっていくようにである．一般的に「聴診」といえば聴診器を用いた診察手技をさすが，患者さんの声・息づかい・話される言葉・歩行状態の音などもいわゆる「聴診」に含まれると思う．要するに音そのものよりもその解釈が重要であるし，臨床診断にも有用である．
本項ではある程度聴診能力がついてきている状態と考え，注意すべき点を主にあげる．

1．聴診器を用いた聴診の主な対象

血圧，頸部血管，胸部（呼吸器・心臓・胸膜），腹部（血管・腸蠕動音・振水音），末梢血管など

2．呼吸器の聴診（図1）

左右を比較しながら聴診を行う．まず，**正常呼吸音**かどうかの

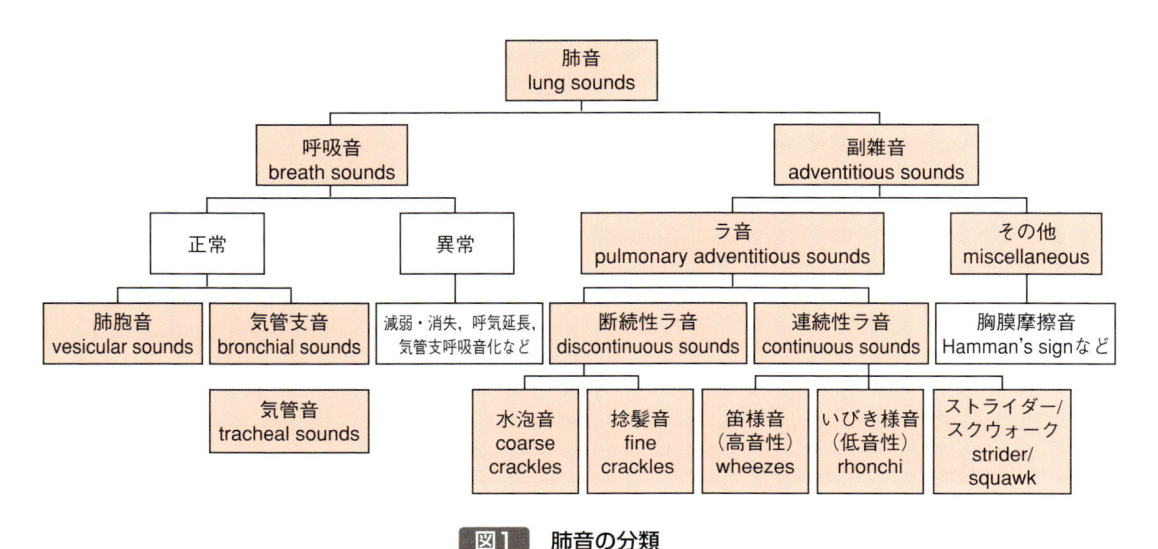

```
                         肺音
                      lung sounds
              ┌──────────────┴──────────────┐
           呼吸音                         副雑音
        breath sounds                adventitious sounds
        ┌─────┴─────┐              ┌──────────┴──────────┐
      正常        異常              ラ音                  その他
                              pulmonary adventitious    miscellaneous
                                    sounds
   ┌────┬────┐  減弱・消失，呼気延長，  ┌──────┴──────┐        │
 肺胞音  気管支音  気管支呼吸音化など    断続性ラ音    連続性ラ音   胸膜摩擦音
vesicular bronchial                discontinuous continuous Hamman's signなど
 sounds  sounds                      sounds      sounds
    │                           ┌────┴────┐   ┌────┴────┐
  気管音                       水泡音   捻髪音  笛様音   いびき様音  ストライダー/
 tracheal                    coarse    fine  (高音性)   (低音性)   スクウォーク
  sounds                    crackles crackles wheezes  rhonchi  strider/squawk
```

図1 肺音の分類

判定を行う．その後**副雑音**（聴取された場合）の判定を行う．

- ほとんどの肺野で聞かれる正常音は肺胞音（vesicular sounds）である
- 呼吸器の異常では副雑音が聞かれる前に呼吸音の性状が変化する
- 肺炎などでは含気量の低下により肺実質の音の伝播が亢進するため，肺音はその区域にしたがって気管支呼吸音化する
  →ⓐ
- 副雑音が聴取されたら異常である
- 副雑音は**呼吸相**のどのタイミングで聴取されるか（吸気相か呼気相か）
- 副雑音は**断続音**（coarse cracklesまたはfine crackles）なのか，**連続音**（wheezesまたはrhonchiまたはstrider/squawk）なのか，その他（胸膜摩擦音など）か
  →ⓑ

◆3．心臓の聴診（表1，2）

まず**心音**の確認と同定，その後に**心雑音**の評価を行う．

- Ⅰ音は減弱していないか，または亢進していないか
- Ⅱ音は亢進していないか，または減弱していないか
- Ⅲ音，Ⅳ音，その他の過剰心音は聴取されないか
- 雑音は聞こえるか．それは機能的な雑音か病的な雑音か
- 雑音は収縮期か拡張期か

上記が同定できたら性状から疾患を同定していく．

左心系か右心系かを判断する（吸気で増強する→右心系：Rivero-Carvallo兆候）

Ⅰ音とⅡ音が判断しにくい場合は，心尖拍動または頸動脈拍動を触診（これとほぼ一致するのがⅠ音）しながら聴くとよい

異常な心雑音とは？
① Levine 4/6度以上の雑音
② Levine 3/6度以下の雑音でも以下の所見を有するとき
　1）異常心音，過剰心音
　2）収縮後期雑音
　3）前収縮期雑音
　4）高調な収縮期早期雑音でかつ限局性のとき
　5）拡張期雑音
　6）連続性雑音
③ 心膜摩擦音
→ⓒ

ⓐ 音の伝播速度は固体-液体-気体の順に速い．これと気道の太さ・速度があいまって肺音として聴取される．

ⓑ 喘息では不完全寛解の場合，安静時には聞こえなくても最大呼気時に頸部気管支にwheezesが聞こえることがある．

ⓒ 心音を聞く場合は基本的な音をパターン化して覚えていくと上達は早い．また，現在は臨床的に問題となる弁膜疾患は大動脈弁閉鎖不全症（AR），大動脈弁狭窄症（AS），僧帽弁閉鎖不全症（MR）が多く，特徴的な音で有名な僧帽弁狭窄症（MS）は頻度が少なくなってきている．
　動脈硬化性の病態においては，Ⅳ音とⅡ音の亢進が認められることがある．
　心臓の一般的な聴診部位を越えて幅広く放散する心雑音は大動脈弁狭窄症（AS）のみである．
　大動脈弁閉鎖不全症（AR）などの雑音は心エコーで同定されなくても聴診の所見が優先される．

表1 心音

			亢進	減弱
Ⅰ音	心臓因子			
			左室収縮力増強	左室収縮力減少
			甲状腺機能亢進症	甲状腺機能低下症
			発熱	心筋梗塞
			貧血	拡張型心筋症
			運動	心筋炎
			脚気	β-blocker
			MS（僧帽弁狭窄症）	MR（僧帽弁閉鎖不全症）
	その他の因子			
		胸壁	やせ	肥満
				浮腫
		肺・胸水	－	吸気
				肺気腫
				うっ血性心不全
				肺癌
				悪性胸膜中皮腫
				肝硬変
		心膜液	－	急性心膜炎
				急性大動脈解離
				悪性腫瘍の心膜転移
Ⅱ音	ⅡA		高血圧	低血圧
			AR（大動脈弁閉鎖不全症）	AS（大動脈弁狭窄症）
			動脈硬化	
	ⅡP		肺高血圧	PS（肺動脈弁狭窄症）
			MS（僧帽弁狭窄症）	
			PR（肺動脈弁閉鎖不全症）	
			ASD（心房中隔欠損症）	
			肺塞栓症	

心音の分裂	Ⅰ音の分裂：主に脚ブロックで認められる	
	Ⅱ音の分裂	
	生理的分裂	ⅡA–ⅡP間が吸気により分裂幅が広くなる（吸気時にⅡPが遅れる）：健常者
	病的分裂	ⅡA–ⅡPの間隔が呼気・吸気ともに幅広く分裂する
		ⅡAが早くなる：MR（僧帽弁閉鎖不全症），VSD（心室中隔欠損症）
		ⅡPが遅れる：PS（肺動脈弁狭窄症），RBBB（右脚ブロック）
	固定性分裂	ⅡA–ⅡPの間隔が呼吸によらず一定：ASD（心房中隔欠損症）
	奇異性分裂	ⅡPがⅡAに先行する（呼気時の方が分裂がはっきりする）：AS（大動脈弁狭窄症），LBBB（左脚ブロック）

過剰心音	Ⅲ音	心室心筋の弾力性低下により起こる
	Ⅳ音	心房収縮が相対的に大きくなるために起こる
	駆出音（ejection click）	
	収縮中期クリック（midsystolic click），収縮後期クリック（late systolic click）	
	僧帽弁開放音（opening snap）	
	プロップ音	左房粘液腫：心房から心室に落ち込むときに聞こえる．OS（僧帽弁開放音）より時相は遅い
	心膜ノック音	

表2　心雑音

心雑音	疾患	心音	心雑音の特徴
収縮期雑音（systolic murmur）			
逆流性雑音（全収縮期雑音：pansystolic murmur, holosystolic murmur）			
	MR（僧帽弁閉鎖不全症）	Ⅲ音聴取，Ⅱ音の病的分裂	相対的MSによるCarey-Coombs雑音
	MVP（僧帽弁逸脱症）	収縮中期クリック	クリックに続く収縮後期逆流性雑音，crescend typeのことも（便宜上ここに分類）
	VSD（心室中隔欠損症）		本態はシャント通過音
	TR（三尖弁閉鎖不全症）	Ⅲ音聴取	Rivero-Carvallo兆候，相対的TSによるCarey-Coombs雑音
駆出性雑音（ejectional murmur）			
	AS（大動脈弁狭窄症）	駆出音，Ⅳ音聴取，ⅡA減弱	mid-diamond shaped，一般的な聴診範囲を超えて広く聴取
	HCM（肥大型心筋症）		立位により増強し，蹲踞で減弱
	PS（肺動脈弁狭窄症）	Ⅱ音の病的分裂，ⅡP減弱	
	ASD（心房中隔欠損症）	Ⅱ音の固定性分裂，ⅡP亢進	本態は相対的PS（肺動脈弁狭窄症）による雑音．相対的TS（三尖弁狭窄症）による拡張期ランブルと前収縮期雑音
機能性雑音			
	無害性雑音（innocent murmur）		短い収縮期雑音でLevin3/6以下．楽音様の低い雑音はstill雑音と呼ばれる
	静脈コマ音		著明な貧血，甲状腺機能亢進症，小児の頚部に聴取される持続性のやわらかい雑音（特に鎖骨上窩）
	高心拍出性雑音（hyperdinamic state）		血流の増加に伴い，相対的なAS（大動脈弁狭窄症），PS（肺動脈弁狭窄症）をきたして雑音が発生する
	発熱		
	貧血		
	甲状腺機能亢進		
	運動		
	妊娠		
	脚気		
拡張期雑音（diastolic murmur）			
逆流性雑音，灌水性雑音（blowing murmur）			
	AR（大動脈弁閉鎖不全症）	ⅡA亢進，駆出音，Ⅲ音聴取	相対的AS（大動脈弁狭窄症）による収縮期駆出性雑音
	PR（肺動脈弁閉鎖不全症）	ⅡP亢進	
	Graham-Steell（機能的PR）		
心室充満性雑音（拡張期ランブル：protodiastolic murumur，前収縮期雑音：presystolic murmur）			
	MS（僧帽弁狭窄症）	OS（僧帽弁開放音）	肺高血圧を伴うとGraham-Steell雑音

（次頁に続く）

（前頁の続き）

	Austin-Flint	AR（大動脈弁閉鎖不全症）：機能的MS（僧帽弁狭窄症）による〔AR（大動脈弁閉鎖不全症）の逆流がM弁前尖にあたって上に押しあげるため〕とされる
	Carey-Coombs	僧房弁の血流増加による相対的MS（僧帽弁狭窄症）〔MR（僧帽弁閉鎖不全症），ASD（心房中隔欠損症），PDA（動脈管開存），急性リウマチ性心炎〕
	TS（三尖弁狭窄症）	

連続性雑音（continuous murmur）

連続性雑音（continuous murmur）

PDA（動脈管開存）	Ⅱ音は雑音にまぎれて聞きとりにくい	粗い機械様の雑音
肺動静脈瘻		
Valsalva洞動脈瘤破裂	拡張期に雑音は増強する	

往復雑音（to-and-fro murmur）

AR（大動脈弁閉鎖不全症）
AS＋AR（大動脈弁狭窄＋閉鎖不全症）
PS＋PR（肺動脈弁狭窄＋閉鎖不全症）
VSD＋AR（心室中隔欠損症＋大動脈弁閉鎖不全症）

心膜摩擦音（preural friction rub）

◆ 4．腹部の聴診

1 腸蠕動音：頻度と性状
① **頻度**の評価：1分で評価するとされている（減弱の評価以外はそれより短い時間で判定されることが多い）
　・正常：5回以上
　・常に聞こえる：亢進
　・聴取されない：減弱または消失
② **性状**の評価
　・機械性イレウスでは金属性の雑音が聞かれることがある
　・麻痺性イレウスでは腹膜炎を起こすと腸管が麻痺して蠕動音は消失
　・水様下痢では周期的に強い蠕動音が聞こえる

2 腹部血管雑音
腹部大動脈・左右腎動脈・左右総腸骨動脈を聴取する
・正常では聴取されない
・連続性の雑音が聞こえたら狭窄を考える

◆5. その他の聴診

① 血圧測定
・Swan第1点と第5点(Korotkoff音第1相と第4相)を確認する
・聴診間隙に注意する ➡ⓓ
② 頸動脈・末梢血管：bruitが聞こえないかどうか

> ⓓ Korotkoff音第1相と第2相の間で音が聞こえなくなる現象．高血圧や動脈硬化のあるときにみられることがある．

表3 主要聴診所見の尤度比

分類	所見：（ ）内の疾患の検出	positive LR (95%CI)	negative LR (95%CI)
呼吸器	**呼吸音**		
	呼吸音減弱（肺炎）	2.3 (1.9, 2.8)	0.8 (0.7, 0.9)
	呼吸音減弱（喘息）	4.2 (1.9, 9.5)	0.3 (0.1, 0.6)
	気管支音（肺炎）	3.3 (2.0, 5.6)	0.9 (0.8, 1.0)
	crackles または wheeze		
	crackle（肺線維症）	5.9 (2.0, 17.2)	0.2 (0.1, 0.5)
	crackle（肺炎）	2.0 (1.5, 2.7)	0.8 (0.7, 0.9)
	early crackles（閉塞性肺疾患）	14.6 (3.0, 70)	0.4 (0.1, 1.4)
	early crackles（重症の閉塞性肺疾患）	20.8 (3.0, 142.2)	0.1 (0, 0.4)
	wheeze（閉塞性肺疾患）	6.0 (2.4, 15.1)	0.7 (0.6, 1.0)
	肺炎		
	呼吸音減弱	2.3 (1.9, 2.8)	0.8 (0.7, 0.9)
	気管支呼吸音	3.3 (2.0, 5.6)	0.9 (0.8, 1.0)
	crackle	2.0 (1.5, 2.7)	0.8 (0.7, 0.9)
	wheeze	0.8 (0.7, 1.1)	1.1 (1.0, 1.1)
	慢性閉塞性疾患		
	吸気早期 crackles	14.6 (3.0, 70.0)	0.4 (0.1, 1.4)
	wheeze	6.0 (2.4, 15.1)	0.7 (0.6, 1.0)
	肺塞栓		
	胸膜摩擦音	1.5 (0.6, 3.8)	1.0 (0.8, 1.1)
	ⅡP亢進	1.1 (0.4, 3.1)	1.0 (0.8, 1.2)
心臓	**心音：Ⅰ音とⅡ音**		
	Ⅰ音の強さの変動（房室乖離）	24.4 (1.5, 384.5)	0.4 (0.3, 0.7)
	Ⅱ音の広い固定性分裂（ASD）	2.6 (1.6, 4.3)	0.1 (0, 0.8)
	Ⅱ音の奇異性分裂（明らかな AS）	2.4 (0.8, 7.0)	0.6 (0.2, 1.7)
	ⅡP亢進（肺高血圧）	1.2 (0.9, 1.5)	0.8 (0.3, 1.9)
	心音：Ⅲ音とⅣ音		
	Ⅲ音聴取（EF＜50%）	3.8 (1.9, 7.7)	0.7 (0.5, 1.0)
	Ⅲ音聴取（EF＜30%）	4.1 (2.3, 7.3)	0.3 (0.2, 0.5)

（次頁に続く）

（前頁の続き）

分類	所見：（ ）内の疾患の検出	positive LR (95%CI)	negative LR (95%CI)
	Ⅲ音聴取（中等度から重症のMR）	1.8 (1.4, 2.4)	0.8 (0.7, 0.9)
	Ⅳ音聴取（重症のAS）	0.9 (0.5, 1.9)	1.1 (0.6, 1.9)
心雑音と弁膜症			
	収縮期雑音（AS）	3.3 (2.8, 3.9)	0.1 (0, 0.1)
	収縮期雑音（MR：軽度）	5.4 (3.7, 8.1)	0.4 (0.2, 0.7)
	収縮期雑音（MR：中等度から重症）	3.3 (2.7, 4.1)	0.2 (0.1, 0.4)
	収縮期雑音（TR：軽度）	14.6 (4.5, 47.1)	0.8 (0.7, 0.9)
	収縮期雑音（TR：中等度から重症）	10.1 (5.8, 17.8)	0.4 (0.2, 0.7)
	拡張期雑音（AR：軽度）	9.9 (4.9, 20.0)	0.3 (0.2, 0.4)
	拡張期雑音（AR：中等度から重症）	4.3 (2.1, 8.6)	0.1 (0.1, 0.2)
	拡張期雑音（PR）	17.4 (3.6, 83.2)	0.9 (0.8, 1.0)
収縮期雑音（負荷）			
	吸気での心雑音増強：Rivero-Carvallo兆候（右心系の心雑音）	7.8 (3.7, 16.7)	0.2 (0.1, 0.5)
	Valsalva操作による心雑音増強（肥大型心筋症）	14.0 (3.4, 57.4)	0.3 (0.1, 0.8)
	蹲踞から立位での心雑音増強（肥大型心筋症）	6.0 (2.9, 12.3)	0.1 (0, 0.8)
	立位から蹲踞での心雑音減弱（肥大型心筋症）	7.6 (2.5, 22.7)	0.1 (0, 0.4)
	下肢挙上での心雑音減弱（肥大型心筋症）	9.0 (3.5, 23.3)	0.1 (0, 0.7)
重症AS			
	ⅡA聴取不能	4.5 (1.4, 14.1)	0.8 (0.7, 1.0)
	ⅡA減弱－聴取不能	3.6 (2.6, 5.1)	0.4 (0.3, 0.6)
	S4ギャロップ	0.9 (0.5, 1.9)	1.1 (0.6, 1.9)
	収縮後期にピークのある雑音	4.4 (2.5, 7.6)	0.2 (0.1, 0.3)
	心聴診領域外での最強点	1.8 (1.1, 2.9)	0.6 (0.4, 0.7)
	頸部への放散	1.4 (1.1, 1.8)	0.1 (0, 0.8)
AR			
	拡張期雑音（AR：軽度）	9.9 (4.9, 20.0)	0.3 (0.2, 0.4)
	拡張期雑音（AR：中等度－重症）	4.3 (2.1, 8.6)	0.1 (0.1, 0.2)
	LevinⅢ以上の心雑音（AR：中等度－重症）	8.2 (2.2, 31.1)	0.6 (0.4, 0.9)
MR			
	LevinⅢ以上の心雑音（MR：中等度－重症）	4.4 (2.9, 6.7)	0.2 (0.1, 0.3)
	Ⅲ音聴取（MR：中等度－重症）	1.8 (1.4, 2.4)	0.8 (0.7, 0.9)
MS			
	Graham-Steell雑音（肺高血圧）	4.2 (1.1, 15.5)	0.4 (0.2, 0.9)
低駆出率			
	crackle	2.9 (0.3, 27.3)	0.9 (0.7, 1.1)
	SⅢギャロップ	3.8 (1.9, 7.7)	0.7 (0.5, 1.0)
	MR murmur	2.2 (0.9, 5.7)	0.8 (0.7, 1.0)

（次頁に続く）

(前頁の続き)

腹部	急性腹症		
	超蠕動音異常（腹膜炎）	2.2 (0.5, 9.7)	0.8 (0.7, 0.9)
	超蠕動音亢進（腸閉塞）	5.0 (2.4, 10.6)	0.6 (0.5, 0.8)
	超蠕動音異常（腸閉塞）	3.2 (1.7, 6.1)	0.4 (0.3, 0.5)
	腹部血管雑音		
	腹部血管雑音聴取（腎血管性高血圧）	4.8 (2.6, 9.0)	0.7 (0.7, 0.8)
	腹部血管雑音聴取（腹部大動脈瘤）	2.0 (0.5, 8.6)	0.9 (0.8, 1.1)
	収縮期または拡張期 bruit，聴取（腎血管性高血圧）	38.9 (9.5, 159.6)	0.6 (0.5, 0.7)
末梢	末梢血管病変		
	四肢血管 bruit（末梢血管狭窄）	3.2 (1.2, 8.7)	0.3 (0.1, 0.6)
	四肢血管 bruit（末梢血管病変）	7.3 (3.6, 14.9)	0.7 (0.5, 0.9)

(文献1より改変)

<文献>

1) Steven, McGee：Evidence-based physical diagnosis. Saunders, philadelphia, 2001
2) Bickley, S. L. & Szilagyi, G. P.：Bates' Pocket Guide to Physical Examination and History Talking (4th ed.), Lippincott Williams & Wilkins, philadelphia, 2004
3) 「診察診断学」（高久史麿 監修），医学書院，1998
4) 「レジデント臨床基本技能イラステレイテッド（第2版）」（小泉俊三，川越正平，川畑雅照 編），医学書院，2001
5) 「診察と手技がみえる vol. 1」（田邊政裕 編），メディックメディア，2005
6) Guarino, J. R. et al.：Auscultatory percussion：a simple method to detect pleural effusion. J. Gen. Intern. Med., 9：71-74, 1994

pleural effusion に対する auscultatory percussion

胸水の検出・否定にともに有用な方法で，陽性尤度比（LR＋）は19（95%CI 9.8-35)，陰性尤度比（LR－）は0.045（95%CI 0.019-0.11）とされている[6]．他の領域の尤度比は**表3**を参照．

手技

① 坐位または立位で胸部背面両側の第12肋骨上部をマークする
② 患者さんに5分間の直立でいてもらう．その間に胸水は肺底に移動する
③ 聴診器を鎖骨中線上で最下部の肋骨上端から約3cm下の部位の背面に置く
④ あいている方の手で肺尖部から肺底部に向かって打診する．このとき3本以上の平行線をつくるように（つまり同一の高さで3箇所以上）打診する．もちろん聴診器の置いてある側の胸部について行う

評価

① **胸水がない場合**：打診音は鈍く聞こえて不変のままであるが，最下部の肋骨の部位においてシャープで大きな音に変化する
② **胸水がある場合**：音の変化はより上部で感知される
・胸膜腔に空気がない場合，流体レベルは通常腋窩側の位置が高くなる
・基線部位との差により胸水量の推定ができ，胸腔穿刺のガイドとしても使用できる
・50mlの胸水でも検出可能とされている
・ただし，限局性の場合は注意を要する

第1章　基本的診察

06　耳鼻科的診察

松尾博道

プライマリケアを行うにあたって意外と耳鼻科疾患に遭遇することが多い．耳鼻科の研修の機会がほとんどなかった一般医，多科ローテートの際に耳鼻科を選択しなかった研修医では学生実習で経験した知識のみで実際の臨床に応用せざるをえないのが現状である．この項では今後耳鼻科を研修，専門とする可能性が少ない方を対象に要点をまとめて述べさせていただく．

1. 用意するもの　→ⓐ

　耳鼻科医のステイタス・シンボルである額帯鏡であるが，ほぼ初心者の人が額帯鏡を使おうとすると頭が痛くなり，視軸が合わないし目が疲れる．また，額帯鏡は反射光を利用するため，ゆるい電灯の光の半分の光量で細かい所を見なくてはならない．診察のみに徹すれば額帯鏡は必要ないといっても過言ではない．その点，拡大耳鏡が安価で携帯性に優れる[1]．大きめの耳鏡をつければ鼻の診察もできる．

　耳鼻科的観察をする際はこどもの場合は図1のように体は保護者，頭は看護士や助手が行って保持すると危険が少ない．

ⓐ 手術用立体顕微鏡は光量が十分で視野を拡大できて精密な所見を得ることができる．さらに両手を使うことができるため，若い先生のみならず年齢などのため視力が衰えた先生にとって切開や抜糸などの小外科的処置を簡単に行うことができる．耳鼻科のみならず外科系の診察室には是非置いておきたい器械である．また，将来研究の必要が生じた際に顕微鏡で物体を見る訓練をしておくのは非常に有用である．

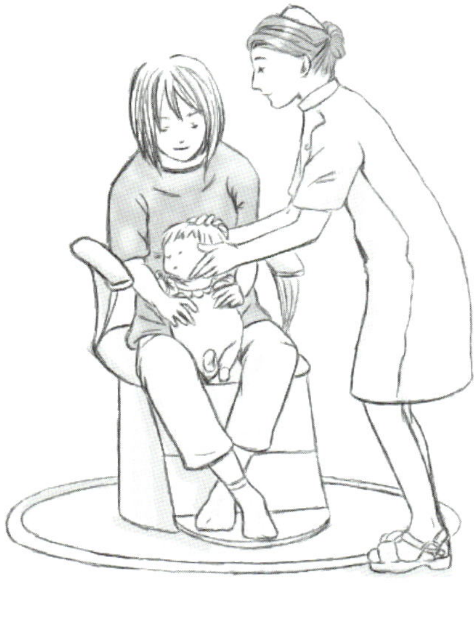

図1　こどもの介助のしかた
母親は少し足を開いてその間にこどもの下半身をはさみ，手で上半身を固定，こどもの頭は看護師が保持する

◆2. 鼓膜の観察 ➡ⓑ

　鼓膜を含め耳内の観察を行う際は，まず耳鏡を外耳道にうまく挿入しなければならない．うまく挿入するコツは耳介を後上方へ牽引することである．そうすることで外耳道軟骨部と骨部を一直線にすることができる．鼓膜に付着する耳小骨はつち骨であるが鼓膜の中心からやや斜め前を頭側に向かっている．ここを12時の針として鼓膜全体を時計と考え，「3時や6時の位置に何々」というように表現する．外耳道前壁側は右鼓膜は12時から6時，左鼓膜の場合は6時から12時である．専門医と一緒に同じ人の鼓膜を観察して鼓膜所見を図に描いて専門医のそれと見比べると上達する．専門医は図2のようなイメージで鼓膜の所見をとることが多い[2]．

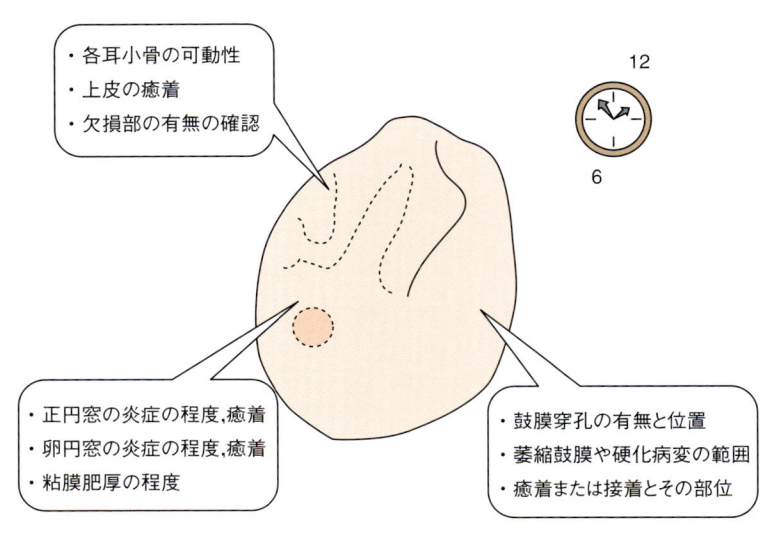

- 各耳小骨の可動性
- 上皮の癒着
- 欠損部の有無の確認

- 正円窓の炎症の程度，癒着
- 卵円窓の炎症の程度，癒着
- 粘膜肥厚の程度

- 鼓膜穿孔の有無と位置
- 萎縮鼓膜や硬化病変の範囲
- 癒着または接着とその部位

図2　鼓膜観察のチェックポイント（右側の鼓膜の場合）

ⓑ 耳の処置を考慮すると小型の鼻鏡が便利である．耳鏡と違って摂子の先端を広げやすくて操作性に富む．専門医は耳の手術では鼻鏡を使って耳内操作をすることが多い．

◆3. 聴力の検査

　オージオメーターがあれば申し分ないが，そういう設備がない場合は古典的な聴力検査法を施行してみる．学生実習で経験したWeber法を思い出してもらいたい．なお，Rinne法は骨導聴力を検査する際，聴力の左右差がはなはだしく大きい場合，聞こえが悪い耳にあてた音を対側の聞こえがよい耳が聴いてしまうため診断的意義がない．

　音叉は256Hzは振動感覚を拾うことが多いので512Hzが望ましい．1024Hzを補助的に使うのも勧められる．方法[3]は①打ち鳴らした音叉の把柄端を頭蓋の正中線に立てて被験者に音の所在を尋

ねる．②音叉を置く場所は頭頂部か前額部におけばよりよい刺激が得られる．③片側の難聴があるとき，難聴耳でよく聞こえれば伝音難聴，健康耳でよく聞こえれば感音難聴と判断する．④応答の不確実な場合や小児の場合は音叉音が聞こえる側に眼の向きが行くことが多い．

Weber法での診断はBing法で確認してみよう．　→ⓒ

◆4．鼻の検査法　→ⓓ

額帯鏡を装着している場合，鼻鏡を一般的によく用いる．鼻鏡は常に左手で軽く保持して静かに鼻腔に挿入する．鼻腔の大きさはさまざまなので，ときには漏斗耳鏡を代用することがある．鼻中隔を圧迫してキーゼルバッハの部位を損傷し，鼻出血を起こさないよう注意して観察する．坐位にて，頭部が垂直な状態（第1頭位）では鼻前庭，鼻腔入口部，下鼻甲介，鼻中隔など鼻腔の下半分がよくみえる．さらに頭を上方に仰向かせる（第2頭位）と鼻堤，中鼻甲介先端，中鼻道，さらに上鼻甲介，鼻中隔上部，嗅裂などが観察できる．

◆5．のどの見方

舌圧子を用いて舌を下方に牽引しなければのどの観察はうまくできない．なるべく広く見ようと思って口をいっぱいに開けさせると舌根部が緊張して抵抗が多い．こういう場合は逆に口を2横指くらいまでに開けるのを留めておく．そして舌の奥ではなくほぼ中間でいいから舌背部を押し下げる，必要な場合は鼻で匂いを嗅がせて軟口蓋を挙上させると以外と簡単に扁桃や咽頭後壁が観察できる．

◆6．ファイバー　→ⓔ

耳鼻科では細径のファイバースコープを鼻から挿入して鼻内，上咽頭，喉頭などの観察しづらい部分を覗くことが多い．要点は鼻を十分に麻酔すること．外用ボスミン液®と4％キシロカイン®液を噴霧するが，気管支ファイバーや胃カメラなどの径が大きいファイバーを挿入するときは上記の混合液を浸したガーゼを鼻内に挿入し10分ほど待った後，ガーゼを抜去しファイバーを鼻底に沿って挿入するとよい．

ⓒ Bing法：打ち鳴らした音叉の把柄端を被検者の頭蓋正中か乳突部に置き，次いで鼓膜に圧がかからないように検者の指で外耳道を閉塞し，音の増強の有無を尋ねる．伝音機構が正常ならば音が増強する．こういうときはBing法陽性と記載する．

ⓓ 診療所でよく遭遇する鼻出血には，キーゼルバッハ部を中心とした前鼻孔から血が流れ出てくる前方出血と，嗅裂や上顎洞，篩骨洞，蝶形骨洞といった各副鼻腔からの出血が鼻の後ろを回り喉に落ちてくることが多い後方出血[4)]とに分類されるため，その点に注意して観察する．

ⓔ 口蓋垂が邪魔になるときは被検者に匂いを嗅ぐように指示すると口蓋垂が挙上されるため鼻腔から咽頭・喉頭へのアプローチがしやすくなる．また，被検者の立場から考えると座ったままで首が緊張して検査を受けるよりはベッドで仰臥位の体位でファイバーを鼻から挿入してもらうとリラックスするものである．

◆ 7. 頸部の触診

　頭頸部腫瘤の場合，患者さんが腫瘤を自覚して来院する時期としては炎症性疾患では7日，腫瘍では7ヵ月，先天性奇形では7年かかるといわれている．しかし例外もあることを忘れずに．由来組織の鑑別で甲状腺疾患と深頸部リンパ節腫脹との鑑別に際しては，嚥下の際に甲状腺が喉頭気管と一緒に挙上されることが重要なポイントである．また，顎下腺とリンパ節との鑑別には口腔内と頸部からの双手診が有用である．

> 患者に失礼と思って腫瘍のサイズを計測しない場合があるが怠らずにきちんと行ってほしい．

◆ 8. めまいの診察

　問診の要点を以下に列記する[5]．
① めまいの前後（時間単位，日単位）で耳鳴りや難聴が出現していたかどうかを尋ねる
② めまい発作が寝起きなど頭のポジションを変換した場合に起きるかどうかを尋ねる
③ めまい発作時に口や四肢がしびれていないかどうかを尋ねる

　①の場合はメニエール病が多い．家庭・職場にストレスを抱えていないか，受験・就職・旅行など普段と違ったイベントが被検者に起こっていないか？　これらが相当する場合，脳圧の上昇と関連して聴器蝸牛部鼓室階の内リンパ液圧が上昇して内リンパ水腫のような状態になることが病気のメカニズムだといわれている．
　②の場合は聴器前庭部の耳石器が頭位によって移動することで前庭神経を刺激する，いわゆる発作性頭位眩暈症のことが多い．
　③の場合は四肢の麻痺やしびれが片側性だと脳卒中などの中枢性疾患に起因することが多い．両側性の場合はめまい発作により過換気症候群に陥ったことが多い．
　身体所見のとり方では耳鼻科医はフレンツェル眼鏡を利用する場合が圧倒的に多い．
　耳鼻科医でもそれを使用しないと誤診を招くおそれがある．単純に目を開かせてもそれはほとんど注視眼振のため自発眼振をきちんと診断できていないことが多い．高価でないので是非とも病院や診療所に1つは常備したいものである．

<文献>

1) 松尾博道:専門医から一般医へのメッセージ．耳鼻咽喉科〜救急疾患の対処法〜．月刊地域医学，9 (11)：757-761, 1995
2) 小寺一興:手術用顕微鏡．JOHNS, 7 (11)：1405-1407, 1991
3) 生駒尚秋:Weber法のコツ．「モダンクリニカルポイント耳鼻咽喉科」（設楽哲也，野村恭也 編），pp24-25, 金原出版，1991
4) 川浦光弘:救急疾患への対応．鼻出血-止血治療までの流れ-．日本耳鼻咽喉科学会会報，108 (12)：1129-1134, 2005
5) 松尾博道:診療所でみられる症候（耳鼻咽喉科）．「診療所マニュアル（第2版）」（社団法人地域医療振興協会 編），pp204-208, 医学書院，2004

耳鼻科的診察 のテクニック

① 耳鼻咽喉科では検査や処置中患者さんが迷走神経反射を起こす場合がある．ショックが起きたら仰臥位とし，バイタルサインを確認し静脈路の確保を行うことが重要である．また，検査・処置前にキシロカイン®を使用する場合，表面・浸潤麻酔の極量は200 mg（エピネフリン添加の場合は500 mg）である．1％キシロカイン®は20 ml，4％キシロカイン®は5 ml，1％キシロカインE®は50 mlを超えないようにしてキシロカイン中毒の予防に専念する

② 鼻出血が止まらない場合，パニックになって血圧が上昇して患者は非常に不安を感じているので，大丈夫だと安心させることが大切である．診察側の医者もまず落ち着くことが重要である．患者が興奮し，不穏な状態にあるときは必要に応じて抗不安薬を注射する．そのときは意識レベル低下で血液を誤嚥し，窒息を起こさないように十分観察することが大切である．体位は患者を仰臥位にさせると血液が咽頭へ落下し，胃に入ると嘔吐の原因にもなるので，坐位で前屈させることが重要である．かなり重篤な場合は側臥位がよい

③ 咽喉頭異常感症を診察する場合，ファイバーで丁寧に観察する習慣を身につけるべきである．咽頭反射や咳嗽反射が強い場所であるためつい観察を急ぎがちであることが，下咽頭癌などの早期発見を邪魔している．粘膜の不整な隆起や発赤，びらん，潰瘍病変をみつけたら直ちに内視鏡専門医に連絡して精密検査を依頼する

④ 在宅ケアなどで気管切開チューブを交換する場合，チューブを真っ直ぐに挿入するよりは弯曲した部分が見えるようにややチューブを横に回転させて気管口に挿入し，そこからまた元に戻すように反対に回転しながらチューブを先に進めると挿入しやすい

第1章　基本的診察

07　眼科的診察

茨木信博

> ひとくちに眼科的診察と言っても，眼疾患の診断を下すには，ルーチン検査として視力，眼圧，細隙灯顕微鏡，眼底があり，必要に応じて，視野，超音波断層，蛍光眼底撮影などの検査を行う必要がある．眼科検査は自科内で行うため，眼科専門医を目指す医師は，すべての検査手技に習熟しておく必要がある．本書はポストレジデントを読者対象にしているため，眼科専門医を目指す医師が知るべき専門的内容は成書に委ねることとし，ここでは他科であっても検査手技の習得が望ましい眼底検査について解説することとする．

◆ 1．倒像鏡か直像鏡か？

　眼底を観察する方法には，倒像鏡，直像鏡，前置レンズを用いた細隙灯顕微鏡，眼底カメラがある．後2者は眼科専門施設であれば保有しているであろうが，高額でもあり，個人で取得する機器ではない．倒像鏡は視野が広く眼底の全体像を捉えるのに有利であるが（観察倍率2～3倍），詳細な所見はとりにくい（図1）．直像鏡はかなり詳細な所見を観察できるが（観察倍率15倍），視野が狭いため所見を見落とす可能性が高い（図2）．したがって，倒像鏡の方が有利であり，実際眼科専門医も眼底観察に頻用してい

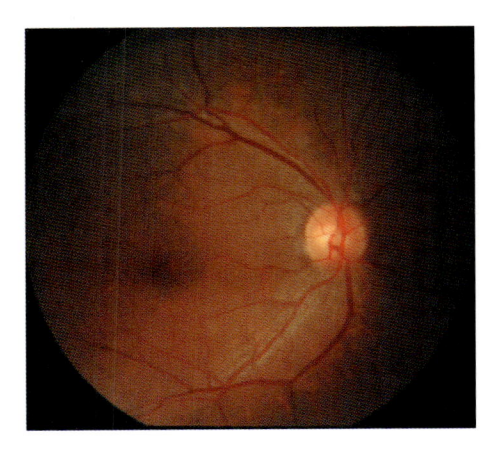

図1　倒像鏡での眼底所見
視野が広く全体像を把握するのに適しているが，病気の詳細はとりにくい

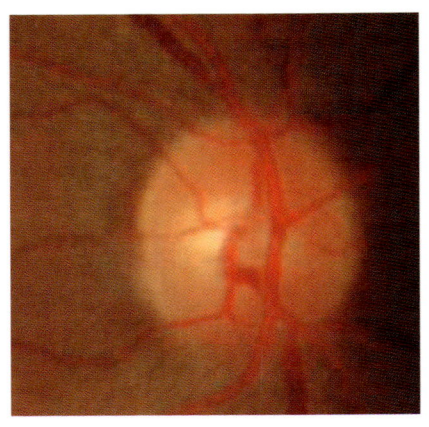

図2　直像鏡での眼底所見
眼底の詳細がわかるが，視野が狭い

る．しかし，倒像鏡の観察には散瞳を要することが多く，また，無散瞳で観察するにはかなりの習熟が必要である．直像鏡は通常無散瞳でも観察可能であり，機器もコンパクトで携帯性に優れるため，ベッドサイドで眼科専門医以外の医師が使用するにはこちらの方が有利といえる．

◆2．散瞳する？ ➡ⓐ

眼球に光をあてると縮瞳するため，散瞳した方が眼底を観察しやすいのは当然である．しかし，散瞳薬であるミドリンP®を無闇に点眼して構わないだろうか？ 答えはNoである．**隅角が狭く前房が浅い症例の場合，散瞳薬の点眼によって，閉塞隅角緑内障の急性発作が誘発されることがある．**そのため眼科医は細隙灯顕微鏡を用いて前房深度を観察し，散瞳の可否を判断している．ベッドサイドで眼科医以外が簡易的に判断するには，直像鏡についているスリット光（図3）を用いればよい．スリット光を角膜から瞳孔領に斜めにあて，スリット光でできた角膜の切片と虹彩の切片の間，すなわち前房が深いかどうかを肉眼で観察する（図4）．

ⓐ 角膜の切片の2倍以上前房があれば，前房は深く，散瞳しても問題は生じないはずである．

◆3．直像鏡の機能

直像鏡は前述のスリット光などの光源の種類を選ぶ部分とピン

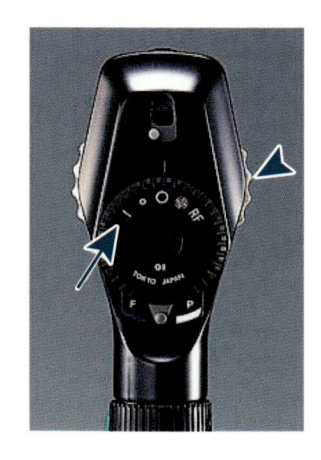

図3　直像鏡
直像鏡にはスリット光，大小の円形光，指標が組込まれた光源などの種々の光源や（➡），ピントを合わせるためのレンズを選択する部分（▶）がある

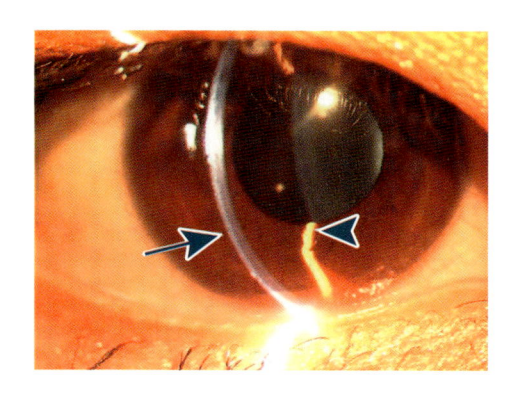

図4　前房深度
スリット光を眼球にあてることで，角膜の切片（➡）と虹彩の切片（▶）の間の前房深度を観察する

トを合わせる所から成っている（図3）．

　光源の種類はスリット光，大小の円形光，円形光に指標が組込まれたものがある．通常，無散瞳で観察する際には，小さい円形光を用いた方が視野は狭くなるが，角膜の反射や縮瞳を避けられるので観察しやすい．散瞳した場合やあまり縮瞳しない症例の場合は大きい円形光を用いた方が視野が広く，得られる情報が多くなる．指標が組込まれたものは，黄斑部中心窩の固視を確認する際に用いる．

　ピントを合わせるために1ジオプター刻みの凹レンズと凸レンズが組込まれている．検者と被検者の屈折力の合計のレンズを選択すればピントが合うはずである．また，視神経陥凹などの奥行きを測定する際にも，視神経でピントの合う度数と陥凹面での度数の差で表現することができる．

◆ 4. 固定の重要性

　直像鏡では，瞳孔領を光源が通過し，ピントが合ってさえいれば簡単に眼底が見えるはずである．しかし，実際には光源が明るすぎたり，大きすぎるために縮瞳してしまったり，固定が悪いために瞳孔領を光が通過せず，全く眼底が見えなかったり，ちらっと見えただけで詳細不明に陥ることが多い．

　固定を十分にするためには，中指，薬指，親指で直像鏡をしっかりと保持し，人差し指はピントを合わせるダイヤルに添え，小指を被検者の頬にあてがって固定する（図5）．

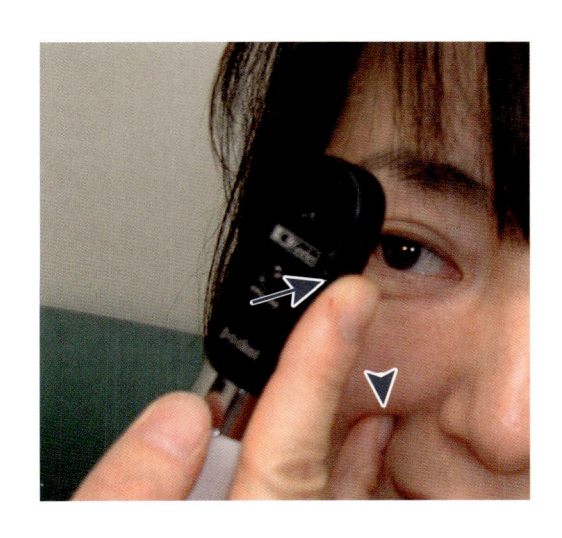

図5　直像鏡の固定方法
中指，薬指，親指で直像鏡をしっかりと保持し，人差し指はピントを合わせるダイヤルに添え（→），小指を被検者の頬にあてがって固定する（▶）

◆5. いかに近づくか ➡ⓑ

　固定ができ，ピントを合わせれば眼底は見えてくる．しかし，穴のぞきであるので極力近づかなければ十分な視野は確保できない．

　坐位の場合，右眼の観察は右眼で行う．見方としては2通りある．1つは，小指で被検者の頬に固定し，光源を被検者の瞳孔領に入るのを外から確認しておいてから，観察孔から覗く方法で，もう1つは，観察孔に検者の目をあて，被検者の眼球を少し離れたところから観察孔を通して観察し，光源を瞳孔領にあてながら近づくやり方である．

ⓑ 検者の眼鏡ははずした方がよいし，検者の屈折はあらかじめ直像鏡のレンズで補正しておく．

◆6. 検査結果の解釈

　直像鏡で得られた所見は眼底のごく一部の所見であることを常に念頭に置くべきである．視野が狭く，網膜の全体を隈なく観察できないため，異常所見があった場合は問題ないが，所見のない場合は全く正常であるとはいえない，異常所見を見ていない可能性がある．

　少しでも，見落としを減らすために，観察の手順を決めておく．眼底が見えたならば，網膜の血管の分岐の根元の方にたどっていけば，視神経乳頭が観察できる．そして，

❶ 乳頭の辺縁がシャープか？ 赤すぎないか？ 白すぎないか？ 陥凹は正常範囲か？
❷ 網膜血管をたどって観察し，動静脈の口径比が正常範囲か？交差現象がないか？
❸ 網膜面を観察し，赤い点（出血や瘤）や白い点（硬性白斑，軟性白斑）がないか？
❹ 黄斑部を観察し，浮腫や出血がないか？

を診る．➡ⓒ

ⓒ いきなり黄斑部を観察すると縮瞳し，被検者も眩しくなるため，以後の眼底観察が困難となる．

＜文献＞

1）「眼科プラクティス4　眼科所見の捉え方と描き方」（田野保雄 編），文光堂，2005
2）眼科系疾患の検査．生体・機能検査のABC（茨木信博，大原国俊 編／石井裕正，工藤翔二，矢崎義雄 監），日本医師会雑誌，120：293-316，1998．
3）茨木信博：眼科診療のエッセンス．レジデントノート，4：79-84，1998

眼科的診察の予備知識

〈散瞳薬でなぜ前房が浅いと閉塞隅角緑内障の急性発作が起こるのか？〉

通常，房水は後房から瞳孔領を経て前房に達し，隅角から眼外に出る．瞳孔領では虹彩と水晶体が接しているために抵抗があり，後房の圧と前房の圧の差がこの抵抗を上回ったときに房水は前房に流れる．この虹彩と水晶体でできる抵抗が最も高いのは瞳孔径で4，5mmの中等度散瞳状態であり，縮瞳や極大散瞳状態ではほとんど抵抗がない．急性緑内障発作は中等度散瞳状態で瞳孔領の抵抗が大きくなると後房圧が前房圧に比べ高くなるために，虹彩根部が前方にもち上げられ，さらに隅角が狭い，あるいは前房が浅いと完全に隅角を閉塞してしまうために生じる（**図6**）．ちなみに，治療法である虹彩切開では前房，後房の圧差がなくなるため，虹彩根部がもち上がらず発作が回避できる．

では，散瞳薬はなぜ急性発作を誘発するのであろうか．散瞳薬は点眼後2，30分で最大の効果が発揮されるが，約6時間かかり効果が切れる．したがって，点眼し観察する際には，瞳孔領での抵抗が高くなるところはごく短時間で済んでしまうため，通常発作は誘発されない．しかし，薬の効果が減弱する際には長時間にわたって，抵抗の高い瞳孔径になるために，発作が誘発されてしまう．

ちなみに，散瞳薬のみならず，たとえば内視鏡を行う際に用いる自律神経作動の薬剤のなかに，緑内障禁忌となっているものは同様の機序で緑内障発作が誘発される．内視鏡を行う際に緑内障の既往を聞くのが鉄則ではあるが，あくまで隅角が狭く前房の浅い閉塞隅角緑内障が対象であって，開放隅角緑内障は関係がない．さらに問題提起するならば，緑内障の既往があるならば，眼科医の診察を受け，管理がなされているので，自律神経作動薬の使用は問題がないことが多く，緑内障の既往のない症例のなかに，前房が浅く，眼科医の管理を受けていない症例がいる可能性が高いことに注意をすべきである．

〈トレーニング方法〉

なにごともくり返し行うことが必要であることに異論はないであろう．見えないからといって見ようとしないといつまでも見ることができない．しかし，いきなり無散瞳で見ようとしても直像鏡でも見えないは事実である．まずは，病棟の糖尿病や高血圧の受けもち患者を眼科に眼底コンサルトにかけたらどうであろうか？（あくまで，眼科医のいる研修施設に限られるが…）眼科医の診察から帰ってきた症例がチャンスである．おそらく散瞳されているであろうし（絶好の眼底を見る機会），所見は紹介の返事に記載されている（所見を確認する機会）はずである．

受けもち患者全員の眼底を必ず見る（あるいは見たふりをする），眼科医のコンサルト結果と比べることを少なくとも1年続ければ，かなりの症例で眼底が見えるはずであるし，その症例の病状を認識する一助となってくるはずである．

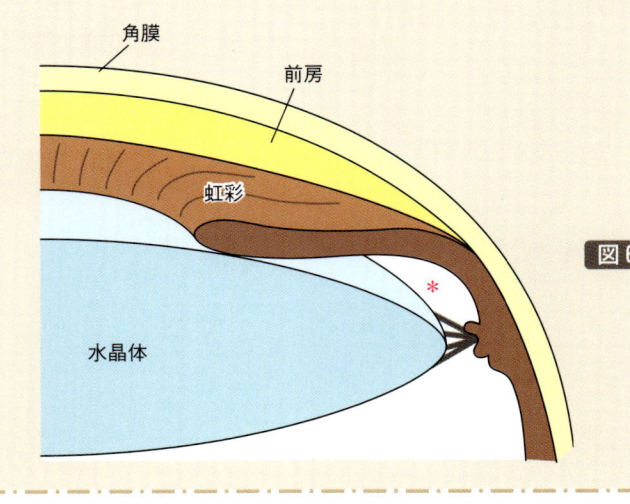

図6 閉塞隅角緑内障の急性発作
瞳孔領の抵抗が高い中等度散瞳状況では，後房（＊）の圧が前房圧より高くなり虹彩根部がもち上げられ，隅角を閉塞するために房水の流出路が遮断され，高眼圧をきたす

第1章 基本的診察

08 整形外科的診察

上本宗忠

整形外科領域におけるCTやMRIなどの画像診断技術の進歩には眼をみはるものがある．しかし，これらはあくまで補助的な診断であり，振り回されることがあってはならない．最高の診断技術は，自らの眼であり，自らの手であることを忘れず，日々の研鑽に励んでほしい．治療方針を立てる際も，患者の抱えている苦痛を取り除き，より幸せな生活を送るにはどうしたらよいか患者とともに考えていく姿勢が大切である．

1. きく（"聴く"） ➡ⓐ

患者の訴えに耳を傾けるということである．一方的に質問を浴びせ，自分勝手な疾患のストーリーを創るようなことがあってはならない．いつも上手な聞き役になり，患者の思いを引き出すように努める．患者が"自分の訴えを聞いてくれる"と心を開けば，より詳細な情報が得られる．

1 職業歴

整形外科疾患は日々の作業姿勢や労働環境と密接に関係していることがある．
- 重量物運搬者や長距離トラックの運転手の腰痛：筋筋膜性腰痛
- 旅館の仲居さんの膝痛：膝蓋大腿関節症
- 調理師や大工の肘痛：上腕骨外側上顆炎

2 病歴

過去に罹患した疾患や薬剤の服用歴が診断の大切な手がかりになることがある．
- 先天性股関節脱臼の既往：股関節臼蓋形成不全，変形性股関節症
- 副腎皮質ステロイドの服用歴：大腿骨頭壊死，骨粗鬆症
- 人工透析歴：腎性骨異栄養症，大腿骨頭壊死，破壊性骨関節症
- 掌蹠膿疱症：胸肋鎖骨間骨化症（前胸部を痛がる）

3 スポーツ歴

成長期の小児ではスポーツ活動の内容が診断につながることも多い．
- バスケットやバレーボール選手の膝痛：オスグッド病，ジャ

ⓐ 「電子カルテに向かって聴いていないか？」，「話す声が外に漏れていないか？」，「相手との距離が近づきすぎていないか？」など，話しやすい環境づくりにも配慮する必要がある．

ンパー膝
- 長距離ランナーの下腿痛：シンスプリント，下腿疲労骨折
- 野球選手の肘痛：肘内側側副靱帯裂離骨折，離断性骨軟骨炎

4 受傷機転

外傷の際には，外力を受けた方向，部位，受傷時の肢位がわかれば，診断の予測がつく．

- 手のひらを下にして手をついた際の手関節痛：Colles骨折，手舟状骨骨折
- 膝の外側からぶつかった際の膝関節痛：膝内側側副靱帯損傷，膝内側半月板損傷
- 段差につまづいて足を内反した際の足関節痛：足前距腓靱帯損傷，腓骨骨折

◆ 2．みる（"視診"）

1 皮膚の性状 ➡ⓑ

皮膚の性状を観察することで，さまざまな疾患に辿りつくことも多い．

- 発赤や熱感：急性炎症
  チアノーゼ状や蒼白調：循環障害
- 小水疱の集簇する紅斑を伴う背部痛：帯状疱疹
- 足白癬を伴う足部の腫脹と疼痛：蜂窩織炎
- 皮下静脈の蛇行と怒脹を伴う下肢痛：下肢静脈瘤

ⓑ 患者さんの羞恥心に配慮しながらもできるだけ衣類を脱いでもらい，丁寧に皮膚を観察したい．四肢ならば，患側だけでなく健側とも比較することが大切である．

2 筋萎縮

筋萎縮と筋力低下は必ずしも平行しない．体幹および四肢では左右を比較し，その広がりを観察する．

- 軸索変性疾患：筋力低下とともに筋萎縮をきたす
  脱髄性疾患：筋力低下の割に筋萎縮は軽度
- 上位運動ニューロンの障害：廃用性萎縮として徐々に筋萎縮をきたす
- 下位運動ニューロンの障害：急激な筋萎縮をきたす

したがって，一次性の筋萎縮をみた場合，神経原性（末梢性ニューロパチー，筋萎縮性側索硬化症など）か筋原性（多発性筋炎など）を考える．

◆ 3. さわる（"触診"） ➡ⓒ

1 皮膚の性状
- 熱感（炎症などにより局所の血流が増加）と冷感（循環障害）をみる

2 圧痛点の検索
- 圧痛のある部位には何があるのか，局所の解剖をよく理解しておく．体表から皮膚，皮下組織，筋膜，筋肉，腱，腱鞘，神経，血管，靭帯，関節包，軟骨，骨と考えていく
- 筋肉に緊張を加えるようにすると，腱のレリーフや筋肉の緊張の程度などがよくわかる．筋肉の緊張がなく柔らかいときは麻痺を，逆に緊張が高まり硬結がみられるときは筋膜や筋の炎症を考える．腱の場合，断裂では連続性がなくなるため腱の緊張は消失し，腱鞘炎では周囲の滑膜が肥厚するため厚くなる
- 神経が癒着している場合，同部位を軽く叩くと遠位への放散痛がみられる（ティネル様徴候）

◆ 4. はかる（"計測する"）

病態の経過を客観的に評価するために，計測という作業は欠かせない．左右を比較しながら健側も含めて正確に記載したい．

1 関節可動域（range of motion：ROM）

基本肢位はほぼ解剖学的肢位（anatomical position）と一致する．立位で下垂した上肢を体幹につけた肢位である．このとき手掌は前面を向いている．この肢位からどの程度離れているか角度を測る．前方に動くのが屈曲，後方に動くのが伸展，体幹から外側に動くのが外転，内側に動くのが内転である．ただし，膝関節では後方へは屈曲，前方へは伸展，足関節では後方へは底屈，前方へは背屈という．➡ⓓ

2 徒手筋力検査（manual muscle testing：MMT）

個々の筋力を徒手的に評価する方法である（**表1**）．6段階で評価する．重力を抗した運動能力（筋力3，良）が評価の基準になる．痙縮や関節拘縮など関節運動に制限があるときは評価しにくいことがある．

3 神経学的診察（neurological examination）

脊髄障害が疑われる場合は，知覚検査（表在感覚，深部感覚）や反射検査（腱反射，病的反射の有無）も追加する．

ⓒ 疼痛のない部分からある部分へ触っていく．健側と比較するとさらに病態を把握しやすい．

ⓓ 関節の良肢位（機能肢位：functional position）とは：たとえ関節が拘縮しても，他の残存機能を有効に使える日常生活で最も不便のない肢位（ポジション）である．前述の解剖学的な肢位とは異なるので注意してほしい．長期臥床患者や意識障害・麻痺により動けない患者は関節の拘縮を生じやすい．上肢では，肩関節内転，肘関節屈曲，前腕回内，手関節および指関節屈曲位に，下肢では股関節および膝関節屈曲，足部の伸展位（尖足位）になりやすい．この肢位は日常生活の動作が非常にやりにくくなる．また外傷患者で安静固定が必要な場合でも，このポジションでシーネ固定をして専門医へ紹介すればよい．

各関節の良肢位の角度

肩関節	外転 20～30°
肘関節	屈曲 90°，前腕回内外中間位
手関節	背屈 10～20°
股関節	屈曲 10～30°，外転 0～10°
膝関節	屈曲 10～15°
足関節	背屈・底屈 0°，内反・外反中間位

◆5．診断の手順

What ：困っている症状（主訴）は何か
Why ：なぜそのような症状が生じたか，誘因はないか，外傷はないか
Where ：どの部位に起こるのか（解剖学的な局在），病変の分布は1ヵ所か，複数なのか，びまん性か，左右対称なのか
When ：症状はいつ起こるのか，動作時に起こるのか，安静時にも起こるのか
With ：随伴する症状はないか
How ：症状は軽快しているか，悪化しているか（症状の伸展様式），どのくらいの期間持続しているか（急性，亜急性，慢性）

- 上記の「5W1H」情報を整理して，年齢，性別などを加味しながら，日常よく遭遇する疾患から鑑別していく．必ずしも教科書に出てくる疾患が頻度が高いとは限らない
- 発症様式や経時的な症状の変化からおおまかに以下の病変を念頭におく
    ① 急激に発症：血管性病変
    ② 比較的急激に発症し，安静で改善：変性性病変
    ③ 安静でも改善せず，徐々に悪化する：腫瘍性病変，感染性病変
    ④ 慢性的に進行する：神経性病変

◆6．治療方針の立て方

- 画像所見や検査データを参考にしながらも，患者の困っている症状の解決に向けて，治療方針を立てていく
- 運動器疾患は生命に関わる疾患は少ない．目標（ゴール）の設定を患者本人および家族とともに共有しておくことが大切である

表1 筋力の判定基準

5	正常	(normal)	重力と充分な抵抗に抗して全可動域が動く
4	優	(good)	重力とある程度の抵抗に抗して全可動域が動く
3	良	(fair)	重力に抗して全可動域が動く
2	可	(poor)	重力を除けば全可動域が動く
1	不可	(trace)	筋の収縮はあるが，運動ができない
0	ゼロ	(zero)	筋の収縮がみられない

<文献>

1) 西山茂夫:「皮膚病アトラス」, 文光堂, 1984
2) 三浦隆行:「整形外科診断のすすめ方－主訴・症状から診断へ」, 南江堂, 1990
3) 田崎義昭:「ベッドサイドの神経の診かた」, pp379-390, 南山堂, 1986
4) 越智隆弘:「NEW MOOK　整形外科　スポーツ障害」, pp239-298, 金原出版, 1998
5) 山内裕雄 他:「今日の整形外科治療指針」, pp315-317, 医学書院, 1991

ワンポイント症例

<腰痛の患者さんは腹部も触ろう>
　腰痛で定期的に通院中の80歳女性.「腰痛がいつもとは違う」ということで来院した. 家族も「なんだかいつもと様子がおかしい」と言う. 仰向けになってもらい, 何気なく腹部を触診したら, 腹痛を伴う拍動性の腫瘤を触知した. すぐに血管外科に紹介したら,「破裂性腹部大動脈瘤」という診断であった.

<ワンポイントアドバイス>
腰痛をきたすことのある整形外科以外の忘れてはならない疾患
1) 内科疾患
　① 血液疾患：多発性骨髄腫, 悪性リンパ腫
　② 大動脈疾患：破裂性腹部大動脈瘤, Leriche症候群（急性動脈閉塞症）
　③ 膵臓疾患：膵癌, 急性膵炎, 慢性膵炎急性増悪
　④ 肝・胆嚢疾患：胆嚢炎, 胆石症, 肝癌
　⑤ 胃・十二指腸疾患：胃・十二指腸の穿孔
2) 泌尿器疾患：尿管結石, 腎盂腎炎, 腎梗塞
3) 産婦人科疾患：卵巣嚢腫, 子宮内膜症, 付属器炎
4) 心因性腰痛

第1章 基本的診察

09 成人女性の基本的診察

早野恵子，西村真紀

> 女性患者の診察は基本的には成人患者の診察と同じであるが，留意すべきことは，①医療面接や身体診察時の女性患者さんへの適切な配慮，②性差を考慮した医療に基づく女性の疾患への知識（疾患の特徴・頻度など），③心理・社会的背景への考慮である．これらの要素のために診察に時間がかかることも多いため，予約制や診察の分割（再受診）など外来の時間的コントロールの工夫が必要である．

◆ 1．成人女性の診察

■1 成人女性の医療面接

成人女性の医療面接においては，正確な情報収集のためウィメンズヘルス（Women's Health）の知識をもち，女性特有の心理社会的背景にも十分配慮した包括的な医療面接を心がけるべきである．

1）主訴，現病歴，既往歴聴取時の諸注意

i）主訴の把握

主訴と期間の把握は重要であり，訴えが複数の場合（女性とは限らないが）で症状が3つ以上の解剖学的部位に渡るときには，それが明らかに1つの病因で証明できる場合を除いて，非器質的疾患も考慮する．このような患者では「うつ」や「不安」が根底にあることが多い．

ii）女性患者に尋ねるべきルーチンの事項

常に，妊娠可能な年齢の婦人への配慮や注意を忘れないこと〔最終月経（last menstrual period：LMP），子宮外妊娠など〕

① 月経歴（初経，最終月経），妊娠出産歴（合併症，流産，中絶），閉経に関する情報
② 曝露歴：虐待（身体的，精神的，性的），職場環境，旅行，ペット
③ 食事：摂食障害（ボディイメージの歪み），日常の食事（前日の献立など）
④ 家族歴：疾患だけでなく家庭内のストレスや問題，人間関係や葛藤についても聞く

⑤ 薬剤歴：妊娠の可能性や授乳中の婦人への配慮は重要である

iii）感情面への配慮 ➡ ⓐ

患者の感情に立ち入りすぎることよりも，患者の感情を無視してしまうことの方がはるかに多いため，患者を受容し，正しく評価していることを伝える

iv）社会的判断や批判を避ける

高齢患者，アルコール依存者，シングルマザー，生活保護受給者，情緒不安定な人，肥満者，虐待の被害者や加害者などは非言語的な侮蔑の対象となることがあるので，「あなたを尊重していますよ」という気持ちを伝え，支援的な態度をとるべきである．

v）心理社会的背景の把握

職場や家庭内における人間関係の影響，過労，ストレス，家事・育児・介護の状況を把握する．女性は，ライフステージの変遷により，抱える問題がダイナミックに変化していくことが多い．現在のライフステージを知るとともに，そのステージにおいてみられることの多い身体的，心理・社会的問題を念頭におきつつ診療を行う．

vi）尋ねにくい質問と守秘義務 ➡ ⓑ

診察室で遭遇したとき，難しいと感じる質問や話題：性的活動に関すること，アルコールおよび薬物中毒，犯罪行為，同居者や子供への虐待，離婚や不倫，失業，経済的困難，悪い知らせ（終末期の疾患，死）など

2 成人女性の内科的診察

診察時は常に何をしようとしているのか，何を診察するのかを説明し，各部位の診察への同意を得つつ施行するのがよい．詳しい診察法は内科的診察の項に譲り，ここでは女性の診察における配慮や注意点を中心に述べたい．

1）胸部診察の場合
- 仰臥位での心臓の診察では反対側の胸は覆い，診察部位のみを露出する
- 診察部位以外の身体の部分はバスタオル，シーツ，ガウンなどで覆うようにする
- 乳房をよけて診察する必要がある場合（心尖部の診察，中葉の肺音の聴診など）は，患者自身の手を乳房に添えてもらってよける方法もある

2）腹部診察の場合

腹部の診察に際しては患者さん自身に衣服や下着をおろしてもらい，バスタオルやシーツで覆う．診察に必要な部位は説明のうえ，十分露出する．

ⓐ 医療の現場では，一般的に医師は個人的な情報を話すことは慎重にすべきであり，患者が個人的なことを聞いてきたらさりげなく話をそらし，患者さんのことに注意を集中するとよい．

例：患者「離婚したことはありますか？」
　　医師「そうですね…今日は，私のことよりもあなたのことについてお話し下さいませんか？」

ⓑ 尋ねにくい質問をするときには
① 質問の理由を説明する：「この症状と関係があるかも知れませんのでお尋ねしますが，……」
② 前置きをする：悪い知らせに対する緩衝作用があり，受け止める準備態勢ができる
③ 相手に許可をもらう：「ちょっと言いにくいことなのですが，私の言うことを聞いてもらえますか？」，「お願いがあるのですが～について教えて下さい」
④ 医療者の守秘義務について説明したり，「話したくないことは言わなくてもかまいません」と伝えることも大切である

3 成人女性の乳房や生殖器の診察 （小池道子，井上真智子）

乳房や生殖器の診察（直腸診も含む）においては，
① 施行前に十分説明して診察への同意を得た後，
② 同性の看護師の立ち会いを求め，
③ 羞恥心とプライバシーに十分配慮して，
④ 診察部位以外の露出を避けつつ
診察を実施する．

1）乳房の診察法

まず立位（または座位）で同時に両側の胸を視診することでその非対称性を調べ，視診終了後，触診は乳房部分は引き続き立位もしくは臥位で行う．頸部，鎖骨上リンパ節，腋窩リンパ節の触診は座位が触知しやすい．随時左右を比較しながら，広範に触診することを心がけることが大切で，上半身脱衣の状態で施行する．下記①〜⑤すべてのチェックが完了したら，すみやかにガウンやタオルで上半身を覆う．

① 両側の乳房を視診する．皮膚の変化，形の左右差を診た後，上肢を挙上させたり，体躯を前傾させて，エクボ症状などがでないかに注意する
② 触診：両側の腫瘤，硬さ，圧痛を診る．腫瘤がみつかった場合は，場所，大きさ，形，硬さ，境界，圧痛，可動性を調べる ➡ⓒ
③ 両側の乳輪周囲の触診を施行する．その際搾って異常分泌がないかも注意する
④ 乳頭のサイズ，形，潰瘍をみる
⑤ 腋窩のリンパ節の触診：腋窩中央より前・後・外側・鎖骨下・鎖骨上など

注意1：疑わしい所見を認めた場合は，マンモグラフィー（mammography：MMG）や超音波検査を必ず施行する．特に大きな乳房の場合は，異常がなくても触知しきれない部分があると認識すべきで，脂肪性の場合（高齢者や肥満の女性）はマンモグラフィーで，乳腺実質が多いよく発育した乳房の場合（若年者で乳房が大きい女性）は超音波でさらに確認した方が安全である．

・マンモグラフィー
スクリーニング目的では，40歳代の場合は4枚撮り〔MLO（medio lateral oblique：内外斜位方向）とCC（craniocaudal：頭尾方向）の撮影を左右1枚ずつ〕を隔年で，50歳以上の場合は2枚撮り（左右MLO各1枚ずつ）を隔年で行うのが一般的である．3年に一度の撮影のみの場合は，間の2年

ⓒ 臥位での触診

・腫瘤を触知しやすい体位を工夫する：患者の手の位置の工夫，背中へのタオルの挿入などにより乳頭が乳房の頂上にくるようにする（象限を正しく記載するため）
・触知は第2〜4指を用いて，小さな円を描いたり，適切な圧をかけたりして，乳房をくまなく十分な時間をかけて（少なくとも両側で計6分間）行う

は超音波で検診することが望ましい．→ⓓ

・乳房超音波検査

　乳癌の進行の早いものでは，2年間で大きくなる場合もあるので，可能であればマンモグラフィーに加え，超音波検査を用いて毎年検診をした方がよい（超音波であれば被爆のリスクがない）．特に腫瘤を触知する場合は有用となる

注意2：一般に，妊娠中は子宮収縮を誘発することがあるので，強い乳頭刺激を加えることは避けた方がよい

2）生殖器の診察や直腸診

わが国では，一般的に生殖器の診察は産婦人科医が施行するため，ここでは視診と直腸診について述べる．立会人（同性の看護師など）の同席が必要で，これは羞恥心への配慮のみならず，法的・倫理的な理由による（図1）．

i）生殖器の視診

帯下の異常や外陰部の掻痒感，腫瘤，疼痛などの訴えがある場合，まず外陰部の視診を行う．カンジダ腟炎は性成熟期の女性によくみられる疾患であるが，腟分泌物の性状の変化（カッテージチーズ状）に加え，炎症が強い場合は外陰部の発赤，腫脹を呈し，強いかゆみを伴うため，これらの所見からおよその診断をつけることができる．

また，外陰ヘルペス，尖圭コンジローマ，バルトリン腺嚢胞なども，問診と視診により診断の見当をつけることができる．
→ⓔ

ii）直腸診

下血や直腸脱，骨盤内炎症性疾患（pelvic inflammatory disease：PID）が疑われるとき，内科医は直腸診を施行することがある．

PIDは，発熱や下腹部痛があり直腸診で子宮頸部や付属器の移動

ⓓ 撮影による被曝のリスクに関しては，2枚撮りであれば30代からでも毎年撮影で，4枚撮りであれば隔年の撮影でまず問題ないとされている．また，リスクのある人（乳癌の既往歴・家族歴のある人，腺管の非定型過形成）では1年ごとに2～4枚撮りする．
微細石灰化像などマンモグラフィーでしかわからないものを有している患者に対しては，30代でも年に1回4枚撮りするのが一般的である．

ⓔ 高齢女性では，会陰の腫瘤感や子宮の下垂感の訴えがあれば，性器脱の可能性も考慮し，視診にて，腹圧をかける前後で子宮や膀胱，直腸の脱出があるかどうかを診る．

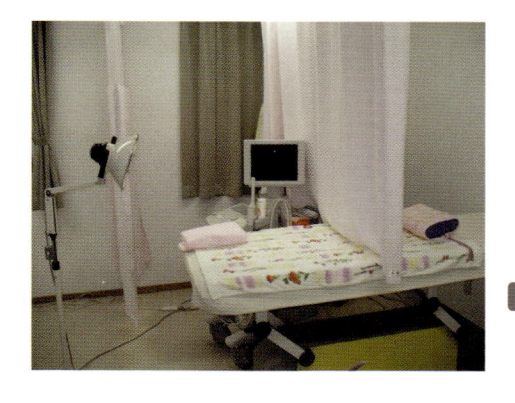

図1　診察台の例
高さの変えられるベッドとライトを使用する
（写真：北足立生協診療所）

性圧痛(motion pain)がある場合に疑う.このときの直腸診は左側臥位でなく,仰臥位で行い,もう一方の手でお腹の上から子宮や付属器を挟み込むようにする(双合診)と,所見が明確になりやすい. →f

> 直腸診の手順
> ① 視診:仙骨部や嚢胞(pilonidal cyst / sinus)など
> ② 会陰部の視診:痔核,疣贅,腫瘤など
> ③ 肛門の視診:力んだ状態も観察
> ④ 肛門括約筋の触診
> ⑤ 肛門壁の腫瘤の触診
> ⑥ 便潜血反応を施行する

f 鑑別診断としては子宮外妊娠や虫垂炎に注意する.子宮外妊娠では妊娠反応と経腟エコー所見,虫垂炎との鑑別では疼痛の部位や性状に加え,エコーやCTの所見が参考となる.

<妊娠反応におけるインフォームドコンセント>
　月経が遅れていて,妊娠の可能性が否定できないという女性では,薬の処方において慎重になる必要があるため,妊娠反応検査薬を積極的に用いる.
　市販で使用される妊娠反応検査薬の多くは,尿中hCG(human chorionic gonadotropin)が50 mIU/ml以上,医療機関で使用される「尿妊娠反応hCGテストパックプラス」では25 mIU/ml以上で陽性となる.
　妊娠している場合,月経開始予定日での尿中hCGは平均49 mIU/mlと報告されている[7].尿中hCGが0.13 mIU/mlで陽性となる超高感度の試薬においても,月経開始予定日では感度90%,7日目では97%であると報告されている[8].
→g

◆2. 成人女性患者の健康維持のために (Women's Health)

　近年,性的活動のある女性の子宮頸がん検診や喫煙の問題,メンタルヘルス,家庭内暴力(domestic violence:DV)への予防的対策が問題となっており,**表1**に示すようなスクリーニングがエビデンスに基づいて推奨されている.

◆3. おわりに

　女性の診察・診療には,疾患の性差の把握はもちろんQOLや心理社会的背景,ライフステージを考慮した予防的対応や全人的な視点が求められている.婦人科医やその他の専門医との連携も欠

g 一般に,月経周期が順調な女性で,月経開始予定日から1週間を過ぎても月経がない場合に,検査を行うことが多い.このときに陽性であれば,妊娠5週(俗にいう「妊娠2ヵ月」)にあたり,自然流産や子宮外妊娠の可能性もある.正常妊娠かどうかについての判断にはその後まだ経過をみていく必要があることを説明する.また,このとき陰性であっても,排卵の遅れにより,妊娠成立が遅れていることがありえるため,妊娠が除外できたわけではない.その後月経がくるまで,検査をくり返し行う必要がある.

表1　女性の健康維持のためのスクリーニングの例

① 体重（BMI），血圧，脈拍：受診ごと（身長：初診時）
② 診察：乳房自己診察（1ヵ月ごと，生理のあと） 　　　　内診，直腸診（>40歳），視力，眼圧（>65歳），聴力，歯科検診：1年ごと
③ 健康危険率（「はい」or「いいえ」）： 　　喫煙，アルコール，麻薬，シートベルト，性生活，運動，摂食行動・障害，DV（家庭内暴力）
④ 検査 　　便潜血（>40歳，1年ごと），大腸ファイバー，胃内視鏡 　　子宮頸癌細胞診（pap smear）：（>18歳または性生活のある女性，1〜3年ごと） 　　マンモグラフィー（>40歳，1〜2年ごと） 　　コレステロール，その他の血液検査，ECG
⑤ 予防接種 　　インフルエンザワクチン（>65歳，1年ごと），肺炎球菌ワクチン（>65歳，1回） 　　破傷風ブースター（10年ごと），B型肝炎ワクチン（ハイリスク患者）

（Rhode Island 病院のものを改変）

かせない．プライマリ・ケア医にはこれらのコーディネーターとしての役割が求められ，臓器専門医とは異なる専門性が必要となる．

謝辞

この原稿を書くにあたって，寄稿とご校閲を賜りました銀座プリマクリニック 小池道子先生，東京ほくと医療生協北足立生協診療所 井上真智子先生に深謝いたします．

〈文献〉

1) Mark, H. Swartz：Textbook of Physical Diagnosis (4th ed.), Saunders, US, 2002
2) 「一目でわかる内科学」（日野原重明 監），メディカル・サイエンス・インターナショナル，2004
3) マーガレット・ロイド：「医療コミュニケーション・スキル－患者とのよりよい関係のために」（山内豊明 監訳），西村書店，2002
4) 松下　明：胸部（乳房を含む）の診察と記載．「必修化対応臨床研修マニュアル」，羊土社，pp52-58，2003
5) 橋本成修：「身体診察に対する女性患者の抵抗感についての意識調査」，医学教育，32（6），2001
6) Nusbaum, M. R. H. & Hamilton, C. D.：The proactive sexual health history. Am. Fam. Physician, 66：1705-1712, 2002
7) Cole, L. A. et al.：Accuracy of home pregnancy tests at the time of missed menses. Am. J. Obstet. Gynecol., 190 (1)：100-105, 2004
8) Wilcox, A. J. et al.：Natural limits of pregnancy testing in relation to the expected menstrual period. JAMA, 286 (14)：1759-1761, 2001

成人女性の基本的診察の向上のためのテクニック

<羞恥心の軽減のために>
　筆者が利用している診察室内の更衣のためのコーナーカーテンはコストも場所もかからず，性別を問わず歓迎されており，更衣の間もそのままインタビューや記録が継続できる．十分な診察のためにも，羞恥心を軽減するためのテクニックは重要なことである．
【羞恥心を軽減する方法】
① ガウンやタオルの利用：診察部位のみを露出して，他の部位は覆っておく．筆者は，患者用の病衣（短い物と長いもの）を利用しており，男性患者も着用している
② カーテンや施錠：更衣への気配りも忘れない．スリッパや脱衣かごの準備
③ 声かけをする：診察の意義を説明し，十分に了解を得る
④ 手早くする，診察時間を短くする：診察の前に診察モデルやシミュレーターで十分な練習を行うとよい
⑤ 室温や環境（プライバシーの保護）：患者が緊張しないようにリラックスした雰囲気をつくることも大切
⑥ 最低限の人数での診察：他の人にみられないように配慮する

<思春期の女性への病歴聴取のこつ（特にsexual historyについて）>
　思春期の女性では，性感染症に対してsexual historyが必要な場面に遭遇することがある．思春期の患者は自ら病歴を語ることは少なく，傾聴，開放型の質問がうまく功を奏さない場合は，閉鎖型質問から入る方がコミュニケーションやラポールの形成が容易になるかもしれない．また，思春期の患者は元来受診機会が少ないので，風邪などで受診した機会にルーチンの質問を行うことで，問題の早期発見，介入，予防的教育が可能になる．
（例：望まぬ妊娠の回避・安全な性生活・性感染症STDの予防教育，禁煙カウンセリングなど）

sexual historyをとるときのテクニック

① 小声で静かに真剣な表情で：患者が俗語を使った場合も医学用語に直して話す
② 批判的な態度をとらない（non-judgmental）：医師自身の道徳的価値観が表出するのを避け，患者の感情に焦点をあてて，支持的に接する
③ 何のために聞くのかの説明し同意を得る
　「セックスに関することは健康にとって大事な問題なので，いつも皆さんに聞いています．これからいくつか質問してもよろしいでしょうか？」
④ 患者の話したくない気持ちを尊重する：話したくなければ黙っていてもいいことを伝える
⑤ 守秘義務のことを伝える
<具体的な質問の方法>
① 「セックスのパートナーはいますか？」：彼氏，御主人などの相手を特定する言葉は避ける．
② 「今までセックスでうつる病気にかかったことがありますか？」
③ 「コンドームは使っていますか？」
④ 「最近，HIVなどの性感染症がとても増えていますが，それについて不安はありませんか？」
⑤ 「避妊のためにはどうしていますか？」，「妊娠についての不安はありますか？」

（西村真紀／井上真智子）

第1章　基本的診察

10　神経学的所見のとり方

中安弘幸

神経学的所見をとることは内科診断学の重要な一要素として，医学生時代，初期研修医時代に内科系実習や研修で手ほどきを受けられた人が多いと思う．卒業後3年目以降の後期研修医としては，脳卒中，頭痛，めまいなどというありふれた神経系の病気に救急室などでよく遭遇することと思う．これらを含む神経疾患の正確な診断と治療のためには，神経学的所見が的確にとられていることが重要となる場合が少なくない．画像診断の発達した今日でも，患者の肉体的，経済的負担を最小限にとどめ，結果として良質の医療を提供するためには，技術としての神経学的所見のとり方を習得することが，どうしても欠かせない．
本項では神経学的所見をとるうえでのポイントについて触れてみたい．

◆ 1．神経学的所見は系統的に

　神経の関係する機能は多岐にわたっており，患者の訴え以外の異常が神経学的所見として捉えられることも多いので，必ず系統的診察を心がける．筆者は朝倉書店の内科学に豊倉康夫先生が書かれたMASTIRCAGIを現在でも愛用させて頂いている[1]．

- Motor：あらゆる種類の運動麻痺，筋脱力を指している
- Atrophy：筋萎縮をさす
- Sensations：あらゆる種類の感覚障害をさす
- Tonus：筋トーヌスの異常
- Involuntary movements：あらゆる種類の不随意運動をさす
- Reflexes：反射とその異常
- Cerebellum：小脳症状，平衡障害
- Autonomic nervous system：自律神経症状
- Gait：歩行障害，姿勢異常
- Intelligence, etc：知能障害をはじめ，高次大脳機能障害すべてを含む

　これらの項目に筆者らは脳神経系を加えた12項目をA4裏表1枚の所見用紙に記入していた（**図1**，今は同用紙の電子カルテ版を運用）．

Neurological Exam Sheet

Dept. Neurol. Tottori Pref. Cent. Hosp.

I.D.
Name
Birth date
Date of Exam.
Age:　　　Sex: M, W
Handedness: R, L

Level of consciousness: (alert, 　J.C.S.　　　)

Cranial nerves　( ) All items below have been cheked

Each item is as printed, unless otherwise noted.

Pupils: round, isocoria　**Light reflex:** prompt.　**Convergence reflex:** normal
Pupil size: normal.　**Eye movement:** full.　**Nystagmus:** no.　**Visual fields:** full
Facial hypalgesia: no.　**Facial paresis:** no.　**Nasolabialfolds:** symmetric
Soft palte movement: normal.　**Dysarthria:** no.　**Tongue atrophy:** no.
Tongue fasciculation: no.　**Tongue deviation:** no.

Reflex : ( ) Normal

	Rt	Lt
Jaw	V	
Bieps	C5,6	
Triceps	C6-8	
Radial	C5,6	
Wartenberg	C6-T1	
Troemner		
Hoffman		
PTR	L2-4	
ATR	S1,2	
Babinski		

Cerebellar sign : ( ) No ataxia

	Rt	Lt
F-N test	(good, poor)	(good, poor)
F-E test	(good, poor)	(good, poor)
Diadochokinesis	(good, poor)	(good, poor)
H-K test	(good, poor)	(good, poor)

( ) ataxic paresis.　( ) truncal ataxia

Sensation :
Hypalgesia: (+ -)
Thermohypesthesia: (+ -)
Paresthesia, dysesthesia: (+ -)
Deep sensory disturbance: (+ -)

Tonus　( ) Normal

	Rt	Lt
Neck		
Elbow		
Wrist		
Knee		
Ankle		

N: normotonic　R: rigid　S: spastic　H: hypotonic

Involuntary movement : (+ -)

Muscle power and muscle bulk

Barre's sign : Rt (+ -) Lt (+ -)
Mingazzini's sign : Rt (+ -) Lt (+ -)
Muscle atrphy:　　(+ -)

MMT (A=atrophy)

		Rt	Lt
Sternocleid.	XI		
Neck flex	C1-6		
Neck Ext	C1-T1		
Dertoid	C5, 6		
Biceps	C5, 6		
Triceps	C6-8		
Wrist Flex	C6-8		
Wrist Ext	C6-T1		
Grip	(kg)		
Iliopsoas	L1-4		
Quadriceps	L2-4		
Hamstrings	L4-S2		
Ant Tib	L4-S1		
Gastroc	L5-S2		

Standing and Gait : ( ) Normal
Standing: (normal, unstable, impossible)
Romberg's sign: (+, -)
Arm deviation (eye close): (-, Rt, Lt)
Gait: (abnormal, unstable, assisted, impossible, Rt, Lt, hemiplegic, spastic, ataxic, steppege, Parkinsonian, frozen)

Autonomic system :
Urinary disturbance: (+, -)
(diarrhea, constipation　every　days)
Orthostatic hypotension
　　　　　　　　　　B.P.(mmHg)　　H.R.(/min.)
Supine　　　　　／　　　　／
Standing　　　　／　　　　／
Subjective complaint (+, -)

General condition : (normoweight, overweight, underweight)
Body height:　　　cm,　　　　Body weight:　　　kg.
B.P.　　　　mmHg　　Heart rate: (regular, irregular)
Cervical bruit: Rt (+ -), Lt (+ -)　Neck stiffness: (+, -)
Heart sound: (normal, abnormal)　Heart murmur: (+, -)
Lung sound: (normal, abnormal)　Rales: (+, -)
Abdomen: (flat, retraction, bulging)　Tenderness:(+, -)
Bowel sound: (normal, decreased, increased)　Liver : (not palpable, palpable)
Pretibial edema. Rt: (+, -), Lt: (+, -)　Dorsalis pedis A. pulsation. Rt: (+, -), Lt: (+, -)

Summary:

図1 当院で使用していた神経学的所見記入用紙

現在は電子カルテ版を作成している．これとは別に高次機能所見記入用紙（**図2**）がある

10 神経学的所見のとり方

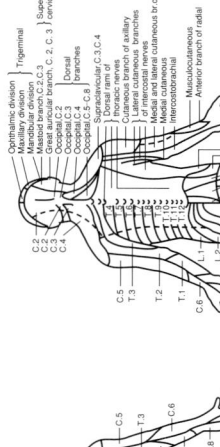

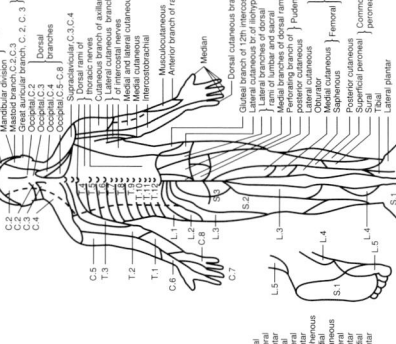

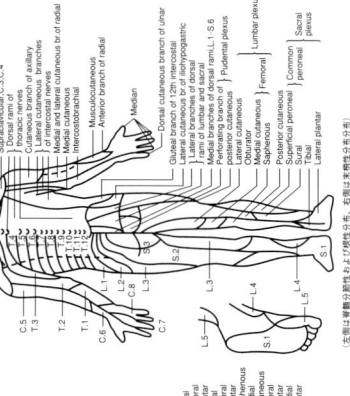

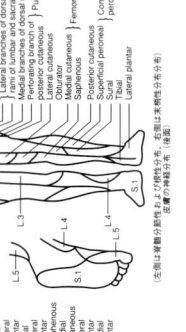

図2 高次機能所見記入用紙

◆2．多くの正常所見者を診察する

学生時代，初期研修医時代に習得した神経診察手技を本当に自分のものにするためには，多くの正常所見者を診察することである．多くの正常所見者を診察することで，診察医は正常所見を体得することができる．→ⓐ

神経系以外の主訴で来院された方に加えて，緊張型頭痛の方など神経系の主訴で来院された方でも神経学的所見が正常の場合も多い．しかしこれらの疾患も系統的に診察し，神経脱落所見がないことを確認することで的確な診断を下せる．一見異常がなさそうな方でも神経学的所見を系統的に診察し，標準的な所見を体得して頂きたい．

◆3．一般内科所見あってこその神経学的所見

内科所見のなかで神経所見が大切な位置を占めるのと同様，神経疾患が疑われる患者でも一般内科所見は大切である．→ⓑ

◆4．脳卒中には高次機能所見の記載を　→ⓒ

意識レベルは全例で記載されるべきである．認知症など高次機能障害が中核となる病態では，記銘力，計算力，見当識に加えて，失認，失行，失語の有無につき記載する．また急性期脳梗塞については麻痺など四肢の動きの状態について気をとられがちであるが，高次機能所見をとることも重要である．最近では脳梗塞急性期にMRIやMR angiographyで虚血性病変の評価ができる施設も増加してきたが，すべての急性期脳梗塞患者が緊急MRI検査を受けているわけではないし，脳虚血が起こってから，拡散強調画像で病変が描出できるようになるまでには1時間程度の時間経過を必要とする．その点脳組織の虚血とそれに基づく神経脱落所見はほぼリアルタイムで対応している．高次機能所見を含む神経学的所見をとることで，脳梗塞急性期の脳虚血の広がりをおおよそ把握でき，急性期脳梗塞の治療選択をするうえでも参考にすることができる．

◆5．病変部位の推定と病気の鑑別診断を　→ⓓ

神経学的所見を一通りとったら，神経学的所見のサマリーを書

ⓐ たとえば深部腱反射はどこまでを正常として，どこからを亢進あるいは減弱とするかなどは多数例の診察から体得される．

ⓑ たとえば，発作性心房細動が基盤にあって生じた脳梗塞は，心房細動を捉えることができれば心原性脳塞栓の可能性が高いので，神経学的所見とともに，脈拍の整，不整を診察することが重要である．

ⓒ 筆者は「脳梗塞では皮質所見の有無をよくみよ」と教えて頂いた．ごく軽い右麻痺の方でもよく診察すると軽度の失語を伴っている例によく遭遇する．また患者さんの前に聴診器のチューブの部分を水平にかざし，真ん中を握るように指示すると，簡単に線分二等分試験ができる．大脳皮質に急性病変を生ずると，二等分点が病変側にずれることが多い．このような症例は大脳皮質を灌流する太い動脈に病変を有する例であることが多く，さらに病態が進展して，意識障害，失語，半側空間無視の進展や麻痺の進行が起こることがある．脳梗塞発症早期のtPA静脈投与が認可された今日においては，麻痺が軽くても皮質所見が存在すれば，血栓溶解療法の適応を積極的に検討するようにしている．

ⓓ いくら画像診断が発達してきたとはいえ，下肢脱力の患者に頭部，頸部，胸部，腰部，下肢のすべてに画像検査をオーダーし，病変部位と病状を特定していくのは，多くの時間，費用と被曝などの患者負担を要するばかりでなく，病気によっ

表1　日常よく遭遇する神経症状と局在診断

	中枢	末梢
めまい	他の脳神経所見 構音障害 四肢の麻痺，感覚障害，失調	耳鳴，難聴
四肢の麻痺	腱反射亢進 Babinski反射などの病的反射	腱反射減弱，消失 筋萎縮
感覚障害	表在覚と深部覚の障害部位の解離 腱反射亢進 Babinski反射などの病的反射	根性分布 手袋靴下型 腱反射減弱，消失

く．それを元に病変がどこにあるかを考えてみる（責任病巣の推定）．推定される責任病巣と病歴から得られた病気の発症進展様式（temporal profile）より病変の種類を推測し，暫定診断，鑑別診断を得る．それに基づき，診断を確定するための検査，鑑別診断を除外するための検査をオーダーしていく．

ては画像所見だけでは診断できないこともあり，現実的でない．神経学的所見から病変の存在部位を推定し，恐らく病変があるであろう部位と，恐らく病変はないであろうが，念のために調べておく部位を分けて，めりはりをつけて検査をオーダーすべきである（表1）．

◆6．画像所見と神経学的所見はお互いに診断の精度を高めあうもの →ⓔ

　神経学的所見を元に，病変の局在診断を行う．病歴を聞いて，病変の性状診断を行う．それを画像診断で確認する．画像診断で確認された病変の神経学的所見を再度とり直す．その作業をくり返すことにより，画像所見と神経学的所見を読む力が向上し，診断の精度が上がってくる．

ⓔ 神経症候学は従来病理所見との対比で論じられることが多かったが，特に近年MRIが普及したこともあり，画像所見との対比で，新たな知見が見出されることもある[2]．そのような知見は目の前の患者さんに出現していることもあり，それらの報告をすることで，神経症候学をさらに進めていくことも臨床に携わるものの義務である．

〈文献〉
1) 豊倉康夫：神経学的検査の進め方．「内科学（第五版）」（上田英雄，竹内重五郎，杉本恒明 編），pp1738-1740，朝倉書店，1991
2) Doi, M. et al.：Brainstem infarction presenting with neurogenic stuttering. Int. Med., 42（9）：884-887, 2003

神経学的診察の方が病変検出の感度が高いこともある

　病変部位の局在診断をするとき，特にMRIの導入を中心とする画像診断技術の向上は眼を見張るものがある．しかし今日の画像診断レベルをもってしても，丁寧な神経学的診察所見が病変部位の検出と同定に，より参考になる場面は多い．本文で述べたような非常に早い時期の脳梗塞の虚血病変，数日後に拡散強調画像で再検査してやっとみつかる脳幹の微小虚血病変，脳幹や脊髄の炎症性病変などが代表である．これらは画像検査で病変がなくとも，神経学的に異常所見を認め，病歴とも整合性があることが多い．本文で述べたように神経学的診察と画像検査はお互いに補い合い，確認しあうものであって，画像検査至上主義になってはならない．

第1章 基本的診察

11 ADLの捉え方

高木幸夫

> **ADL**（activities of daily living：日常生活動作）とは，基本的な身の回りのケア能力である．**着替え**，**食事**，**移動**，**排泄**，**衛生**（身なり，衣服など）の各項目の動作が可能かどうかをみることにより，高齢者の自立や機能の程度を評価している．これらの単純な動作や行為ができることは，高齢者が日常生活を送るために必須である．**IADL**（instrumental activities of daily living：機能性日常生活動作）とともに，高齢者の身体活動能力や障害の程度を測定するための重要な指標として汎用されている．ADLは，QOLや生命予後とも密接に関連する．高齢者診療においては，ADLを最大限に高め，維持することは，基本かつきわめて重要なことである．この意義と臨床的応用を示す．

◆1．高齢者の自立とADL/IADL ➡ⓐ

　高齢者の診察にあたり，まずその人の基礎的な（ベースラインとしての）自立度を評価する必要がある．

　何らかの疾病や症状で受診あるいは入院した高齢者であれば，帰宅・退院可能かどうかの判断として自立度を評価したり，入院治療の目標としての自立度を決定したりすることが日常的に行われているであろう．

　この際，高齢者の自立や機能の程度は，ADL（日常生活動作）とIADL（機能性日常生活動作）で測定される．これらの単純な動作や行為ができることは，高齢者の生活を支えるための貴重な要素である．

　ADLやIADLが障害されれば，これまでの生活が維持できなくなることも多く，介護サービスを含む日常支援を検討する必要がある．

◆2．ADLの測定

　ADLの測定は，個人の基本的な身の回りのケア能力を捉えようとするものである．

　現在，老年医学分野で広く用いられているものとして，**カッツスケール**（the Katz scale：自立度得点法）[3]（**表1**）と**ロートンスケール**（the Lawton scale）[4]（**表2**）がある．カッツスケールは，

ⓐ 高齢者の評価には，ADLやIADL以外にも，認知能力の評価はきわめて重要である．認知症があると，ADLやIADLが正確に評価できない．家族や介護者からの情報はADLやIADL，認知能力の評価に重要なので，できるだけ早期に情報収集する必要がある．

表1 カッツスケール

A：6つの項目を評価する	B：それぞれの項目は依存性に応じて評価される
1．入浴（スポンジ浴，入浴，シャワー浴） 2．更衣 3．トイレ使用 4．移動（ベッドや椅子への移動） 5．尿便失禁 6．食事	1．自立 2．介助により可能 3．不可能（1点を加える）

解釈
- ADLのレベルは，点数によって評価する
- 点数が0〜1であれば，自立と判定する
- 点数が6に近づくほど依存度が高い

（文献3より改変）

表2 身体的自己管理スケール（ロートンスケール）

排泄
1．排泄が自立している．失禁がない
2．排泄を促す必要がある．清拭の介助が必要である．たまに（多くて週おき）失禁がある
3．週に1回以上，睡眠中に失禁がある
4．排便，排尿のコントロールができない

摂食
1．食事の介助を必要としない
2．食事の準備，後かたづけなどの多少の介助を必要とする
3．中等度の介助があれば自己摂取できるが，乱雑になりやすい
4．食事の摂取に多少の介助が必要．摂食介助者と協調できる摂食介助者と協調できる
5．自己摂取ができない．摂食介助者と協調できない

更衣
1．自分の衣類から服の選択，更衣ができる
2．多少の介助があれば自分で更衣ができる
3．更衣，服の選択に中等度の介助が必要
4．更衣に介助が必要だが，介助者と協調できる
5．自分では更衣ができない．介助者と協調できない

身なり（こぎれいさ，髪，爪，手，顔，衣服）
1．介助なしでいつもこぎれいに身なりを整えることができる
2．自分で適切に身なりを整えることができるが，髭剃りなどの多少の介助がときどき必要
3．身なりについて定期的な中等度の介助，または指導が必要
4．身なりについて全面的に介助が必要．介助を受けた後にこぎれいさを保持できる
5．整えられた身なりを保持できず，くしゃくしゃにしてしまう

歩行
1．町中やグラウンドを歩くことができる
2．近隣や1区画程度内なら歩くことができる
3．介助があれば歩くことができる
　・車いす　・手すり　・杖　・歩行器
　・出入りの介助が必要　・出入りの介助が不要
4．椅子や車いすに補助なしで座っていられるが，介助なしに動くことができない
5．ほぼ寝たきりの状態

入浴
1．介助なしで自己入浴（入浴，シャワー浴，スポンジ浴）できる
2．湯船の出入りに介助があれば自己入浴できる
3．手と顔だけは洗うことができるが，その他は介助が必要
4．自分では洗えないが，介助者と協調できる
5．自分では洗おうともせず介助者と協調できない

各項目の1（自立）を1点，2以下は0点とし，合計点を0〜6点で評価する（文献4より改変）

6種類の動作が自立しているかどうかを評価するものであり，**ロートンスケール**では，介助の必要性レベルを基準に，段階的に分けられている．

また，リハビリテーションの分野では，**バーセルインデックス**[5]（**表3**）やFIM（functional independence measure）[6]（**表4**）がよく用いられ，日常生活上の活動をより詳細に評価可能になっている．

◆3．ADL評価の利点および欠点　→ⓑ

ADL評価の利点は，患者が日常生活でどんなことができ，どんなことができずに困っているのかを明らかにし，患者の生活上の困難点に焦点をあてることができることである．また，機能評価を標準化することにより，客観的なデータを経時的に追えること，治療やケアの方向性を明確化できることである．

一方で，**欠点**としては，動作が行えない原因については明らかにされない，動作にかかった時間は十分考慮されない，活動のわずかな変化を捉えることができない，環境の変化があると再現性に乏しいことがある，ヘルスアセスメントの一部を示すものでしかない，などがある．

◆4．ADL評価の時期　→ⓒ

一般的には，初回診察時および定期診察の一部として行われることが多いが，入院時，リハビリ開始時，リハビリの評価時，退院時，状態の変化時など節目節目で行われることも多い．

◆5．ADLの臨床的応用　→ⓓ

ADLの測定は，臨床的に種々の指標と相関することがわかっている．

ADLの低下は，介護者の介護負担や介護費用と相関し，ナーシングホームの入所や入院治療の予測因子となり，生活のサポートや医療サービスがより必要となり，死亡率増加と関係がある[7]．また，ADLの低下とうつ状態，QOLの低下は強く関係することがわかっている[8]．

ADLの測定は，高齢者を診療するうえでの基本的な「検査」である．ADLを最大限に高め，維持し，低下しないように医学的な管理をすすめることは，高齢者診療のうえでの基本的かつ重要な姿勢であると言えよう．

ⓑ ADLやIADLの評価は，簡便であるが，実際の運動能力を評価するものではない．実際の行動を評価して機能評価とするものに，Balance and Gait evaluation[9]やthe Get Up and Go（GUG）test[10]，the Timed Get Up and Go（TGUG）test[11]，the Timed Manual Performance（TMP）test[12]などがある．前三者は下肢と体幹の筋力とバランスをみるもので転倒のリスクと相関し，後者は上肢の機能を評価するもので入院や死亡率と相関[13]する．

ⓒ 入院患者さんの場合は入院時と退院時，外来患者さんの場合は初診時と誕生月もしくは定期健診のときなどに定期的にADLを評価するようにしておけば，経時的な変化がわかり，有用である．

ⓓ 特に基礎疾患のある高齢者の場合，急性疾患は治療できたが，ADLが低下して元の生活に戻れなくなるということが起きやすいので，看護師やリハビリスタッフなどとも力を合わせながら，細心の注意を払って治療にあたることが肝要である．

表3 バーセルインデックス（Barthel index：機能的評価）

項目	評価
1. 食事	10：自立，自助具などの装着可，標準的時間内に食べ終える 5：部分介助（たとえば，おかずを切って細かくしてもらう） 0：全介助
2. 車椅子からベッドへの移動	15：自立，ブレーキ，フットレストの操作も含む（非行自立も含む） 10：軽度の部分介助または監視を要する 5：座ることは可能であるがほぼ全介助 0：全介助または不可能
3. 整容	5：自立（洗面，整髪，歯磨き，ひげ剃り） 0：部分介助または不可能
4. トイレ動作	10：自立，衣服の操作，後始末を含む，ポータブル便器などを使用している場合はその洗浄も含む 5：部分介助，体を支える，衣服，後始末に介助を要する 0：全介助または不可能
5. 入浴	5：自立 0：部分介助または不可能
6. 歩行	15：45m以上の歩行，補装具（車椅子，歩行器は除く）の使用の有無は問わない 10：45m以上の介助歩行，歩行器の使用を含む 5：歩行不能の場合，車椅子にて45m以上の操作可能 0：上記以外
7. 階段昇降	10：自立，手すりなどの使用の有無は問わない 5：介助または監視を要する 0：不能
8. 着替え	10：自立，靴，ファスナー，装具の着脱を含む 5：部分介助，標準的な時間内，半分以上は自分で行える 0：上記以外
9. 排便コントロール	10：失禁なし，浣腸，坐薬の取り扱いも可能 5：ときに失禁あり，浣腸，坐薬の取り扱いに介助を要する者も含む 0：上記以外
10. 排尿コントロール	10：失禁なし，収尿器の取り扱いも可能 5：ときに失禁あり，収尿器の取り扱いに介助を要する者も含む 0：上記以外

注）代表的なADL評価法である．100点満点だからといって独居可能というわけではない

（文献5より改変）

表4 FIM（functional independence measure）評価表

評価項目	内容の要点
セルフケア	
A. 食事	咀嚼，嚥下を含めた食事動作
B. 整容	口腔ケア，洗髪，手洗い，洗顔など
C. 入浴	風呂，シャワーなどで首から下（背中以外）を洗う
D. 更衣（上半身）	腰より上の更衣および義肢装具の装着
E. 更衣（下半身）	腰より下の更衣および義肢装具の装着
F. トイレ動作	衣服の着脱，排泄後の清潔，生理用具の使用
排泄管理	
G. 排尿	排尿コントロール，器具や薬剤の使用を含む
H. 排便	排便コントロール，器具や薬剤の使用を含む
移乗	
I. ベッド，椅子，車椅子	それぞれの間の移乗，起立動作を含む
J. トイレ	便器へ（から）の移乗
K. 風呂，シャワー	風呂桶，シャワー室へ（から）の移乗
移動	
L. 歩行，車椅子	屋内での歩行，または車椅子移動
M. 階段	12から14段の階段昇降
コミュニケーション	
N. 理解	聴覚または視覚によるコミュニケーションの理解
O. 表出	言語的または非言語的表現
社会的認知	
P. 社会的交流	他患，スタッフなどとの交流，社会状況への順応
Q. 問題解決	日常生活上での問題解決，適切な決断能力
R. 記憶	日常生活に必要な情報の記憶

評価尺度

レベル		
	自立　　　7. 完全自立（時間，安全性含めて）　　　6. 修正自立（補装具などを使用）	介助者なし
	部分介助　　　5. 監視または準備（患者自身で100％できる）　　　4. 最小介助（患者自身で75％以上できる）　　　3. 中等度介助（患者自身で50％以上できる）	介助者あり
	完全介助　　　2. 最大介助（患者自身で25％以上できる）　　　1. 全介助（患者自身でできるのは25％以下）	

・各評価項目は空欄をつくらず，点数を付けて合計する
・検査できない項目は1点とする

（症例）
　80歳男性．脳梗塞の既往があり，在宅療養をしていたが，肺炎を発症して入院してきた．普段のADLは，軽い左半身麻痺があり，着替えに少々時間がかかるが，食事は自力で可能で，移動は手すりもしくは杖歩行，排泄は自立しており，入浴は自分で行っていた．抗生剤治療にて約1週間で肺炎は改善し，リハビリを開始したが，誤嚥性肺炎を併発し，リハビリが中断した．約1週間絶食とし，抗生剤治療を継続したが，再度肺炎が改善した時点では，着替えや移動，排泄が自力で困難な状況であった．リハビリを再開し，端坐位〜立位が可能となるにつれ，着替えや排泄は介助があれば可能となった．嚥下訓練も併せて行っていたが，ADLが改善するにつれて，誤嚥も減少した．約1ヵ月のリハビリにて，移動にやや時間がかかり，入浴に介助が必要である以外はほぼ入院前のADLに回復し，在宅療養に戻ることが可能となった．

<文献>

1) ジョン，P. スローン：「プライマリ・ケア老年医学」（藤沼康樹 監訳），プリメド社，2001
2) メゼイ，M. D. et al.：「高齢者のヘルスアセスメント　自立生活支援への評価と解釈」（山内豊明，北　徹 監訳），西村書店，2004
3) Katz, S. et al.：Studies of illness in the Aged. The Index of ADL：A Standardized Measure of Biological and Psychosocial Function. JAMA, 185：914-919, 1963
4) Lawton, M. P. & Brody, E. M.：Assessment of older people：self-maintaining and instrumental activities of daily living. Gerontologist, 9：179-186, 1969
5) Mahoney. F. L. & Barthel. D. W.：Functional evaluation：The Barthel Index. Maryland. State. Mad. J., 14（2）：61-65, 1965
6) 長寿科学総合研究 CGA ガイドライン研究班：「高齢者総合的機能評価ガイドライン」（鳥羽研二 監修），厚生科学研究所，2003
7) Wiener, J. M. et al.：Measuring the Activities of Daily Living：Comparisons Across National Surveys Executive Summary. Journal of Gerontology：Social Sciences, 45（6）：S229-237, 1990
8) Wada, T. et al.：Depression, activity of daily living, and quality of life of community-dwelling elderly in three Asian countries：Indonesia, Vietnam, and Japan. Arch. Gerontol. Geriatr., 41（3）：271-280, 2005
9) Tinetti, M. E. et al.：Performance-oriented assessment of mobility problems in elderly patients. J. Am. Geriat. Soc., 34：119-126, 1986
10) Mathias, S. et al.：Balance in elderly patients：the "Get-up and Go" test. Arch. Phys. Med. Rehabil., 67：387-389, 1986
11) Podsiadlo, D. & Richardson, S.：The timed "Up & Go": a test of basic functional mobility for frail elderly persons. J. Am. Geriatr. Soc., 39：142-148, 1991
12) Williams, M. E. et al.：A quantitative method of identifying older persons at risk for increasing long term care services. J. Chronic. Disease,

37：705-711, 1984
13) Williams, M. E. et al.：The Timed Manual Performance test as a predictor of hospitalization and death in a community-based elderly population. J. Am. Geriatr. Soc., 42（1）：21-27, 1994

記憶のコツ

　個々の患者が生活するために，最も基本的な機能であるADLは（すべてできなくなると死んでしまうので）DEATHと記憶するとよい．
　　　D：Dressing（着替え）
　　　E：Eating（食事）
　　　A：Ambulating（移動・歩行）
　　　T：Toiletting（排泄）
　　　H：Hygiene（衛生）
　Ambulatingは移動能力を意味しており，他のADLの要素やIADLに大きな影響を与える．Hygieneは入浴，歯磨き，整髪も含んでいる．
　IADLは，地域での自立した生活に必要な作業課題であり，SHAFTと覚える．
　　　S：Shopping（買い物）
　　　H：Housework（掃除などの家事労働）
　　　A：Accounting（金銭管理）
　　　F：Food preparation（炊事）
　　　T：Transport（乗り物を利用した外出）
IADLには，洗濯，服薬，電話なども含める場合もある．

（文献1より一部改変）

第1章 基本的診察

12 IADL（手段的ADL）

八森　淳

> ADLは「毎日の生活を送るうえで基本的に必要な動作（活動）」で，「施設や病院あるいは自宅で生活支援をどの程度行えば生活が可能かを判断することができる指標である」ともいえる．一方，IADL（instrumental activity of daily living：手段的ADL）は，「一人でもある程度の家庭生活を送るために必要な応用的動作と最低限必要な社会活動」を評価する指標といえる．IADLは，環境の要因や認知機能の影響を強く受けるため，解釈する際に広い知識と理解が必要である．
> IADLを理解することにより，医学モデルだけではなく，患者の生活に視点をおいた生活モデル，社会モデルで患者をとらえることができ，患者の生活の場，患者の生活場面でのアウトカムに医療者が目を向けるきっかけになる．

◆ 1．患者の「生活」に関心をもつ

　IADLに関心をもち評価することは，患者の生活に関心をもつことにつながる．極端に言えば，「ADLがほぼ自立している患者が，どんなことができれば一人で生活できるか，どんなことができなければ一人で生活できないかを考えてみよう」ということである．そしてあなたが担当する患者が一人暮らしで生活が成り立つのかを考えてみることがIADLを理解し，効果的に使うための第一歩である．

◆ 2．IADLを誰にとるか

・高齢者
・心身機能（身体機能，認知機能，精神機能）が低下している患者
・疾病のために生活に支障が出ていると思われる患者
・家族支援，社会支援が少ないと思われる患者

◆ 3．IADLをいつとるか

・初診時
・介護保険の主治医意見書作成時
・基本健康診査（健診）の機会に（生活機能評価と一緒に）
・状態が変化したとき（疾病の状況・心身機能の悪化，家族支援

診察・検査

の変化，生活環境の変化など）
※ おおむね年に1～数回

◆4．IADLの評価項目

1 老研式活動能力指標[1]（表1）

質問票の項目①～⑤がIADL，項目⑥～⑨は「知的能動性」，項目⑩～⑬は「社会的役割」の評価項目である．知的能動性，社会的役割はIADLよりも高いレベルでの活動能力を評価している．自己の尊厳をもって生活していくためには情報へのアクセスや役割機能は非常に重要である．IADLを評価する質問票では，このように，**IADLのみではなく，知的能動性，社会的役割，コミュニケーション能力などと併せて評価すること**が生活機能の評価という視点では現実的で利用価値が高い．

2 生活機能評価のIADL項目

平成18年度より，要介護状態になる危険性の高い対象者を把握し（特定高齢者），各自治体において介護予防プログラムが提供されている．特定高齢者の把握のため，65歳以上を対象とした老人保健事業の基本健康診査と併せて実施される「介護予防のための生活機能に関する評価（生活機能評価）」にIADLに関連する項目が5項目含まれている（**表1**：脚注2）．→ⓐ

ⓐ 高齢者の基本健康診査（健診）などで全国的に行われているので押さえておこう．

3 ロートンスケール[2]

電話の使用，買い物，食事の支度，家事，洗濯，交通手段の利

表1 老研式活動能力指標（「はい」なら1点，「いいえ」なら0点で計算する）

① バスや電車を使って一人で外出できますか？	はい／いいえ
② 日用品の買い物ができますか？	はい／いいえ
③ 自分で食事の用意ができますか？	はい／いいえ
④ 請求書の支払いができますか？	はい／いいえ
⑤ 銀行預金・郵便貯金の出し入れが自分でできますか？	はい／いいえ
⑥ 年金などの書類が書けますか？	はい／いいえ
⑦ 新聞を読んでいますか？	はい／いいえ
⑧ 本や雑誌を読んでいますか？	はい／いいえ
⑨ 健康についての記事や番組に関心がありますか？	はい／いいえ
⑩ 友達の家を訪ねることがありますか？	はい／いいえ
⑪ 家族や友達の相談にのることがありますか？	はい／いいえ
⑫ 病人を見舞うことができますか？	はい／いいえ
⑬ 若い人に自分から話しかけることがありますか？	はい／いいえ

注1）①～⑤：IADL，⑥～⑨：知的能動性，⑩～⑬：社会的役割を表す
注2）上記項目①，②，⑤，⑩，⑪の5項目が「介護予防のための生活機能に関する評価」（「生活機能評価」）」として用いられている（2007年3月現在）

用と外出（移動手段），服薬管理，財産管理を評価している．
IADL評価の基本となるものなので一度参照するとよい（**表2**）．

表2 IADL scale（ロートン[2]：本間　昭 訳）

項目	得点 男性	得点 女性	項目	得点 男性	得点 女性
A．電話の使い方			E．洗濯		
1．自由に電話をかけることができる	1	1	1．一人で洗濯できる	実施せず	1
2．いくつかのよく知っている番号であればかけることができる	1	1	2．靴下など小さなものは洗濯できる		1
3．電話で対応できるが電話をかけることはできない	1	1	3．他人に洗濯してもらう		0
4．全く電話を使うことはできない	0	0	F．移動・外出		
B．買い物			1．自動車を運転したり，電車・バスを利用して出かけることができる	1	1
1．一人で買い物ができる	1	1	2．タクシーを自分で頼んで出かけられるが，電車やバスは利用できない	1	1
2．少額の買い物であれば一人でできる	0	0	3．付添いがあれば電車やバスを利用することができる	0	1
3．だれかが付き添っていれば買い物ができる	0	0	4．付き添われてタクシーや自動車で出かけることができる	0	0
4．全く買い物ができない	0	0	5．全く出かけることができない	0	0
C．食事の支度			G．服薬の管理		
1．人数にあった支度をして必要十分な用意ができる	実施せず	1	1．きちんとできる	1	1
2．材料が用意してあれば食事の支度ができる		0	2．前もって飲む薬が用意されていれば自分で服薬できる	0	0
3．食事をつくることはできるが，人数にあった用意ができない		0	3．自分では全く服薬できない	0	0
4．他人に支度をしてもらう		0	H．金銭の管理		
D．家事			1．自分でできる（家計費，家賃，請求書の支払い，銀行での用事など）	1	1
1．力仕事など以外は一人で家事をすることができる	実施せず	1	2．日常の買い物は管理できるが，大きな買い物や銀行へは付添いが必要	1	1
2．食事の後の食器を洗ったり布団を敷くなどの簡単なことはできる		1	3．金銭を扱うことはできない	0	0
3．簡単な家事はできるが，きちんとあるいは清潔に維持できない		1			
4．他人の手助けがなければ家事をすることができない		1			
5．全く家事をすることができない		0			

得点は，男性では0～5点，女性では0～8点

4 ADL-20[3]

江藤らによって開発．評価の詳細は異なるが，ロートンらと同じ項目についてIADLを評価し，さらにコミュニケーションADLとして意思の伝達，情報の理解という項目を設けている（各項目4段階で項目ごとに質問内容が設定されている）．→ⓑ

◆ 5．IADL評価をどう活用するか

① 認知機能低下，精神機能低下（自発性の低下，抑うつなど），身体機能低下などを早期に発見する手がかりとする

　　IADL低下はいずれかの機能低下を発見する生活上の問題として活用できる．→ⓒ

② 環境要因，個人の背景と合わせて援助や機能維持・向上のプランを立てる材料にする

　　IADL低下がある場合，生活上の支障が出ているというサインであるため，個人の機能（能力）向上，支援環境の整備などいずれかまたは両方のアプローチを必要としていると考える．医師は疾病の状況，認知・精神・身体機能の的確な評価を行うとともに，生活改善に向けたアドバイスやプラン作成のチームケアに関与する．

③ 対象者の疾病や機能という視点から，その患者の活動や社会参加，自己実現といった，より上位のアウトカム（本人にとってより重要なアウトカム）をみつめる機会にする（p85，**国際生活機能分類ICFと「より上位のアウトカム」**参照）

◆ 6．IADLの評価で困ったら

IADLの評価は「やればできる能力」を評価するのではなく，「している状況」を重視すべき（performance test）といわれている．評価の際に迷ったときには，この視点から判断するとよい．また，「している状況」は，生活状況を観察で把握する他，家族や生活を見守っている方からの情報でも評価可能で，能力判断よりも情報を得やすいし，本人も答えやすい．

ⓑ 大切なことは，患者が生活可能であるということである．たとえば老研式活動能力指標を用いても，服薬の管理が必要だと判断した際にはその項目を質問票とは別に聞くなど，**患者個人個人の状態に応じて柔軟に項目を選び，評価することが重要である**．研究や他者との比較目的の際には，1つ以上の決まった質問票をまとめて用い，個別評価のために別に質問を加えてとるようにするとよい．

ⓒ 特に高齢者の場合は，IADL低下がある場合，認知機能低下に伴うことが多いので，認知機能の評価スケール〔MMSE（mini-mental state examination），改訂長谷川式認知機能スケールなど〕と併せて，最近のできごとの記憶（エピソード記憶）に問題がないかも評価すると，軽度の認知機能障害を見落としにくくなる．

<文献>

1) 古谷野亘　他：地域老人における活動能力の測定－老研式活動能力指標の開発－．日本公衆衛生誌，34：109-114，1987
2) Lawton, M. P. & Brody, E.M.：Assessment of Older people：Self-Maintaining and Instrumental Activities of Daily Living：Gerontologist, 9：179-186, 1969

3）江藤文夫 他：老年者のADL評価法に関する研究．日本老年医学会誌，29：841-848，1992
4）「国際生活機能分類－国際障害分類改訂版－」
　http://www.mhlw.go.jp/houdou/2002/08/h0805-1.html

国際生活機能分類ICFと「より上位のアウトカム」

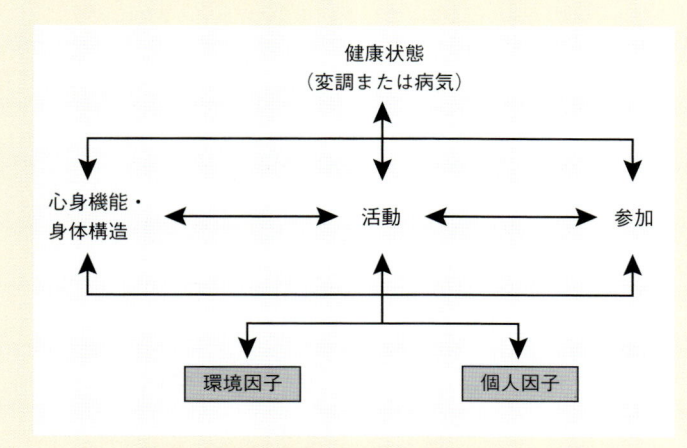

「国際生活機能分類－国際障害分類改訂版－」[4]

　WHO国際分類ファミリーの中心的な分類として，病名コードで用いられている国際疾病分類ICD-10と人間の生活機能と障害の分類である国際生活機能分類ICF（International Classification of Functioning, Disability and Health）がある．ICFの目的はICD-10による疾病の診断に関する情報に生活機能を加えることで，健康に関する幅広い情報を整理し，健康と保健ケアに関する諸専門分野・科学にまたがる情報交換を可能にするというものである．
　ICD-10は医学的視点から病名をコード化することで病因，症状，病理を明らかにし，予防，早期発見，治療，再発防止，慢性状態の管理を行うために重要な手がかり（ラベル）を与えてくれる．
　一方ICFは，原因は何であれ現在の状況がどうであるのか，その状況になる背景として疾病や心身機能の問題に加え，不十分な環境や，良い悪いというわけではなく本人独自の考え方や行動特性が影響を与え，そのために，課題や行為の遂行（活動）が制限されたり，生活，役割や仕事，社会参加など（参加）が制限されたりしてはいないか，それぞれの活動や参加の制限に対して，環境調整，疾病の管理，リハビリによる身体機能の向上が図れないかなど，個人の考え方や背景を考慮しながら問題解決，目標達成していくための方向性を考える枠組みを与えてくれる．
　ここで大切なことは，**医学や医療もその患者の活動や参加といった，人間としてより高次の欲求や目標（「より上位のアウトカム」，本人にとっての「真のアウトカム」）を達成するための1つの手段に過ぎない**という視点をもつことである．WHO国際分類ファミリーにICD-10と並んでICFがあることは，とても意味深いことである．ICFはこのように状態をラベリングするだけではなく，生活モデルで問題や目標をみつめ，解決，達成するための考え方も示してくれる．ICFのモデルのなかでは，IADLは「活動と参加」の領域についての評価フォームの1つであると理解でき，患者のかかえる問題全体をとらえ，解決する方法をイメージしやすくなる．

第1章　基本的診察

13　QOL評価

下妻晃二郎

> QOL評価に際しては，まずその概念構造と患者の『主観』の評価の意義を理解する必要がある．また診察対象となる疾患や患者集団において特に重視すべきQOLの種類や課題について，基本的な知識を準備しておかなければならない．そのうえで，わが国の多忙な診察現場で，十分かつ効率的なQOL評価を行うためにはさまざまな工夫が必要となる．たとえば，患者が話しやすいよう環境整備に留意したり，診察の待ち時間を有効活用した情報収集などが役立つ．

1. 重視すべきQOLの概念についてよく理解する　→ⓐ

　QOLにはさまざまな概念・要素が含まれる（p89，＊1，「**Q「OLの予備知識」**」参照）．そのなかで，担当する疾病の領域や受けている治療や対象患者集団において特に重視すべきQOLは何か，診察前によく整理・理解しておくことが大切である．

　医療において重視すべき主たるQOLの概念・要素としては，「**身体面**」，「**心理面**」，「**社会面**」，および「**役割・機能面**」に関する状態と機能が主なものである（これらは一般に「**健康関連QOL**」と呼ばれる）．さらに，「**スピリチュアリティ**（p89，＊2，『**スピリチュアリティの予備知識**』参照）」も健康関連QOLを支える大切な要素である（**図1**）．疾病や対照集団の性質によって重点の置き方が変わりうる．たとえば，癌の術後患者であれば，手術や放射線照射による身体的なQOLや，癌告知などによる抑うつ状態も重要な関心事である．一方，癌末期状態や難治性の慢性疾患患者の治療やケアでは，疼痛や呼吸困難などの苦痛管理やスピリチュアリティが特に重要な課題となりうる[1]．

ⓐ それぞれの分野で重視すべきQOLが何かについて調べるには，まず関連領域の総説論文（システマティック・レビューなど，証拠に基づいた論文が望ましい）を読むことが勧められる．さらに詳細に調べる場合は，総説の引用文献を検索するか，あるいは適切なキーワードを用いて文献検索を行うが，その際使用するデータベースとしては，MEDLINEや医学中央雑誌だけでなくCINAHL，PsychINFOなど，看護や心理学領域のデータベースも役立つことが多い[3]．

2. 患者の『主観』の評価が重要であることをよく理解する

　臨床家など第三者により評価される，患者の症状や副作用・有害事象なども広義のQOLに含まれるが，**QOL評価の主たる意義は，**

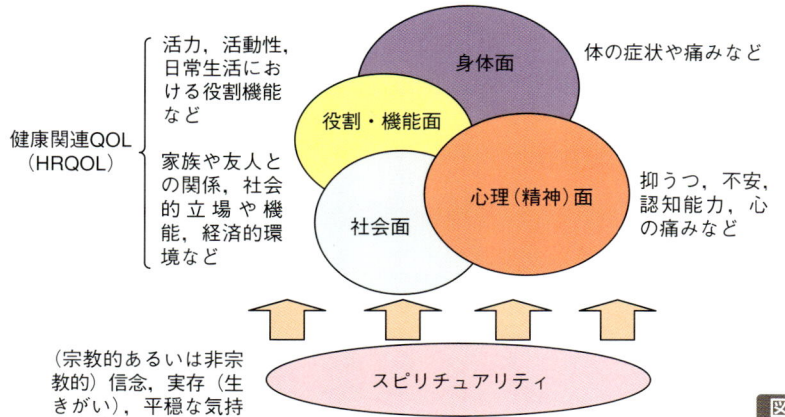

図1 がん患者において評価すべきQOLの構成概念

健康関連QOL（HRQOL）
- 活力，活動性，日常生活における役割機能など
- 家族や友人との関係，社会的立場や機能，経済的環境など

身体面：体の症状や痛みなど
役割・機能面
心理（精神）面：抑うつ，不安，認知能力，心の痛みなど
社会面

スピリチュアリティ：（宗教的あるいは非宗教的）信念，実存（生きがい），平穏な気持ちなど

患者の『主観』の把握である．QOL評価について最近欧米では，patient-reported outcomes（PROs：患者報告アウトカム）とも表現される．

医師の評価は必ずしも客観的とは言えず，患者の自己評価と比べて過大評価や過小評価になりがちであることはよく知られている[4)5)]．したがって，QOL評価に際しては，客観性の確保よりも患者の主観（感じ方）をいかに網羅的かつ正確に把握できるか，に注意を払うべきである．

◆3．診察前にできるQOLの把握

わが国の多忙な医療現場では，診察時間はもっぱら診断や治療効果の一方的な説明だけにとられがちである．身体面はまだしも，心理面や社会面のQOLの把握に多くの時間を割くことは容易ではない．

そこで，**外来待ち時間を利用した工夫**が望まれる．自由記入欄が備わった半構造的質問票を用いて，初診の際とその後定期的に，身体症状だけでなく，何がどのように心配か，また社会生活が具体的にどう障害されているか，について調査できると診察時のスムーズな意思決定に大変役立つ．

可能であれば，SF-36[6)]などの確立されたQOL調査票によるQOL把握方法を併用すると，より信頼性の高い情報が得られる．→ⓑ

これらの試みは，患者との意思疎通をより円滑にし，結果的に患者満足度を高めることに役立ちうる．最近では，ヨーロッパを中心として，待合室でのタッチパネル式のQOL調査が試みられ，患者満足度の向上にも一定の効果を上げている[7)]．

ⓑ SF-36は，元来，健康人や良性疾患患者の健康関連QOLを把握するための研究用に開発された尺度である．しかし日常診療でも上手に活用したいものである．QOLの主要な要素を測定するための8つの下位尺度を有する．米国だけでなく日本人の国民標準値も，性・年齢別に備わっており，QOLを網羅的かつ定量的に把握できる[6)]．また，得られたスコアが標準値近くに回復することを目安にしながら治療やケアを行うこともできる．ただし，使用にあたっては研究目的でなくても開発元への登録が必要である．

他に疾患特異的なQOLを評価するための尺度も数多く開発されており，確定診断後はそれらの使用も可能であるが，SF-36のように国民基準値が利用できる尺度はほとんどない．

◆4. 診察現場におけるQOL評価と応用

　診察現場では，まず**患者の訴えを傾聴**し，詳しく**診療録に記録**する．この2点はQOL評価に限らず診察の基本である．その後，待ち時間に記入してもらったQOL調査の結果やそのサマリーを手元において話をはじめる．

　目の前の患者と同様の疾患や同種類の治療を受けている多くの患者に起こりうるQOL上の問題点やその頻度について，事前に調べたエビデンス（前述「**1．重視すべきQOLの概念についてよく理解する**」参照）をわかりやすく解説する．そのことにより目の前の患者は，自分だけが特別ではないことを認識し安心につながる．また前述（「**3．診察前にできるQOLの把握**」）．で述べた診察前のインタビューやQOL調査結果に基づき，当該患者のQOL推移を患者に示し，改善が不十分なQOLの要素について，今後改善するためにはどのような治療やケアが必要か，患者と十分話し合うことが勧められる．

<文献>

1) Shimozuma, K. et al.：Quality of life in the first year after breast cancer surgery：Rehabilitation needs and patterns of recovery. Breast Cancer Res. Treat., 56：45-57, 1999
2) Shimozuma, K.：Quality of life assessment. Breast Cancer, 9（2）：100-106, 2002
3) Shimozuma, K. et al.：Systematic overview of quality of life studies for breast cancer. Breast Cancer, 9（3）：196-202, 2002
4) Litwin, M. S. et al.：Differences in urologist and patient assessments of health related quality of life in men with prostate cancer：results of the CaPSURE database. J. Urol., 159：1988-1992, 1998
5) Shimozuma, K. et al.：Validation of the Patient Neurotoxicity Questionnaire（PNQ）during taxane chemotherapy in a phase III randomized trial in patients with breast cancer：N-SAS BC 02. 27th San Antonio Breast Cancer Symposium, 2004
6) 福原俊一，鈴鴨よしみ：「SF-36v2日本語版マニュアル」，NPO健康医療評価研究機構, 2004
7) Velikova, G. et al.：Measuring quality of life in routine oncology practice improves communication and patient well-being：a randomized controlled trial. J. Clin. Oncol., 22（4）：714-724, 2004
8) 「臨床のためのQOL評価ハンドブック」（池上直己 他 編），医学書院, 2001
9) Fayers, P. M. & Machin, D.：「QOL評価学－測定，解析，解釈のすべて」（福原俊一，数間恵子 編），中山書店, 2005

13　QOL評価

＊1　QOLの予備知識 2), 8), 9)

＜一般的なQOLの定義＞
QOLは「生活・生命の質」と翻訳されることが多いが，元来外来語であり最適な日本語がないことから，「クオリティ・オブ・ライフ」あるいは「QOL」で定着しつつある．また，その概念（要素）は語る人によりさまざまである．しかしさまざまな研究から，その基本的な構成概念は，1948年にWHOが発表した「健康」の定義と同様，「身体面」，「心理面」，「社会面」の健康状態や機能であることが知られている．また研究者によっては，そのなかで強調すべき，あるいは追加すべき概念として，情緒面や役割，認知，活力などが提唱されている．さらに，近年WHOでも健康の定義に追加することが真剣に検討された「スピリチュアリティ＊2」もQOLの重要な要素であることが知られている．

＜医療におけるQOLの定義＞
上記の一般的な構成概念うち，医療において特に重視すべき概念の範囲は「健康関連QOL（HRQOL）」と呼ばれることがある．これは主として，医療やケアなどの介入で改善や悪化しうる範囲を指している．すなわち，「身体面」，「心理面」と「社会面」の一部を含み，たとえばスピリチュアリティなどは含まない．しかし，末期がん患者や寝たきり状態の難治性慢性疾患の医療においては，測定・評価できるかどうかは別としてスピリチュアリティを無視した医療はあり得ない．臨床家は疾患や対象者の特性に基づいて適切な範囲のQOLを考慮することが要求される．ちなみに，がん患者において評価すべきQOLおよびHRQOLの構成概念は図1を参照のこと．

＊2　スピリチュアリティの予備知識

スピリチュアリティを構成する主な内容は，信念（宗教的および非宗教的），生きがい（実存），平穏な気持ち，などと言われている．医療やケアなどの介入であまり動かず，しかしHRQOLを構成する主たる要素の改善を下支えするような関係と言われる[2]．スピリチュアリティを測定する尺度もいくつか開発されているが，国や文化の背景により，あるいは個人により何がよい状態であるかが異なる可能性が高い要素であり，十分時間をかけたインタビューにより把握することが望まれる．

第1章 基本的診察

14 薬物アレルギー疑診例の診察

藤山幹子

> 薬物アレルギーは，誰でも遭遇しうる病態である．ここでは，皮疹を伴う薬物アレルギー（薬疹）について述べているが，薬疹は大きく，蕁麻疹やアナフィラキシーなどの即時型の反応と，その他の遅延型の反応に分けることができる．薬疹の診察は，視診と問診が中心となる．

◆ 1．蕁麻疹

1 注射薬の場合

薬剤の点滴中や，静脈注射の直後に全身に膨疹を生じたときは，蕁麻疹型の薬疹を考え，以下の処置，検査を行う．
- 薬剤の投与を直ちに中止
- 血圧測定
- 呼吸困難（喘息症状）の有無

血圧の低下，呼吸困難，嘔気を認めるときには，アナフィラキシーショックと考えて対応する．

2 内服薬の場合

内服後数分から数時間で生じた蕁麻疹では，薬剤も原因として疑われる．しかし，蕁麻疹の原因は薬剤以外にもさまざまなものがあり，蕁麻疹を起こしやすいことが知られているいくつかの薬剤を除けば，薬剤が原因となっていることは意外と少ない．よって薬剤を変更しても蕁麻疹が続くとき，次々と薬剤を変更することには，あまり意味がない． ➡ⓐ

◆ 2．全身の紅斑・丘疹，潮紅

麻疹様，風疹様と言われるタイプの発疹から全身の潮紅をきたすものまでさまざまである．ウイルス性発疹との鑑別が問題となるが，皮疹の形態からどちらであるのか診断することは困難である．麻疹，風疹の既往を確認するとともに，薬疹を起こしやすい

> ⓐ 蕁麻疹の原因は特定できない場合が多いが，原因が特定できたもののうち最も多いのは上気道感染（40％）で，ついで薬剤（9％），食物（1％）という報告がある[1]．原因薬剤として，ペニシリン，セファクロル，ミノサイクリン，鎮痛解熱薬，抗甲状腺薬などがあげられる．また，バンコマイシンの急速な静脈投与により，肥満細胞から非特異的なヒスタミン遊離が生じて一過性に上半身に紅斑を生じるレッドマン症候群もある．

薬剤の投与がないか[2]，その開始時期がいつかを聴取する．

1 薬剤歴の聴取

- 以前に薬疹の既往がないか，それと同じ薬剤が使用された可能性がないか．この場合には，初回投与で薬疹を生じる
- 5日から7日前に造影剤を使った検査を行っていないか
- 7日から14日前より使いはじめた抗生物質や解熱鎮痛薬がないか
- 抗痙攣薬，アロプリノール，サラゾスルファピリジン，DDS，メキシレチン，ミノサイクリンを内服している場合，その開始時期を2ヵ月くらい前まで遡って確認．これらの薬剤による薬疹は，内服開始後2週から6週後が最も多い

これらの薬剤歴があれば，薬剤を変更あるいは中止しておく．

2 全身症状・臓器障害の確認

- 発熱
- 血液障害（白血球減少，無顆粒球症，白血球増多，異型リンパ球，好酸球増多，血小板減少など）
- 肝・腎機能障害
- 呼吸器障害
- リンパ節腫脹

全身症状が強い場合は，ステロイドの全身投与が適応となるが，ウイルス感染症が否定できない場合は，慎重にならなければならない．➡ⓑ

◆3．発熱と粘膜のびらんを伴う発疹 ➡ⓒ

皮膚にも発疹があるが，発熱や咽頭痛があり，特に粘膜病変を認めるときには重症薬疹の可能性がある．皮膚のみでなく，眼，口腔，外陰部も診察する．

- 眼は初期には充血のみであるが，結膜や角膜上皮の障害が生じてくると疼痛のために開瞼ができなくなる．眼脂とは異なる偽膜の形成を認める
- 口腔内，特に口唇には出血を伴うびらんや痂皮を認める．疼痛のため開口できず，摂食，飲水ができなくなる
- 外陰部の粘膜皮膚移行部にもびらんを生じると，排尿時痛がある
- 皮膚では，紅斑と水疱・びらんを認める．あるいは，痛みを伴う紅斑で，強くこすると容易にびらんとなる
- これらの症状が，数日のうちに急速に増悪する

ⓑ 紅斑・丘疹型の薬疹では，必ず血液検査が必要なわけではないが，発熱や全身倦怠感などの全身症状を伴うときは，末梢血液像，肝腎機能の検査を行う．末梢血液像を調べるときは，できるだけ白血球分画まで調べる．顆粒球の減少，好酸球増多や異型リンパ球の出現など，重要な情報が得られることがある．肝障害や腎障害を認める場合には，原因薬剤によっては薬剤性過敏症症候群を念頭におき，経過をみる必要がある．

ⓒ 発熱を伴った皮疹では，分布と形態（特に水疱形成の有無），粘膜病変の有無を確認する．患者自身が示す部位のみでなく，服に隠れた部分も診察する．水疱を形成している，テープを貼った部分がびらんとなる，かゆみより痛みを訴える，眼に痛みがある，口腔内がただれている，のうち1つでもあれば要注意であるが，この場合でも，水痘，麻疹，細菌感染症（ブドウ球菌性熱傷様皮膚症候群やトキシックショック症候群など），日光皮膚炎（ひやけ）など鑑別すべき疾患がある．

◆4. 薬疹疑診例の対処方法

　薬剤が原因と疑ったとき，中止可能な薬剤は中止する．変更が可能な薬剤は変更を考えるが，同系統の薬剤では，薬剤の構造上交差反応がありうるので注意する．また，他科・他医療機関で処方された薬剤の場合には，処方医と連絡をとり，薬剤の名前を確認して中止・変更を依頼する．これらの対応ですみやかに皮疹が軽快する場合には，今後，同じ薬剤による薬疹をくり返さないために，薬剤名を本人に知らせておく．原因薬剤を確定する必要がある場合や，使用可能な代替薬を知る必要がある場合には，皮膚科医にコンサルトする．

　重症薬疹が疑われる場合には，直ちに原因として疑われる薬剤を中止し，皮膚科医や眼科医のいる入院可能な医療機関に紹介する．重症薬疹であった場合は生命予後や後遺症の問題があるため，早期に適切な対応を行っていないと，責任を追及されることがある．現在では，薬剤を処方するすべての医師は，重症薬疹の知識をもっていることを要求されている．

<文献>

1) Zuberbier, T. et al.：Acute urticaria-clinical aspects and therapeutic responsiveness. Acta. Derma. Venereol., 76：295-297, 1996
2) 「薬疹情報（第11版）」（福田英三 編），福田皮膚科クリニック，2005
3) 末木博彦，飯島正文：重症薬疹の診断．アレルギーの臨床，24：1080-1084，2004
4) 橋本公二：DIHSの経緯と診断基準．医学のあゆみ，205：951-954，2003

重症薬疹に関する予備知識

　重症薬疹は，早期の診断が重要である．重症薬疹には，皮膚症状が重篤である場合と，全身症状を伴って重症である場合とがある．

1. 皮膚症状が重篤な薬疹：Stevens-Johnson症候群，中毒性表皮壊死症[3]

　皮膚に紅斑と水疱やびらんを生じ，しだいに皮膚が剥離して熱傷様になる薬疹で，おおまかには，皮膚に占める病変の面積が10％以下のときStevens-Johnson症候群（図1）といい，それ以上の場合を中毒性表皮壊死症という．早期に適切な対応が行われないと，致死的な経過をとりうる．また，眼や口腔の粘膜病変が，Stevens-Johnson症候群では必ず，中毒性表皮壊死症でも高頻度に認められる．粘膜病変は，しばしば後遺症を残し，特に問題となるのが眼の結膜癒着や視力障害である．

　救命して後遺症を残さないためには，早期に原因薬剤を中止し，専門医のもとで適切な治療を受けることが大切である．高熱・咽頭痛を伴って眼や口腔や口唇に疼痛を伴うびらんを生じたときは，Stevens-Johnson症候群や中毒性表皮壊死症を疑い，直ちに皮膚科医や眼科医のいる総合病院を受診させる．

2. 全身症状を伴い遷延する薬疹：薬剤性過敏症症候群（drug-induced hypersensitivity syndrome）[4]

　皮疹は，麻疹のような紅斑・丘疹型であるが，高熱と臓器障害を伴う薬疹である．リンパ節腫脹や，白血球増多・異型リンパ球の出現を認めるため，しばしば感染症と間違われ，原因薬剤の中止が遅れる．原因薬剤の投与開始時期が薬疹の発症の2週から6週間前であることが多く，これも薬剤の関与を見逃す原因となる．

　原因薬剤が限られており，その約半数で抗痙攣薬（カルバマゼピン，フェニトイン，フェノバルビタール，エクセグラン）が原因となる．その他，アロプリノール，サラゾスルファピリジン，DDS，メキシレチン，ミノサイクリンが原因となる．これらの内服中に高熱と発疹を認めた場合は，薬剤性過敏症症候群を念頭に血液検査や肝機能検査を行い，臓器障害を認めたときには，皮膚科医がおり，入院に対応できる医療機関に紹介する方がよい．なぜなら，薬剤性過敏症症候群では，発症後2週から3週目にかけてヒトヘルペスウイルス6の再活性化を認め，症状が再燃し，適切な治療を行わなければ，しばしば非常に長い経過をとるためである．

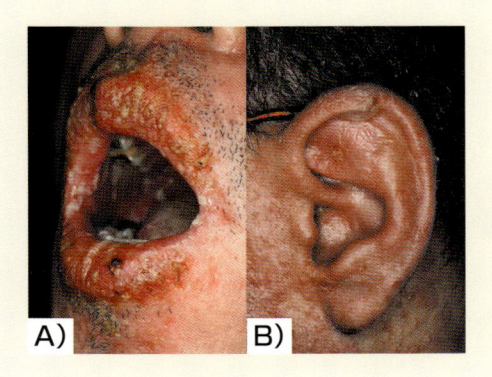

図1　Stevens-Johnson症候群
口唇には痂皮が付着し，口腔内にはびらんが多発している（A）．耳では，皮膚がよれたようになり，水疱を形成しているのがわかる（B）

第1章 基本的診察

15 電子カルテ

北岡有喜

> カルテ（診療録）については，医師法第24条および歯科医師法第23条において「医師は患者の診療を行った場合には，遅滞なく診療録に，診療に関する事項を記載しなければならない」とその作成および保存が義務づけられている．
> 従来，"記載しなければ"という表現が"自筆で書く"ことを示唆していたが，1999年4月22日付厚生省健康政策局長・医薬安全局長・保険局長連名通知「診療録等の電子媒体による保存について」，2002年3月29日付厚生労働省医政局長・保険局長連名通知「診療録などの保存を行う場所について」により，診療録等の電子保存および保存場所に関する要件等が明確化された．さらに2004年11月に成立した「民間事業者等が行う書面の保存等における情報通信の技術の利用に関する法律」（e-文書法）によって原則として法令などで作成または保存が義務づけられている書面は電子的にとり扱うことが可能となり，"診療録などの電子媒体による保存"いわゆる"電子カルテ"が法的にも使用可能となった．
> 本稿では，基本的診察手技の1つとして，"電子カルテ"の利用者が知っておくべき手技を，単純な手技の説明やHow Toだけでなく，その法的根拠や世の中の流れを提示しながら概説した．
> 理想的な診療録とは，患者に対して良質な安全性と満足性の高い，しかも法的要件を満たす一定の基準に基づいて作成および保存されたものであり，患者の求めに応じて，速やかに開示できるものでなければならない．"電子カルテ"の利用により，従来の紙ベースの診療録よりこれらの要件を容易に満たすことが可能となる一方，記録内容は患者からの預かり物である個人情報の集合体という意識を常にもつことが"電子カルテ"時代の個人情報保護には不可欠である．

◆1．カルテ（診療録）記載に関する基礎知識

　診療録は医師および歯科医師に患者に対する適正な治療を行わせるため，医師および歯科医師に診療の適正性を証明させ，それにより行政目的を達成しようとするものであり，また，診療を受けた患者の社会的権利義務の確定のために必要な証拠資料となるとされている（大阪高裁1978年6月20日決定など）．
　診療録に記載すべき内容を箇条書きにすると以下の5点となる．

① 事実に基づいて記載されていること
② 医学的論理に基づいた科学的原稿であること
③ 第三者に理解可能な客観的記載であること

④ 第三者に判読可能な記載であること
⑤ 記載責任者が明らかにされていること

さらに記載は定められた書式に従って下記を網羅していなければならない．
① 医師法，医療法，健康保険法に基づく保険医療機関および保険医療養担当規則など，法律で記載が義務づけられている事項
・患者の氏名・性別・年齢・住所
・病名および主要症状
・処方および処置などの治療方法
・診療年月日
② 保険医療機関および保険医療養担当規則の診療録の記載および整備の項
・既往歴・原因・主要症状・経過・処方・手術・処置などの診療の事実
・医療費請求に関する事項
③ 診療期間中の経過記録
・患者の主観的情報と医療従事者の客観的情報の収集と分析に関すること
・診断・病名決定・経過観察に関すること
・治療・指導・教育の効果判定と評価に関すること
・入院患者については退院時要約の記載

◆2．電子カルテに関する基礎知識 ➔ⓐ

電子カルテの目的または効果については，ペーパーレス，患者サービス向上，臨床研究支援，臨床データベース活用，EBMなどをあげることができる．これらの効果は検査結果の電子化，オーダエントリーシステムなどのさまざまなシステム構築段階において得ることができる．保健医療福祉情報システム工業会（JAHIS）は電子カルテの段階を以下のように定義している．

[レベル1] 部門内において電子化された患者情報を扱う
[レベル2] 部門間をまたがる電子化された患者情報を扱う
[レベル3] 一医療機関内の（ほとんどの）患者情報を扱う
[レベル4] 複数の医療機関をまたがる患者情報を扱う
[レベル5] 医療情報のみならず保健福祉情報も扱う
（http://www.mhlw.go.jp/shingi/2005/03/s0303-8a.htmlより引用）

また，**仮想専用線網（VPNネットワーク）**などを利用すれば，地域の複数の病院間で電子カルテを共有することも不可能ではない．

ⓐ 電子カルテでは紙ベースのカルテに比べて入力データの管理が容易で情報も共有しやすいため，医師や看護師が患者情報を共有するだけでなく，各種検査のオーダーや，医事会計システムなどと連動させ，業務効率向上に役立つ．

厚生労働省が2003年8月に設置した「標準的電子カルテ推進委員会」は，2005年5月に用語や病名コードの標準化を求める最終報告書を提出した．電子カルテを交換するための国際標準規格としては，医療情報全般を扱う**HL7**と画像情報を扱う**DICOM**の2つが代表的である．

◆3．電子カルテに要求される事項

1999年4月の「法令に保存義務が規定されている診療録および診療諸記録の電子媒体による保存に関する通知」および，2002年3月通知「診療録等の保存を行う場所について」に基づき作成された各ガイドラインが統合され，新規に，"法令に保存義務が規定されている診療録および診療諸記録の電子媒体による保存に関するガイドライン（紙などの媒体による外部保存を含む）"，および"医療・介護関連機関における個人情報保護のための情報システム運用管理ガイドライン"を含んだガイドラインとして2005年3月に「医療情報システムの安全管理に関するガイドライン」が作成された．その概要は以下の4点である．

① **真正性の確保**について
  ・故意または過失による虚偽入力，書換え，消去および混同を防止すること
  ・作成の責任の所在を明確にすること
② **見読性の確保**について
  ・情報の内容を必要に応じて肉眼で見読可能な状態に容易にできること
  ・情報の内容を必要に応じて直ちに書面に表示できること
③ **保存性の確保**について
  ・法令に定める保存期間内，復元可能な状態で保存すること
④ **法令で定められた記名・押印を電子署名で行うことについて**
  「電子署名」とは，電磁的記録（電子的方式，磁気的方式その他，人の知覚によっては認識することができない方式でつくられる記録であって，電子計算機による情報処理の用に供されるものをいう．以下同じ）に記録することができる情報について行われる措置であって，次の要件のいずれにも該当するものをいう．
  ・当該情報が当該措置を行った者の作成に係るものであることを示すためのものであること（その情報の内容を行った本人が記入したことを示すものであること）
  ・当該情報について改変が行われていないかどうかを確認することができるものであること

◆ 4. テクニック1：ログインIDとパスワード管理・生体認証

図1に京都医療センターで運用中の電子カルテシステムのログイン画面を示した．本システムはJAHIS段階的定義のレベル4に相当する機能をもち，多くのベンダー製システムと同様にログインIDとパスワードで利用することが可能となる．

- **ユーザーID**：半角英数文字列で，システム管理者より割りあてられる．キーボードからの手入力以外に，職員証などのバーコードや磁気カード・ICカードなどで自動入力可能なシステムも多い．ユーザーIDにより，ログイン後の権限管理がなされているので，システムユーザーの責務の第一歩は"**ユーザーIDを不必要に第三者に知られない**"ことに留意することである

- **パスワード**：同様に半角英数文字列で定義されることが多い．ユーザーIDは連番などで第三者に想像されることが否定できないため，本人以外のシステム利用を拒否する目的からパスワードが用いられる．しかしながら8桁程度の半角英数文字列の場合は30分もあれば容易に解読する機器が闇市場では流通しているため，"頻繁に（**少なくとも3ヵ月に1度は**）"パスワードの変更をして，"第三者が自身になりすます"ことを避けなければならない

- **生体認証**：しかしながら，数百名以上のユーザーを抱える中規模以上の医療機関にとって，全てのユーザーが"頻繁に"パスワードの変更をしているかどうかを確認することは不可能に近いため，パスワードに代わって生体認証をとり入れる医療機関も増えつつある →ⓑ

ⓑ 生体認証には，指紋・顔・虹彩そして**静脈紋認証**などさまざまな認証方法があるが，セキュリティ対策として使用されているのは，指紋と静脈紋認証である

指紋認証と**静脈紋認証**との大きな違いは，後者が身体内部の指静脈パターンを使用するために，指紋認証に比べて偽造・改ざんが困難なこと，また，透過型・非接触型なので，感染症対策にも有効で，京都医療センターでの実証実験では**医療用ゴム手袋を三重に着用していても認証可能であっ**たことから，今後の普及が予想されている（**図2**参照）．

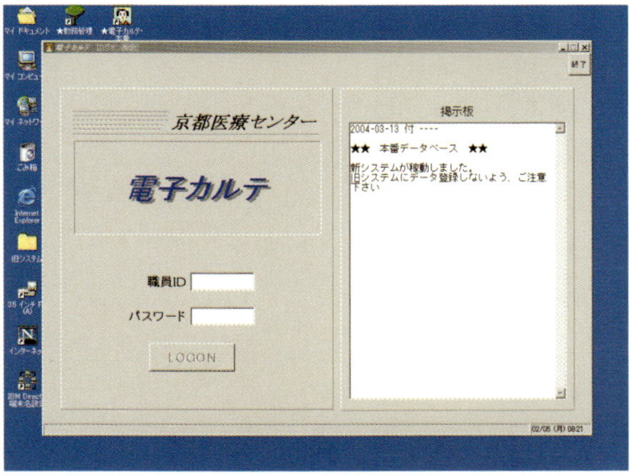

図1 京都医療センターの電子カルテログイン画面（日本IBM製）

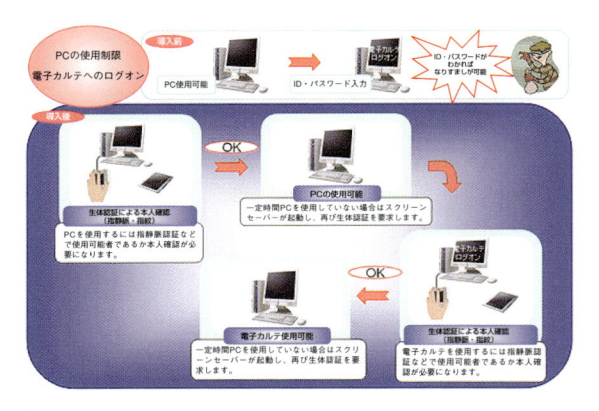

(http://hitachisoft.jp/johmon/case/case_02.html より引用)

図2　指静脈紋認証による電子カルテのログイン

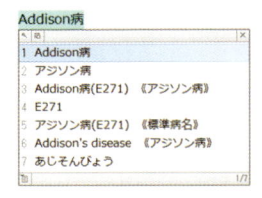

(http://www.atok.com/option/medical/index.htmlより引用)

図3　医療辞書'07 for ATOK（ジャストシステム社）

◆5．テクニック2：さまざまな入力支援の活用

　電子カルテシステム導入当初は入力作業に手間取り，"外来診療に時間がかかる"や"患者の顔を見ずに画面ばかり見ている"などの意見がまことしやかに聞かれた．システムは本来，診療支援のためのツールであるべきで，未だ完成度が低いベンダー製電子カルテシステムも，ユーザーサイドの創意工夫で使いやすいものにできる．この"ユーザーサイドの創意工夫"には

1. ユーザー個人でできること：単語登録や辞書学習など
2. 導入に管理者の承諾が必要なもの：医学辞書やユーティリティソフトなど
3. システム自体の機能追加が必要なもの：テンプレート入力機能など

がある．

1 ユーザー個人でできる入力支援テクニック

　WINDOWSシリーズなど，多くの基本ソフトにはIMEなどの日本語仮名漢字変換ソフトが標準装備されている他，ATOKシリーズのように単体で販売されている高機能ソフトもある．そのいずれもが単語登録機能や辞書学習機能を備えているため，まずはその活用を行うべきである．　→ ⓒ

2 導入に管理者の承諾が必要な入力支援

　図3に医療辞書'07 for ATOK（ジャストシステム社）の変換文字選択を示した．前述のIMEやATOKに専門辞書を追加導入すると，画面のようにICD-10（国際疾病分類コード第10版）のコード番号まで入力可能である．

ⓒ たとえば，筆者は
　あ：ありがとうございます
　　　有り難うございました
　　　悪性所見は認めず．
　い：いつもお世話になり有り
　　　難うございます．
　　　異常所見は認めず．
などの単語登録をユーザー辞書に行うことで入力の手間を省いている．

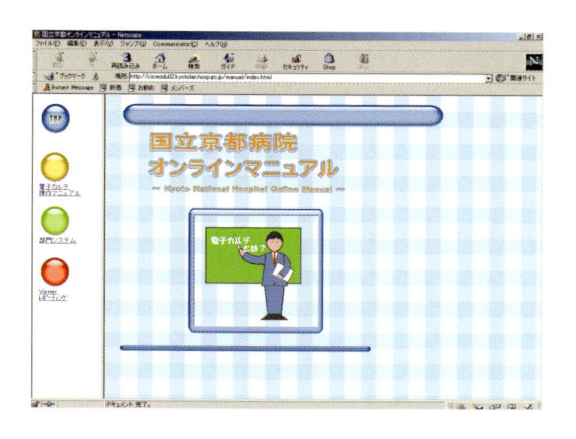

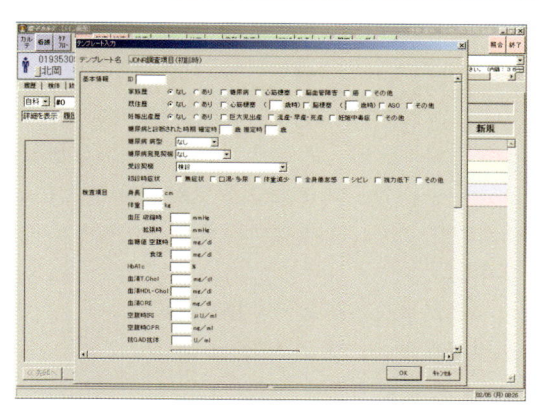

図4 京都医療センターの電子カルテオンラインマニュアル画面

図5 京都医療センターの電子カルテテンプレート入力画面

　この他にもATOKやことえりに登録して使用できる「南山堂医学用語（医学英和大辞典第11版をもとに制作された）」などの変換辞書も販売されている．

　その他，コンピュータに常駐して活用できる医療・医学関連辞書ツールとしては，従来，書籍として販売されてきた辞書・辞典がCD-ROM化されており，「今日の診療」，「南山堂医学大辞典」，「ステッドマン医学大辞典」，「日外25万語医学用語大辞典」，「研究社医学英和辞典」，「研究社理化学英和辞典」などが代表的なものである．

　これらの導入にはシステム管理者の許可が必要であることが多いため，ソフトウエアの購入前に相談することが望ましい．

3 システム自体の機能追加や新規システムが必要な入力支援 ➡ ⓓ

　まず第一は，電子カルテ端末上でいつでも利用可能な"オンラインマニュアル"整備である．通常はベンダーが提供するものであるが，提供されたものを雛形に"よりわかりやすく，より具体的な"マニュアルを整備すると，運用管理上のトラブルの多くは解決可能である（**図4**参照）．

　次に，**テンプレート入力機能**を例示する．**図5**のように，診療科別の問診内容・理学所見・疾患別や臓器別の観察項目などを入力テンプレートとして作成し，各項目をプルダウンやチェックボックスで選択可能とすれば，キーボード入力のみならず手書き入力より正確かつ容易に早く記録可能である．

ⓓ カルテ監査の一環として，システムによる処方チェックも医療安全上は有用である（**図6**）．小児においては体重から自動計算した最大投与量で処方内容を事前チェックしたり，併用禁忌薬チェック・重複投薬や定期処方切れに関する警告機能はヒューマンエラーによる医療過誤を未然に防ぐツールとして，ユーザー自身がシステム管理者や病院当局に実装を依頼すべきシステム機能である．医療過誤による訴訟や刑事訴追が日常化するなか，医療従事者が少しでも安心して働ける環境整備が望まれる．

◆6. テクニック3：システムの拡張機能を使いこなす

　電子カルテ導入のメリットの1つは患者との**情報共有**により**インフォームド・コンセント取得が容易**となることがあげられる．紙面の都合上，詳細は別の機会に記載することとし，項目のみ列挙する．

① 検査結果など時系列一覧表示機能
② 検査結果などグラフ表示機能

　これらは最も基本的な患者への情報提供内容であり，治療経過の善し悪しを理解するうえで大きな資料となる．

③ 画像診断・病理診断・双方の遠隔診断

　　限られた数の読影専門医・病理医の共有が各地で試みられている．DICOMなどの国際標準規格の採用により，医療過疎地区への診断支援などが期待される．

④ クリティカルパス

　　DPC（diagnosis procedure combination）による包括的診療報酬制度の導入が中規模以上の病院に急速に広まるなか，電子クリティカルパスシステムを導入する医療機関も増加している．なかでも診療報酬上でのインセンティブがついた"大腿骨頚部骨折人工骨頭置換術"にかかる地域連携型クリティカルパスをモデルとして，地域共有型の電子カルテ（JAHIS段階的定義のレベル4に相当）が普及しつつあり，今後のさらなる情報共有とその先にある医療機関の情報公開に期待が高まるところである．

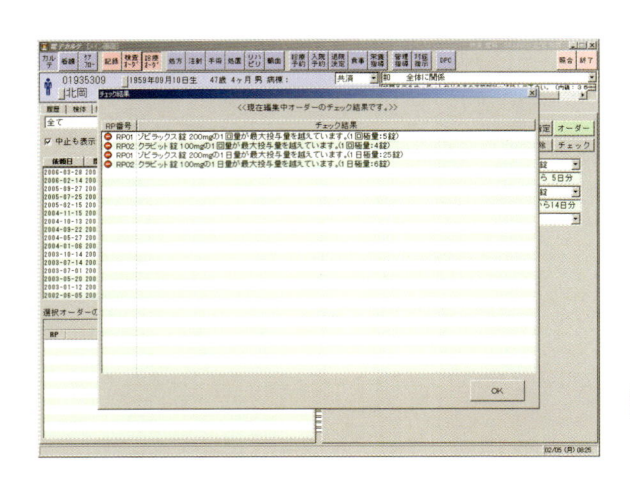

図6 京都医療センターの電子カルテ処方チェック画面

◆ 7. おわりに

以上，電子カルテユーザーの視点で必要となる知識とテクニックを概説してきたが，電子カルテであろうが，紙ベースのカルテであろうが，記録に関する根本的なテクニックは普遍である．

診療録記載のあり方とその監査（**オーディット**）で著明な只野壽太郎先生〔(財) 緒方医学化学研究所理事・元佐賀医科大学教授〕のお教えを以下に記載する．

本稿の読者には必ず，益となること請け合いである．

診療録記載のあり方とその監査

① **診療録に記載すべき5原則**：記載してあることが大原則
  ・客観的で臨床に関連した記載内容
  ・記載内容が正確
  ・判読可能な文字
  ・診療後，速やかに記載
  ・完成されている

② **診療録に記載で御法度3原則**
  ・改ざんや改ざんとみなされること
  ・他の医療従事者の非難
  ・患者や家族について偏見や感情的な表現

③ **医療事故の際の記録**：医療事故が発生した場合も原則は上記① ②が基本
  ・医療事故に関する事実は必ず記載
  ・患者や家族への説明ややりとりを必ず記載し，カウンターサインをもらう
  ・正確で誤解のない表現を使い，根拠のない断定的な表現はしない
  ・事故発生後，速やかに記載
  ・診療に直接関係のない事項は記載しない
  ・事故に対する反省や他の医療従事者の批判は書かない

④ **記録の訂正**：記録を訂正する場合は改ざんとみなされるような訂正，消去，追加はしない．訂正する場合は訂正前の字句が読めるように，一本線で消し，そこに訂正内容，訂正日と時間，訂正者のサインを入れる．また，監査や指導医の指示による訂正は訂正理由を記載する

⑤ **署名と日付**：記載した全ての記録には，記載者の署名と日付を入れる．署名は本人が特定できる書体で書く．臨床実習の学生による記載には指導医のカウンターサインが必要である

⑥ **外国語と略語**：診療記録は患者診療に関与する全ての医療従事者が患者情報を共有するのが目的の1つである．このため，記載にあたっては可能な限り日本語で，略語は最小限に，判読可能な字で書く

⑦ **その他の注意点**：患者が医療従事者の指示に従わない，診療拒否をする，診察や検査のキャンセルなど診療に影響を与える，といった患者側の要因があれば必ず記載する．また患者に渡した文書や電話でのやりとりも記載する

第1章 基本的診察

16 インスリン注射の実際
（勧め方や効果判定）

佐々木正美，河野幹彦

> 厚生労働省の「平成14年患者調査の概況」によると，「糖尿病が強く疑われる人」は740万人で，「可能性が否定できない人」880万人と合わせると1,620万人にのぼる．前回平成9年の調査では1,370万人であったことを考えると，今後さらに増加することが予想される．他の疾患で入院した際に糖尿病を指摘されるケースも少なくない．周術期の死亡率を高めたり，感染症の増悪に関与したりするといった，高血糖の弊害は周知の事実である．内科系・外科系にかかわらず，適切な血糖管理は糖尿病合併症の軽減や原疾患の早期治癒にきわめて重要な問題である．すべてのポストレジデントにはこの点は認識しておいてほしい．本稿では，責任インスリンの考え方を中心に説明をする．

◆ 1．食事とインスリン分泌との関係

健常人では糖質が消化管から吸収されると，インスリンがすみやかに追加分泌される．門脈に流入したインスリンにより，肝臓ではブドウ糖放出の抑制と取り込み亢進が，また，末梢血中のインスリンにより全身の筋肉や脂肪組織ではブドウ糖の取り込みの亢進が起こる．これらの作用の結果，血糖値は正常域に保たれる．一方，夜間や食間では，基礎インスリン分泌により肝臓からのブドウ糖放出と，肝臓や筋肉などの末梢組織での取り込みとのバランスにより血糖は維持されている（**図1**）．

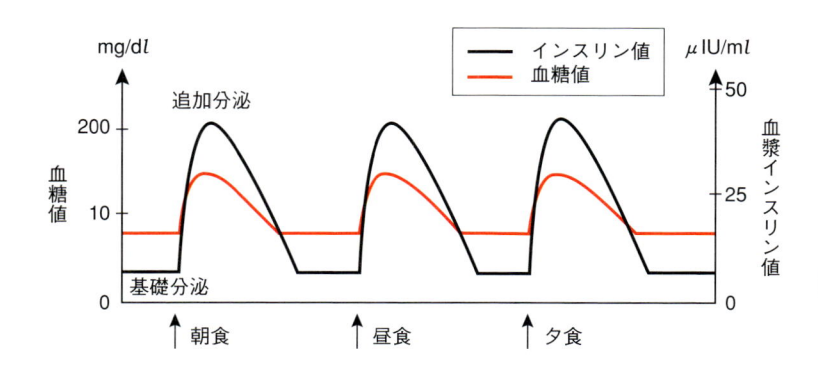

図1 健常者における血中インスリン値と血糖値の動き

◆2. インスリン療法

1 インスリンの注射法 ➡ⓐ

インスリンを使用するうえで，大きく2つの考え方があり，スライディングスケール法とアルゴリズム法と呼ばれている．

① スライディングスケール法
　測定した血糖値に応じてあらかじめ決められた量を注射する方法である
② アルゴリズム法
　血糖値をみて，それに影響を及ぼしたと考えられる責任インスリン（後述）を調節していく方法である

2 インスリンの効果判定：インスリン製剤の種類と責任インスリンの考え方

インスリンを使用する際には，インスリン製剤の薬物動態を十分理解しておく必要がある（**図2**）．

また，責任インスリンの考え方は，インスリン治療を行っていくうえで最も重要なことである．**責任インスリンとは，ある時点での血糖値に大きく関与するインスリン注射のことを指す**．つまり，過去に投与したインスリンの効果をretrospectiveに評価する考え方ともいえる．**表1**に製剤ごとの特徴や効果判定，責任インスリンとしての位置づけを示す．さまざまなケースに対応できるために，製剤の添付文書や「糖尿病治療ガイド」を参考に，正確な作用発現時間，最大作用時間，持続時間についての知識を得る必要がある．

ⓐ スライディングスケール法は結果に応じてインスリン量を決めるため，血糖は必然的に大きく変動しやすい．手術時などの絶食補液中の高血糖の是正や，食事摂取量が不安定で必要インスリン量が一定でない場合のみに用いられる．スライディングスケール法では食後血糖を完全にコントロールすることはできないため，継続的な血糖管理にはアルゴリズム法の方が有効である．摂食量が安定したら早期にアルゴリズム法に変更するなど，状況に応じた使い分けが重要である．

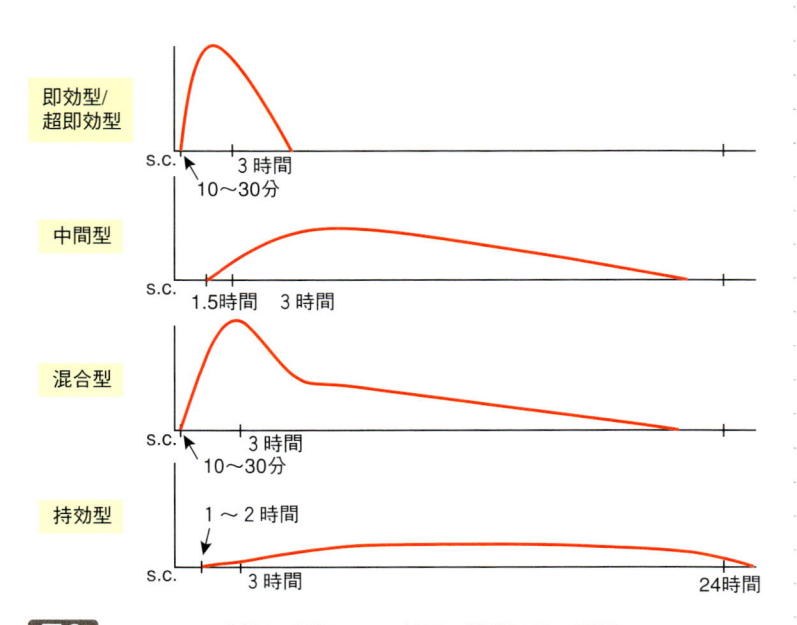

図2 インスリン製剤の種類による効果・持続時間の関係

表1 インスリン製剤の特徴，効果判定と責任インスリンとしての位置づけ

インスリン製剤	製剤の特徴と用途	効果判定と責任インスリンとしての位置づけ
超速効型インスリン（ultra-short acting insulin）速効型インスリン（short acting insulin）	・持続時間は短い ・食事ごとの追加インスリン分泌の補充に使用 ・溶解しており，直前の混和は不要	・食前注射は次の食前血糖値，夕食前注射であれば眠前血糖値で評価 ・昼食前と夕食前血糖に対してはそれぞれ朝もしくは昼食前インスリン注射が，眠前血糖値に対しては夕食前インスリン注射が責任インスリンである
中間型インスリン（intermediate-acting insulin）	・半減期約8時間の製剤が多い ・主に眠前に使用 ・懸濁しており，直前に混和が必要	・眠前注射は翌朝食前血糖値で評価 ・朝食前血糖値に対しては前日眠前インスリン注射が責任インスリンと考える
持効型インスリン（ultra-long acting insulin）	・約24時間程度の持続 ・ピークはない ・基礎分泌の補充として使用 ・溶解しており，直前の混和不要	・朝食前血糖で評価〔（超）速効型インスリン製剤の影響を受けないため〕 ・食事や他のインスリン注射の影響を受けない朝食前血糖に対して，責任インスリンと考える
混合型インスリン（→ⓑ）（biphasic or premixed insulin）	・混合比による ・懸濁しており，直前に混和が必要	・超速効型インスリン製剤と中間型インスリン製剤に分けて考える

◆3．インスリン注射法の主なパターン

さまざまな注射法があるが，その主なものについて解説する．

1 強化インスリン療法

生理的なインスリン分泌パターンに近づけるような注射法である．基礎分泌分として眠前に中間型もしくは持効型インスリン製剤を使用し，追加分泌分として各食前に速効型または超速効型インスリンを使用する（図3）．1型糖尿病などの，内因性インスリン分泌が極度に低下している患者や厳格な血糖管理を要する場合には絶対的適応となる．

2 混合型インスリン2回注射法

30％（超）速効型インスリンの混合型インスリン製剤を朝夕食前に注射する方法が多く用いられている（図3）．

3 いわゆる「従来法」

比較的軽症な2型糖尿病の場合において，中間型や持効型インスリン製剤を1日1回（中間型なら2回のことも）注射する方法である．食後高血糖が是正されない場合にはαグルコシダーゼ阻害薬を併用することがある．→ⓒ

ⓑ 混合型インスリンは（超）速効型インスリン製剤と中間型インスリン製剤を一定の割合で含有する合剤である．基本的には（超）速効型インスリン製剤と中間型インスリン製剤の割合に分けて考える．たとえば，ノボラピッド30mix®は30％が超速効成分で，70％が中間型成分であり，ノボラピッド30mix®の10単位は，ノボラピッド®3単位とノボリンN®7単位をあわせたものに相当する．（超）速効型インスリン製剤と中間型インスリン製剤の比率の違いによって数種類あるので，食前および食後の血糖値に応じて，どの割合の混合型インスリン製剤が最適であるかを考慮する必要がある．

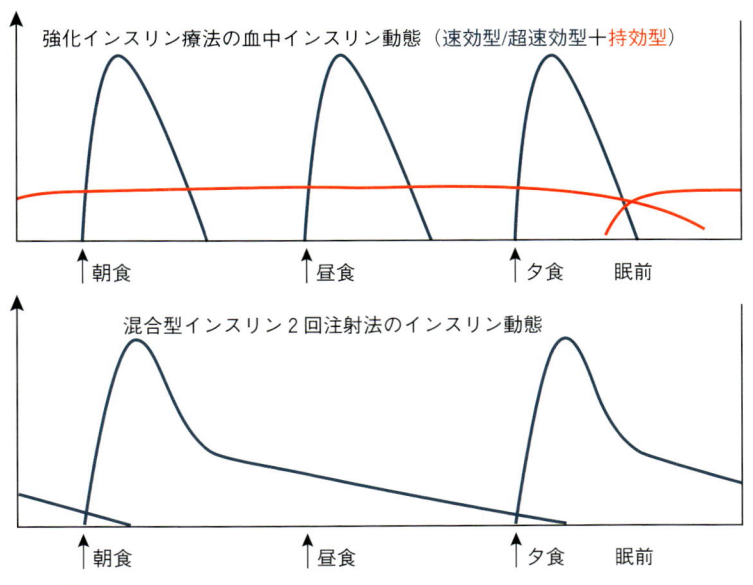

図3 注射法の違いによる血中インスリン動態

4. 経口血糖降下薬からインスリン療法への移行 ➡ⓓ

　経口血糖降下薬からインスリン療法へ完全に切り替える場合は，実測体重1kgあたり0.2〜0.3単位を1日量として開始するのが一般的である．ただし，経口血糖降下薬から完全にインスリンに変更する場合，経口血糖降下薬の効果が数日間残存するので，インスリンの開始量は減量する．実際には，良好な血糖が得られるまでに多少の増量が必要となることが多い．

① 強化インスリン療法として開始する場合：計算で求めた1日インスリン量を4分割して開始する
② 30％速効型混合インスリン製剤の2回注射で開始する場合：計算で求めた1日インスリン量を朝夕の比率は2：1〜3：2に分割して開始する
③ 経口血糖降下薬を内服しながらインスリンを追加併用していく場合：空腹時血糖が高い場合は眠前の中間型もしくは持効型インスリン製剤を4単位から開始し，早朝空腹時血糖を参考に増量する．食後血糖が高い場合には（超）速効型インスリン製剤を追加する

ⓒ この他，空腹時血糖はそれほど高値ではなく，食後血糖が高値の場合には，食前に（超）速効型製剤のみ追加したり，混合型インスリン製剤2回注射では夕食前高血糖が管理しにくい場合には，昼食前に（超）速効型インスリン製剤を注射する方法などがある．どういう方法を選択するかは，空腹時血糖が高いのか，食後血糖値のみが高いのか，患者の実行力や生活環境，コンプライアンスの問題，動脈硬化性疾患の合併（厳格な血糖コントロールを必要とする）の有無などを考慮して判断する．

ⓓ 高血糖状態による糖毒性の改善や炎症の沈静化によるインスリン抵抗性の改善により，1日インスリン使用量が10単位以下になれば経口血糖降下剤への切り替えができることもある．しかし，末期腎不全の場合は，経口血糖降下薬は原則禁忌であるので，インスリン療法とする．

◆5. 血糖の管理に工夫が必要な状態

1 感染症の存在

感染症の存在下では炎症によりインスリン抵抗性が増すため，必要インスリン量は増大する．その結果，急性期にはインスリンの増量が追いつかず，逆に，炎症が沈静に向かうと減量が追いつかない場合があり，通常よりも大幅なインスリン量の増減を行う必要がある．

2 1型糖尿病，膵全摘後や自己インスリン分泌が著明に低下している患者 →ⓔ

低血糖と高血糖をくり返し，血糖コントロールが困難になることがよくある．この場合，まず早朝血糖値を調節するため，基礎インスリン分泌補充量つまり眠前の持効型インスリン製剤の用量の決定を第一にするとよい．また，眠前に中間型インスリン製剤を用いている場合は，基礎分泌分として朝にも1回中間型インスリン製剤を追加するのも有効な手段であり，その後に最小限の各食前速効型製剤の用量を決定する．

3 経口血糖降下薬との併用が有効な場合 →ⓕ

1日の必要インスリン量が異常に多い（目安としては1単位/kg以上）場合はインスリン抵抗性の存在が原因として考えられる．禁忌がなければ，ビグアナイド系薬剤のようなインスリン抵抗性を改善させる薬剤の併用によりインスリン量を減らすことができる．また，食後高血糖はあるが次の食前には低血糖をきたすような場合には，αグルコシダーゼ阻害薬の併用や速効型から超速効型インスリン製剤への変更を考慮する．

ⓔ（超）速効型インスリン製剤のみの増減で，コントロールしようとすると，うまくいかないことがある．

ⓕ 混合型インスリン製剤の場合は，混合比の違う製剤に変えることも効果的である．

◆6. インスリン療法の勧め方

1 患者の抵抗感について

インスリン治療に対して強い抵抗感を示す患者が多い．その背景として，表2に示すような理由があげられる．1型糖尿病患者においては，今まで健康だっただけに「なぜ自分が」，「注射するくらいなら死んだ方がましだ」という受け入れの問題のこともある．DAWN studyにおいて，インスリン治療をしていない2型糖尿病患者では，インスリン治療に対するネガティブイメージが強いことが明らかにされている．「インスリン治療により血糖コントロールが改善すると思う」と肯定的に答えたのは26%に過ぎない．患者がどのような理由でインスリン療法を拒否するのかよく話を聞き，理解することが重要である．

16 インスリン注射の実際（勧め方や効果判定）

表2 患者がインスリン療法に抵抗する理由

- 面倒
- 生活の制約
- 疼痛
- 注射に対する恐怖感
- 人前で打つことに対する抵抗感
- 糖尿病から一生逃れられないのだという心理的負担
- インスリン療法は糖尿病の「末期」であるとの印象

2 インスリン療法導入に抵抗する患者に対しての工夫

　インスリン療法の重要性と必要性の説明を十分に行ってもインスリン治療の導入に抵抗する患者もいる．注射すること自体に抵抗する場合と人前で注射することに対して抵抗する2つの場合が特に多い．→ⓖ

　なかには前述のDAWN studyで示されたように，インスリン治療の効果を否定的に捉えていることも抵抗の一因になっている場合もあり，血糖値改善による体調の変化（口渇や全身倦怠感の改善など）を自覚することで，インスリン療法に対する意識が変わり，受け入れがよくなることもある．→ⓗ

　ただし，無理強いをすると，後々まで「やらされている」という意識が残り，自己中断したり，決められた量・回数を注射しないことになりかねない．糖尿病の治療は長年にわたる．患者と共にとり組んでいく姿勢を示すことは，良好な医師患者関係を構築し，その後の治療にも好影響を及ぼす．

<文献>
1)「糖尿病治療ガイド」（日本糖尿病学会 編），文光堂，2006
2) Alberti, G.：The DAWN （Diabetes Attitudes, Wishes and Needs) study. Pract. Diab. Int., 19：22-24a, 2002

ⓖ「とにかく1回開始してみて，どうしても嫌であればやめてもいい」というスタンスで勧める：それだけでも心理的な抵抗は軽減する．実際にやめたいといったら1回やめて経過をみるのも1つである．
人前で注射したくないという訴えが強い場合：混合型インスリン製剤2回注射法，もしくは持効型インスリン製剤1回注射法から開始するなどの注射方法の工夫．

ⓗ 血糖値が改善しなければ，どうすれば血糖コントロールがよくできるかを一緒に考えることにより，医療従事者が勧める方法に同意することもある．

インスリン療法について の予備知識

- インスリン療法を開始するにあたって、適応と考えられる病態を**表3**に示す
- インスリン製剤は、その形態により大きく3種類に分類される（**表4**）。各製剤の形態についての利点・欠点を考慮して選択する必要がある
- sick day ruleについて

  インスリン治療を開始するにあたって、機材の使用法のみならず、sick day ruleを教えておくことが非常に重要である。多くの患者は、食事摂取ができない場合はインスリンは注射しなくてよいと考えており、発熱などのsick dayにはインスリン必要量が増加することが多いことを知らないために、糖尿病性昏睡になることがある。インスリン療法を行っている患者は、自己判断でインスリンを中止してはいけないことを指導しておかなくてはならない。sick day ruleの詳細については成書を参考にしていただきたい

表3　インスリン療法の絶対的・相対的適応

絶対的適応	相対的適応
・自己インスリン分泌の枯渇（いわゆるインスリン依存状態） ・糖尿病性昏睡（ケトアシドーシス、高浸透圧性非ケトン性昏睡、乳酸アシドーシス） ・重度の肝障害・腎障害 ・重症感染症や周術期（全身麻酔施行例など） ・高カロリー輸液時の高血糖	・インスリン非依存状態でも著明な高血糖の場合（空腹時250 mg/dl、随時血糖300 mg/dl以上） ・経口血糖降下薬内服中で、血糖コントロールが困難な場合 ・ステロイド治療時の高血糖

表4　インスリン製剤の形態と特徴

インスリン製剤の種類	特徴・注意すべき点
インスリンプレフィルド/キット製剤	・あらかじめ製剤がセットされており、カートリッジのとり替えが不要で、操作が簡単 ・使い捨てであるため、ゴミの問題がある
インスリンカートリッジ製剤	・注入器に装着して使用 ・バイアル製剤に比べ、注射液を吸う操作が不要 ・注入器ごとに使用できる製剤が違うので注意が必要
バイアル製剤	・使い捨てのプラスチック製シリンジで使用していたが、現在では補液への混注や持続静脈投与の際に使用することがほとんどである

17 ストレス評価

山本晴義

生体が外部から物理的,心理的,社会的にいろいろな刺激を受けて緊張,歪みの状態を起こすと,これらの刺激(ストレッサー)に順応,適応しようとして一種の防衛反応が起こる.これらの反応をカナダの生理学者セリエ(Selye, H.)はストレスと呼んだ.生理学的な研究であったセリエのストレス学説は,その後,社会・心理学的な側面をも包括した研究に発展した.健康障害に結びつくストレッサーの分析と評価は,臨床(診断・治療・予防)上,有用である.

1. セリエのストレス学説

ストレスという言葉が日常語として使われるきっかけをつくったのは,ハンス・セリエである.セリエは,種々の障害因子により引き起こされる生体の共通の反応(非特異的反応)として,以下のものをあげている.
① 副腎の肥大(内分泌系)
② 胸腺・リンパ系の萎縮(免疫系)
③ 胃・十二指腸潰瘍の発生(自律神経系)

さらに彼は,ストレス(ストレッサー)にさらされたときの生体の反応を経時的に「警告反応期」「抵抗期」「疲弊期」の3つの時期に分け,全身適応症候群(汎適応症候群)という概念を提唱した(**表1**).

表1 ストレス時の心身の反応(永田)

	警告反応・抵抗期	疲弊期
感情面	緊張,不安,イライラ,焦燥感	抑うつ,無力感
思考面	初期は解決思考	集中力,判断力の低下
意欲	亢進状態または普通	気力,根気の低下
心身の状態	無症状 自律神経症状,睡眠障害 不安障害(神経症) 心身症(高血圧,潰瘍,蕁麻疹)	睡眠障害 不安障害(神経症),うつ病 心身症(症状固定,憎悪)

(文献1,p17,表3-2「ストレス時の心身の反応」より引用)

◆2. ストレス状態の成り立ち

ストレッサーに対する個人の反応には差がある．ストレス状態はストレッサーとそれを受け止める個体側の条件いかんによって規定される．同じ出来事，あるいは同じ環境の変化を経験しても，身体の抵抗力が強ければ，それ相応に強いストレッサーでも跳ね返すことができる．しかしストレス反応は身体の抵抗力に加えて，個人の人生観や価値観も関係し，さらに個人の性格や親から受け継いだ素質も関係する．勤労者のメンタルヘルスを考えるうえで有用なNIOSHの職業性ストレスモデルを図1に示す．

◆3. ストレス評価・測定法

ストレス評価は，大きく分けると次の3つの方法がある．
① **心理テストによる測定**：質問紙法と投影法とに分けられるが，通常は，質問紙法の心理テストが利用されている．心理テストは，ストレス反応の精神症状を捉えるだけでなく，性格傾向や日常生活態度などの把握にも役立つ →ⓐ
② **生化学・免疫学的検査**：ストレスホルモンといわれている血中ACTHやコルチゾール，尿中の17-OHCS，17-KSなどを測定する．これらのホルモンは，ストレッサーを負荷すると増加しやすい．免疫学的検査は，細胞性免疫と液性免疫に分かれる．細胞性免疫のリンパ球反応性やNK活性を測定し，液性免疫の抗体（IgG）を測定する． →ⓑ
③ **精神生理学的検査**：自律神経反応として，皮膚電気反射（galvanic skin reflex：GSR），指尖容積脈波や心電図R-R間隔変動係数，血圧，呼吸曲線などがある．その他，筋電図や脳波，眼球運動の検査がある

ⓐ 投影法は専門的であり，日常的には実施しない．心理テストは，欠点（弱点）をみつけるだけでなく，長所に気づかせるためにも役立つ．

ⓑ 現段階では研究レベルのものが多く，広く一般的に使用する段階までには至っていない．

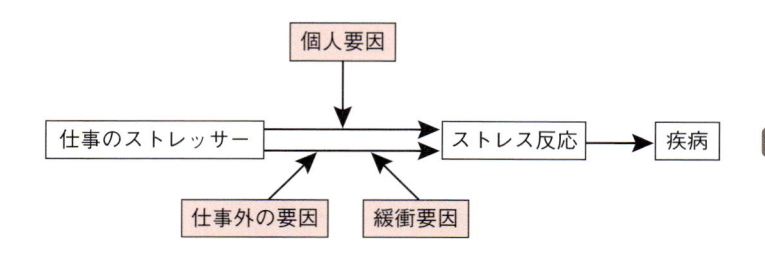

図1 NIOSHの職業性ストレスモデル
米国労働安全保健所がモデルを作成[2]

◆4. ストレッサーの評価 ➡️🅒

ストレッサーの測定法は，ホームズら（Holmes, T. & Rahe, R.）によって作成されたライフイベント法と呼ばれる尺度がよく利用される．発病に先駆した重要と考えられるライフイベント43項目を抽出し，そのストレスの及ぼす強度を生活変化単位値（life change units value（L. C. U）とし，客観的に数値で表したものである（表2）．

🅒 問診のなかで，「最近，生活上の出来事で何か変化はありませんでしたか？」と自然の会話として質問してみる．

表2 life change unit

生活上の出来事	ストレス度	生活上の出来事	ストレス度
配偶者の死	100	子どもが家を離れる	29
離婚	73	親戚とのトラブル	29
別居	65	特別な業績	28
留置所拘留	63	妻が仕事をはじめる，あるいは中止する	26
親密な家族の死亡	63	学校がはじまる	26
自分の病気あるいは傷害	53	生活状況の変化	25
結婚	50	習慣を改める	24
失業	47	上司とのトラブル	23
夫婦の和解	45	仕事上の条件が変わる	20
退職	45	住居が変わること	20
家族の一員が健康を害する	44	学校が変わること	20
妊娠	40	レクリエーションの変化	19
性の問題	39	教会活動の変化	19
家族に新しいメンバーが加わる	39	社会活動の変化	18
新しい仕事への再適応	39	1万ドル以下の抵当か借金	17
経済状態の変化	38	睡眠習慣の変化	16
親友の死亡	37	家族が団欒する回数の変化	15
異なった仕事への配置換え	36	食習慣の変化	15
配偶者との論争の回数の変化	35	休暇	13
1万ドル以上の抵当か借金	31	クリスマス	12
担保物件の受戻し権喪失	30	ちょっとした違反行為	11
仕事上の責任変化	29		

1年間に体験した生活上の変化の評点の合計が150点以下なら，翌年に深刻な健康障害の起きる確率は30数％，150〜300点以上なら53％，300点以上なら80％以上である（文献1，p138，表19-10「Life Change Unit」より引用）

◆5. ストレス反応と修飾要因

ストレス反応は，心理面や行動面また生理面に現れる．臨床上，ストレスの初期に現れる症状と慢性ストレス状態で現れる症状を**表3**に示す．また，ストレス反応を強めたり弱めたりするものに修飾要因がある．反応の個人差には，修飾要因の関与が大きい．
→d

修飾要因には以下のものがある
① ライフスタイル：Breslowの7つの生活習慣や森本による8つの健康習慣を**表4**に示す
② 性格傾向：一般的に真面目・几帳面の度合いが強い，または完全主義，要求水準が高い性格はストレス度を強める
③ 行動パターン：A型行動パターン（常に時間切迫感，緊張感，焦燥感をもって早く行動し，熱中的，精力的，持続的に目的遂行に向かって没頭する行動特徴をもつ）がストレスなどに関与し，虚血性心疾患のリスクファクターになっている
④ 対処行動：ストレッサーへの対処行動が適切であればストレス度は低下する．ラザルスは，対処行動を問題中心と情動中心対処の2つに大別している（**表5**）．→e

> ⓓ 睡眠時間が5時間以下，朝食を抜く，運動習慣がない人の健康状態は悪い．

> ⓔ 性格を変えようとするより，行動パターンを意識的に変えてみることが大切．行動パターンが変わると，自然と（徐々に）性格も変わってくる．

表3 ストレスによって出現する症状

ストレス初期から出現する症状（頻度順）	慢性ストレス状態で出現してくる症状（頻度順）
1. 目が疲れやすい	1. なかなか疲れがとれない
2. 肩がこりやすい	2. 何かあるとすぐ疲れる
3. 背中や腰が痛くなる	3. 腹が張ったり痛んだり下痢や便秘がよくある
4. 朝，気持ちよく起きられないことがよくある	4. 少しのことで腹が立ったりイライラしそうになる
5. 頭がスッキリしない	5. 人と会うのがおっくうになった
6. たちくらみしそうになる	6. 仕事をする気が起こらない
7. 夢をよくみる	7. 口の中があれたりただれたりすることがよくある
8. 手，足が冷たくなることが多い	8. よく風邪をひくし，なかなか治らない
9. 食べ物が胃にもたれることが多い	9. 舌が白くなることがある
	10. このごろ体重が減った
	11. 深夜に目が覚め，なかなか寝つけない
	12. 好きなものでもあまり食べる気が起こらない

（文献8より引用）

表4 健康習慣

Breslowの7つの生活習慣[9]	森本の8つの健康習慣[10]
1．適切な睡眠時間をとる	1．身体運動，スポーツを定期的に行う
2．喫煙しない	2．過度の飲酒をしない
3．適正体重を維持する	3．喫煙しない
4．過度な飲酒をしない	4．毎日平均7〜8時間眠る
5．定期的にかなり激しいスポーツをする	5．栄養バランスを考えて食事する
6．毎日朝食を食べる	6．毎日朝食をとる
7．間食をしない	7．毎日平均9時間以下の労働にとどめる
	8．自覚的ストレス量が多くない

（文献2，p67，表13-2「健康習慣」より引用）

表5 ストレス対処行動評価

積極的対処行動	逃避的対処行動
・本を読んだり，人の話を聞いたりしてその問題についての解決法をみつける	・スリルや緊張感のある行為をする
・問題の原因を見極め解決に向けて行動する	・自分の気持とは反対に，はしゃいだり明るく振舞ったりする
・問題解決のために当事者や関係者と話し合ってみる	・おいしいものを食べたり，やけ食いをする
・今までの自分の態度や行動を変える	・買い物などをして気を晴らす
・信頼できる人に相談あるいは話を聞いてもらう	・物を投げたり，壊したりしてウップンを晴らす
・趣味，娯楽，運動，スポーツなどにより気分転換を行う	・問題にかかわりあった人に腹を立て，責任を転嫁する
	・異性のやさしさを求める
	・アルコールを飲んだりして憂さ晴らしをしたり，友人と馬鹿騒ぎをする

悩みがあったり，大きな問題を抱えたとき，日頃とっている行動に該当する場合を1点として加算し，指標化した尺度（宗像恒次による）（文献3，p69より引用）

◆ 6．おわりに

　心身医療の基本は，「気づき」と「セルフコントロール」である．症状である「ストレス状態」に対し，何が「ストレッサー」であるかに気づかせ，健全なストレス対処法を実行させることがポイントとなる．自殺の危険性が高い場合や統合失調症が疑われる場合は，早めに精神科医へ紹介することを勧める．

<文献>

1) 「ストレス診療ハンドブック（第2版）」（河野友信，吾郷晋浩，石川俊男，永田頌史 編），メディカル・サイエンス・インターナショナル，2003
2) 原谷隆史，川上憲人：労働者のストレスの現状．産業医ジャーナル，22（4）：23-28，1999
3) 河野友信，石川俊男：「ストレスの事典」，朝倉書店，2005
4) 「ライフスタイルと健康」（森本兼襄 編），医学書院，1998
5) 「ストレススケールガイドブック」，（財）パブリックヘルスリサーチセンター，2004
6) 「心と体を休ませよう 自律神経失調症」（山本晴義 監修），永岡書店，2002
7) Holmes, T. H. & Rahe, R. H.：The social readjustment rating scale. J. Psychosom. Res., 11：213-218, 1967
8) 村上正人 他：健常人のストレス状態に関する研究．心身医療，1（1）：72-82，1989
9) Belloc, N. B. & Breslow, L.：Preventive. Med., 1, 1972
10) 森本兼襄：「ストレス危機の予防医学」，NHK出版，1997

ストレス評価 の予備知識

　ストレスには，快ストレスと不快ストレスがある．適度なストレスは交感神経を活性させ，判断力や行動力を高める．セリエも「ストレスは人生のスパイスだ」と述べている．
　快ストレスは，たとえば運動によるストレスなどで，運動を行うと負荷が刺激となって体はさまざまな反応を起こす．それが適度であれば，爽快感を感じ，交感神経を活性化し抵抗力をつけるように働く．
　一方，不快ストレスとは，過剰で慢性的なストレスで，病気の原因にもなる．
　病気の一因にストレスがあることに気づいたら，ストレス対策をすることである．ストレス対策は，治療面だけでなく，これからの健康管理に役立つものであり，「一病息災」につながる．

第2章

基本的検査手技

第2章　基本的検査手技

01　静脈採血

小谷和彦

静脈採血（静脈穿刺も含む）は，最も基本的な手技・処置の1つである．ありふれた医療行為であるにもかかわらず，ややもすると先輩の採血スタイルをみようみまねで行い，我流で修練していくスタイルが従前であった．最近になって採血手順に関する統一的な基準づくりが進みはじめた．レジデントの時期に多くの経験を積めば，慌てることなく多様な静脈の状態や病態に即して実施できるようになる．
本項では，静脈採血のイロハはすでに修得済みとして，場数を踏んだ後に再確認すべき点について簡単に触れる．多くの人が経験してきたであろう通常の注射器（シリンジ）による吸引採血法とあわせて，真空採血管を用いた採血法についても記す（小児・新生児の採血については別項p121参照）．

◆ 1．被検者の確認　⇒ⓐ

採血時には被検者が本人であることを必ず確認する．思い込みで被検者のとり違えを起こすことのないよう，被検者に名前を言ってもらうのがよい（しかし，最近ではプライバシーを侵害する可能性が指摘され，リストバンドによる確認も増えている．勤務施設の方針を確認すること）．この姿勢はベテランになっても保ちたい．

ⓐ 検者が被検者に「○○さんですね」と名前を呼びかけると，間違っていても「はい」と答える人（特に高齢者）がいるので注意する．また同姓同名の者には生年月日などで確認する．

◆ 2．採血困難時の対処　⇒ⓑ

採血が困難な場合の対処法として一般的に以下の点があげられる．

1 肘正中皮静脈を浮き出させる工夫
・採血部位を蒸しタオルで温める（図1A）
・手を開いたり閉じたりする
・腕を心臓より低い位置に下げる（アームダウン）（図1B）
・手首から肘の内側にかけてこする
・こぶしで軽くたたく

2 肘正中皮静脈で採血しにくいときの考慮
手甲，上腕，手首の周り，場合によっては足の表在静脈からの採血も考慮する．両腕で血管の分布が異なる場合があり，表在血

ⓑ 1つの血管にこだわり過ぎることなく，他の採血しやすそうな血管を探すことも肝要である．
皮膚炎のある部位は避けた方がよい．また，患肢にリンパ浮腫のある場合やリンパ節切除後の場合には，患肢が穿刺可能か否かを主治医に問う．

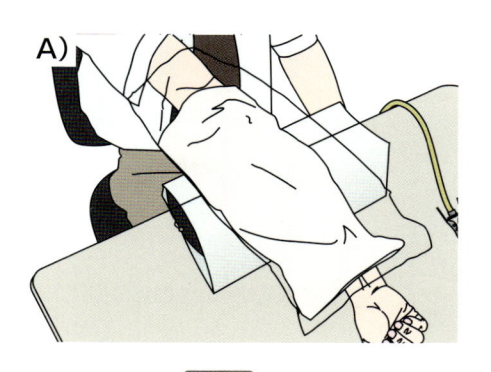

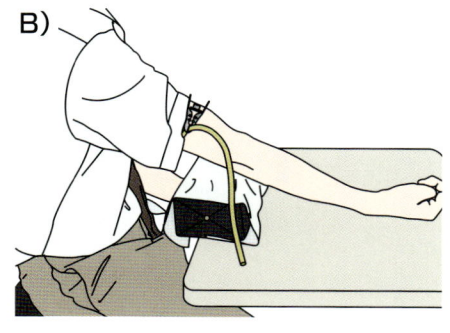

図1　採血困難時の対処
A) 採血部位を蒸しタオルで温める，B) アームダウン

管の位置には個人差が大きい．なお，肘橈側皮静脈と肘尺側皮静脈が同等に触れる場合，神経・動脈損傷の可能性を回避するため，前者での採血を優先する．

3. 駆血帯の締め方

　言葉では伝えにくいことの1つであるが，場数を踏むにつれ，駆血帯の締め方の程度（加減）は徐々にわかってくるであろう．静脈を浮き立たせようとして，何でもかんでも駆血を強くすればいいと思ってしまうことはないだろうか．締め過ぎると被検者の苦痛の増大のみならず，動脈までも締めつけてしまい，かえってうっ血しにくくなる．駆血帯を巻いていても手首の脈拍は触れる程度とする．

　また，収縮期圧より高い圧で駆血帯を長時間にわたって締めると，水分や低分子物質は血管内から間質に移行し，細胞成分は血管内に留まるために血液濃度が上がる傾向を示す．

4. 採血時の注射器の固定 （図2）

　採血時における注射器の固定は重要である．通常のシリンジを用いた採血で注射筒を引くときには案外と力が要る（→**C**）．注射器を固定する手と注射筒を引く手の力配分の均衡がとれるようになってくると，円滑な採血ができる．初学の頃にはこの均衡が難しく，注射器が固定されずに自然と血管から針先が引き抜けてしまうことがあったのではないだろうか．血管の中で注射針がどのような位置にあるかが頭にイメージできるようになり，吸引時の力配分がうまくできるようになると，注射器は固定される．

C この吸引時に手を持ちかえないのが基本

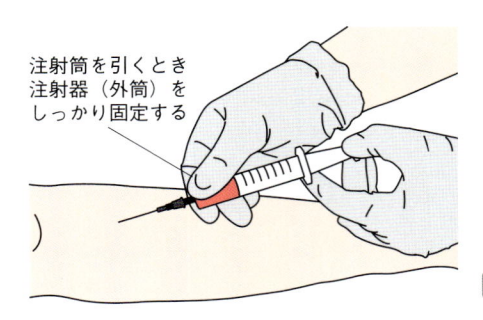

図2 採血時の注射器の固定

◆5. 試験管への分注 ➡ⓓ

　シリンジ採血後の試験管への分注については通常，血算用，凝固系，血沈用，血糖用などの順に分注し，最後に血清・生化学用に分注する．なお，真空採血時に採血管を連続して入れ換える際にはまず血清，生化学用の順で，続いて凝固系，血算用とする．

◆6. 真空採血管による採血 ➡ⓔ

　真空採血管を用いた採血法の場合，採血針（皮膚を通して静脈を穿刺する針），ホルダー，穿刺針（ホルダー内で採血管を穿刺する針），採血管がそれぞれ用意される．現在，**採血管からの血液の逆流による被検者の感染の可能性**（p120，＊1参照），また血液汚染をきたしたホルダーを経由する交差感染の可能性が問題視されている．この回避を主眼に以下のような手順で行う．

1 手順

　採血に際しては基本的にゴム手袋を着用する．また，事前に採血管の穿刺部を消毒する．

❶ ホルダーに採血針をとりつける
❷ 駆血帯を腕に巻く（p120，＊2参照）〔消毒は必ずしもしない．消毒するとしたらよく乾燥させる（真空により消毒液も採血管に吸引される可能性も指摘されている）〕
❸ 採血針を静脈に刺入し，ホルダーを固定する
❹ 室内温度とした採血管をホルダー内に押し入れ，血液の流入を確認する
❺ 必要量の血液を採取した後に，採血管をホルダーから抜く ➡ⓕ
❻ 次の採血管がある場合，順次採血管を換えて血液を採取する ➡ⓖ
❼ 採血中は，採血管内の穿刺針が採血した血液に接触しないよう

ⓓ シリンジ採血による分注では針刺し事故のリスクが高まるので注意する．凝固系検査では，液状凝固試薬と採血した血液との混合比を守らないと検査値が正しくなくなりうるので注意する．

ⓔ 採血管の底を穿刺部位より下にして採血することは血液逆流防止の基本である．

ⓕ ホルダーのつばを支点として採血管の押し入れ・抜去を行う（ホルダーの固定のため）．つばを軽視して，採血管の底のみを押し入れると針先が思わず動いて，血管などを損傷する可能性があるので注意する．

ⓖ 注意：シリンジ採血と異なり容量の大きい採血管（生化学など）から順に採血する（穿刺時に真空により混入する皮下組織の低減のため）．

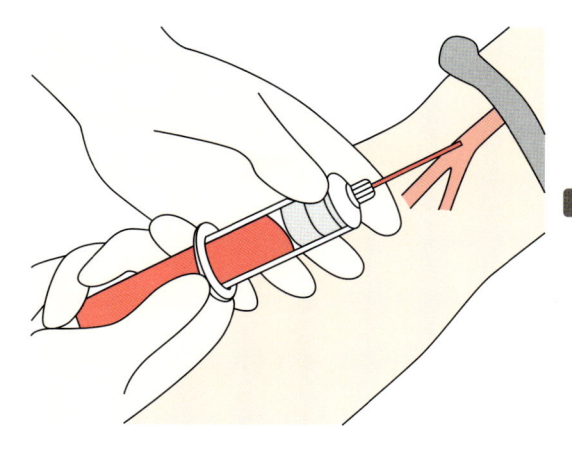

図3 真空採血法

採血に際しては，被検者の腕・穿刺部位また採血管が下向きになっている（**ホルダーの採血管挿入部上端が穿刺部位より下向きに保持されている**）ことを確認する．採血針の位置が変わらないように固定する．採血管の採血規定量に達し，管内の陰圧力がなくなったらまず採血管を抜く．ついで駆血帯をはずし，採血針を抜く

にする
❽ 駆血帯をはずす
❾ 消毒綿または乾綿を穿刺部位に軽く当てた状態で針を抜く
❿ 静脈穿刺部を圧迫止血する

2 注意点

ホルダーは，被検者ごとに交換することを原則とする（p120，＊3参照）．
その他には以下のような点に留意する．
① 被検者の腕・穿刺部位と採血管が下向きであることを確認する（図3）
② 採血の血流が停止したら，直ちに採血管をホルダーからはずす
③ 採血針を抜くまで被検者の血管を圧迫したりむやみに動かしたりしない
④ 翼状針チューブを用いて採血する場合，採血管の位置が上下に動かないようにする
⑤ 中心静脈や体外循環回路からは採血しない

◆ 7．採血関連トラブル防止対策

採血に関連したトラブルは，稀ではない．次のような点に留意することが，その予防と事後早期対処につながる．
① 採血直前の声掛け：患者さんに穿刺部位を告げてから操作に入る．口頭麻酔（例：「ちょっと痛いかもしれません」など）も忘れずに
② 採血中の状態の観察：迷走神経反射などで気分の不快感を訴える患者さんもある．採血操作のみに夢中にならず，コミュニケーションをとりながら採血を進める．痛みの程度の確認もする ➡ ❻

❻ 採血に失敗したら，基本的には素直に謝るべきである（よく，患者さんの"血管"のせいにした発言をする医療者を見聞する）．

③ 採血後の止血の確認：止血後3〜5分は穿刺部位を押さえてもらい（「もまない」ように伝える），血液が皮下や皮膚に漏れていないことを確かめる
④ 針刺し・感染防止への配慮：針を院内の針刺し・感染防止マニュアルに則って処理し，感染情報ラベルを貼付し，手洗いを励行する（ここまでが一連の採血操作と心得るべき）．針刺し予防には，採血場所を整理・整頓すること，針の処理時にリキャップをせず，セーフティボックスに直に廃ること，感染性廃棄物の分別を遵守することが有効である ➡ ❶

❶ 針刺し事故が生じたら，まず，即座に血液をしぼり出し，顔面に血液が付着したら洗浄し，責任者に報告する．院内のマニュアルを一度は確認しておくべきである．

〈文献〉

1) 勝田逸郎 他：真空採血管の安全性の検討．臨床病理, 51（補）：166, 2003

真空採血管を用いた採血に関する 予備知識

＊1 駆血帯を巻くと，採血部位の静脈圧は高くなる．真空採血管で採血するとその上昇した静脈圧と平衡になるまで採血管内に血液が流入する．採血終了後，この状態で駆血帯をはずすと静脈圧は一気に平常圧まで低下し，相対的に高い圧力となった採血管内に満たされた血液が逆流する可能性がある．すなわち，採血管内の内容物が被検者の体内に逆流するおそれが指摘されている[1]．**逆流防止には，採血終了後に採血管をホルダーから抜いた後で駆血帯をはずす，または採血針を静脈に穿刺してホルダーに押し入れた採血管内に血液が流入しだしたらすぐに駆血帯を緩める（採血針を静脈に刺したら採血管を押し入れる前に駆血帯をはずすことを奨める者もいる）ことが必要である．**また，逆流防止には採血管の温度変化にも注意する．温度変化は採血管内の圧の変化をもたらし，逆流の一因になる可能性がある．

＊2 駆血帯は1分以上巻かない．静脈を探すために駆血帯を巻いた場合，穿刺前に駆血帯を一度はずし，2分経過してから巻き直す．駆血帯を長時間巻くと血液凝固や血液濃縮が生じ，タンパク濃度や血液細胞数が偽高値になったり，また血液の組織内浸潤から血腫が生じたりする影響も出る．

＊3 採血管をホルダーに押し入れると，穿刺針を覆うゴムチップ（ゴムカバー）に穴があき，そこから血液が遺漏してホルダー汚染につながる．また，ホルダー内の付着血は採血管の外壁を汚染する．この危険は採血時の静脈圧が高いほど大きいとされる．採血管が汚染された場合，アルコール消毒を行い，手袋を換えるなどの対処をする．

第2章 基本的検査手技

02 小児・新生児の採血法（動脈・静脈）

小森一広

> 小児一般の採血については，成書に表記されていないことも多く，ガイドラインがあるわけでもない．しかし，採血・点滴手技は小児科の仕事で最も基本となる手技である．暴れたり泣いたりする子供の対処では，ときに患児だけでなくつき添いの家族や外来待ちの他患の気持ちなど，気に留めるべきポイントが数多くある．それらについて順次解説する．

1. 採血の準備 →ⓐ

採血に臨む際に最も重要なのは準備である．これは過度に行う方が準備不足よりはましである．具体的には，患児が手技についてどの程度理解をしてくれているか，いずれの方法が適切であるか，手技に際しどれだけの拘束を必要とするか，介助者は何人必要かなどを判断し，準備を行う．「まぁ大丈夫だろう」という気持ちは失敗を呼び，被験者のみならず家族からも非難の目を向けられることとなる．

2. 採血量 →ⓑ

小児・新生児の場合，絶対的な循環血液量の少なさから（1 kgあたり80 mℓ程度）採血量が制限されてしまう．しかも多くの新生児の場合，ヘマトクリットが60％を超える場合もあり，多血傾向で血液の粘性が高いため，採血が難しく血液量も獲得しにくい．逆に乳児期になると貧血傾向となっており，採血することで医原性に貧血を悪化させることもある．

検査測定機器ごとに必要な血液（血清）量が異なるため確認しておく．必要最低量で採血した場合，再検査や追加検査ができないので若干の余裕がもてるとよい．

ⓐ 処置中の声（泣き声，叫び声など）は待っている患者にも伝播し，以降の外来が続けにくくなることもある．採血や注射，診察というものは当たり前だがあまり泣かせるものではない．そのために以下のようなことを行うとよい．
例）・キャラクターの陳列
・子供に優しい雰囲気づくり
・スムーズな連携
・上手な保護者への説明

ⓑ 採血量は再検査用に倍量表記していることが多い．絶対必要血清量は半量程度でよいものがあるが，再検査不能と釘を刺されることがある．不足して2回目の採血をするのは避けたいものである．

◆3．採血部位の選定（静脈採血）

1 肘正中静脈

　最も適した採血部は肘正中皮静脈である．その内外側にある橈側皮静脈や尺側皮静脈，末梢側である前腕正中皮静脈も探索し，最も太い血管を選択するとよい． ➡ⓒ

　深く刺入し動脈を穿刺する場合もあるが，逆血してきた場合は採血を続行し終了後にしっかり止血を行えばよい．手元をずらすと周囲の神経などを傷つけたり，大きな内出血をつくったりするので注意したい． ➡ⓓ

2 手背静脈

　次の選択は手背静脈である．小児にとって留置針維持の第一選択場所であることから，留置針を用いて採血を行うのもよい．逆流防止弁がついている場合には，刺入後の留置針に直接または延長チューブをつけた注射器を接続し，ゆっくりと小さく一定の陰圧をかける．強い陰圧は血管内を虚脱させ採血が困難になるだけでなく溶血を引き起こす．逆流防止弁のない留置針であれば，採血容器の蓋を取り去り，「ポタポタ」と自然滴下させて採血してもよい．接続部が不潔にならないように注意する．留置針の先を皮膚の上から圧迫することで血液の出方をコントロールできるので，周囲の血液汚染も少なく有用である． ➡ⓔ

3 足背部・足底部

　次の選択は足背部になるが，歩行可能な患児の場合足の力が強いので固定が困難であり，歩行前の乳児期にしか勧められない．足底部の採血は下記別項を設け説明する．
➡ⓕ

◆4．動脈採血

　動脈採血は麻酔などで眠っているか，採血について同意をとれる患児以外は基本的に避ける．行うならば固定しやすい大腿動脈か上腕動脈，大きい子供であれば橈骨動脈を使用する．動くかもしれないという念頭で，採血部位の近くを固定してもらう．患児が不安にならない程度でよい．すんなりと成功すれば，次回の固定は不要となることが多い．

　動脈採血で得られる情報のうち，酸素分圧に関しては経皮的酸素飽和度で代用できる．動脈測定値と若干の差があるにせよpH，base excess，pCO_2は静脈測定値の方が観察しやすい．さらに簡便という意味では最後の項に述べる足底採血が動脈血・静脈血の代わりとして頻用されている．特に新生児・乳児では有用である．

ⓒ 指先を立てて皮膚を押すよう圧迫をしながら空洞のチューブらしき構造物を探す．探しあてた後は，横に滑らせながら太さを確認する．血管の近位部‐遠位部で同様の作業を行い，走行を確認するとよい．確認後はボールペンなどで印をつけ，視認するのも手である．

ⓓ 血管走行を考えながら，血管直上からゆっくりと刺入する．刺入部は不潔になるのでもちろん触れてはいけないが，血管に対する針の穿刺目標点に左手を置き，目標をもちながら針を進めていく．血管を触れているのであれば必ずヒットするはずである．

ⓔ 外来で点滴不要，肘部静脈から採血困難と思われる患児に対しては，21〜22Gの注射針で手背を穿刺し，自然滴下の採血法を最も頻用している．深く刺しすぎると流出速度・流出量が多くなり周囲を血液で汚染させ，過量に採取してしまうことがある．

ⓕ 前述のすべての方法が適さない採血困難例の場合，外頸静脈を選択する．駆血は不要だが，安全に採血するためにはしっかりとした固定が必要である．採血自体は容易で途方に暮れたときにはついつい目が行ってしまう．しかし，その様子は力任せで，採血後の止血もみた目が悪いことから避けたい採取部位である．

◆5. 足底採血（図1）

　足底採血では皮膚の小動脈と毛細管血，間質液や組織液が混合した体液が得られる．穿刺前に足底部を加温（44℃以上にしない，10分以上は加温しない）することで動脈成分が増加するため，採血も容易になり検査値も信頼できる．深く刺すことで踵骨など傷つけないように，穿刺刀（ランセット）を使用するとよい．ない場合は18Gの針などを流用する．踵の内外側どちらでも採血は可能で，絞り出す必要がない程度の傷をつける．絞りすぎると溶血し，データ自体が不適当となる．軽く手指で駆血し足裏を撫で擦る感じで血液をゆっくり集め，専用の容器に収集する．強く絞ると採血後に皮下血腫を生じ，その後の採血を妨げるだけでなく，組織液の増加を起こしデータの信頼性を失ってしまう．➡ⓖ

　注意点は採血時にアルコールで消毒をした後は，しっかり乾燥させるか清潔なガーゼで拭き取るようにすることである．アルコールが血液と混じると溶血を起こし，データの変化が起こり，血糖などの数値が高く出てしまうことがある．採血の最初の血液は組織液の混入量が多いので拭き取り，流れ出る血液を収集するようにする．動脈血としてだけでなく，血算用，生化用などの専用の容器があるので，採血量を少なくすることができるうえ，容易

ⓖ 新生児室での研修を受けたことのない読者には想像するのが困難であろう．足関節を屈曲させて全体を覆うように足部を固定し，踵骨側面を消毒したあとランセットで穿刺する．穿刺部からの最初の流出血液を清潔ガーゼで拭き取った後から採血を行う．自然と流出するならそれに任せて採血を行う．穿刺面を可能な限り水平に保つと皮膚を伝っての血液のロスが防げる．流出が少ない場合，足部を全指で軽く包み込むように駆血（牛の乳搾りの要領で足部全体を軽く擦るか圧迫する）すると血液が収集しやすい．1回1回駆血を緩め，足部への血液流入を妨げないようにしてくり返す．

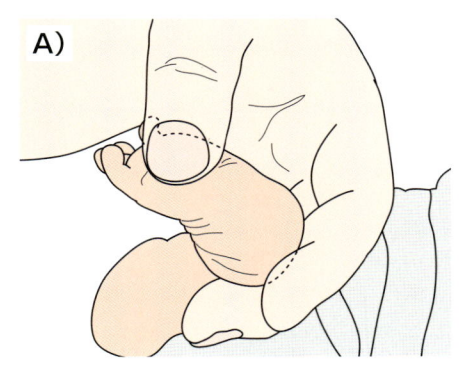

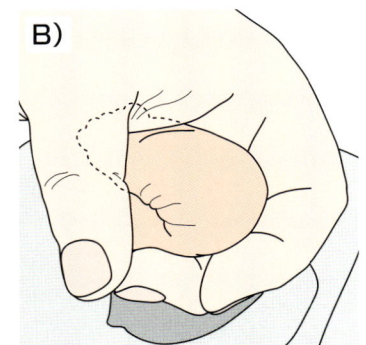

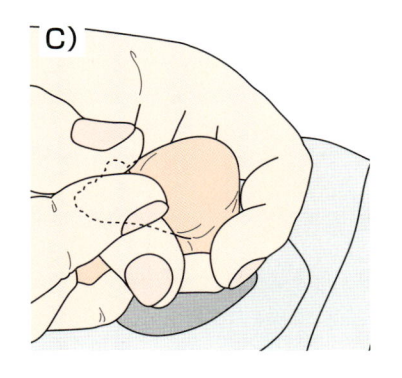

図1　足底採血法
A），B）：足底部をゆっくりと包み込むように固定をする．穿刺刃（ランセット）または18G注射針などで穿刺し，ゆっくり軽く搾り，採血を行う．深く刺しすぎないよう注意する．踵骨の内・外側を刺すと採血しやすい．

に行える．歩行している患児の場合，歩行時に痛みがあるので避ける方がよい． ➡ⓗ

〈文献〉

1）「NICUマニュアル」（新生児医療連絡会 編），金原出版社，2001
2）仁志田博司：「新生児学入門」，医学書院，2004

ⓗ 20歳の寝たきりの患児に足底採血を使用した経験はあるが，せいぜい2～3歳くらいまでである．足底採血値はその性質上静脈血値とは若干違う（組織液混入による電解質の変化，ヘモグロビン濃度の変化，溶血性変化の増強）ことを知っておく必要がある．異常に気づいた段階で早急に小児科医と連絡をとることが重要である．

輸液確保に関する 予備知識

〈骨髄輸液〉

　小児の一次・二次救急救命処置（Pediatric basic and Advanced Life Support 2005）や成人のJATECなどにおいて，ショックや外傷時の緊急時の輸液確保において迅速に血管が確保できない場合，安全かつ有効に輸液負荷や薬剤投与，検査用採血ができる処置として骨髄輸液が推奨されている．抗生物質投与や膠質輸液，輸血も可能である．その他の部位の確保までという短時間の使用なら，骨髄炎や局所の炎症という合併症はあまり問題にならない．

　JATECでは中心静脈穿刺に準じて清潔操作を行い，脛骨結節の1～2cm遠位の内側部で比較的平坦な部分を選んで穿刺するよう指導されている．その際，骨端線を破損しないように，足側にやや斜めに刺入する．骨皮質を貫くと抵抗感が消失し，針から手を離してもしっかり固定されている状態となる．生理食塩水10m*l*程度を試験的に注入し，注入困難や周囲の腫脹がなければ，輸液路として使用可能である．注入困難や腫脹が出た場合は，対側の脛骨部を使用する．

　専用の骨髄内輸液針を使用すれば簡便であるが，18～20Gの注射針，検査の骨髄穿刺用針なども使用できる．穿刺部位としては大腿骨（転子窩）や上腕骨，鎖骨なども可能である．

第2章　基本的検査手技

03 中心静脈穿刺（中心静脈圧測定など）

森脇龍太郎

中心静脈カテーテルは，高カロリー輸液，中心静脈圧測定，薬剤投与の確実なルートなどとして頻用され，臨床的に非常に有用であるが，中心静脈穿刺時にさまざまな合併症をきたす可能性があり，ときに致死的ですらある．したがってレジデントが単独では行ってはならない手技と言えるが，ポストレジデントにとっては完全にマスターしておかなければならない手技でもある．今後エコーガイド下での穿刺が主流になる可能性があるが，これに関しては紙面の都合もあり簡単に述べるにとどめ，旧来のいわゆるlandmark法によって，臨床上安全確実に中心静脈を確保するコツを中心に述べる．

◆1．挿入時の清潔操作

中心静脈穿刺時の清潔操作のレベルは，手術手技と同等の清潔操作が必要とされ（マキシマムバリアプレコーション），空気清浄環境の下で行い，滅菌手袋，滅菌ガウン，大きめの滅菌ドレープと帽子，マスクの着用は必須とされる．

◆2．アプローチ部位　→ⓐ

鎖骨下静脈，内頸静脈，外頸静脈，大腿静脈，肘静脈などを使用する．救急領域では，①アクセスがよい，②気胸，血胸などの重篤な合併症が少ない，などの理由で右内頸静脈が好んで選択される．

1 内頸静脈穿刺（図1）→ⓑ

通常は右側を選択する．頭を左側に向け，頸はやや後屈させ，軽いTrendelenburg体位とする．

胸鎖乳突筋の鎖骨枝，胸骨枝，および鎖骨でできる三角形の頂点付近より皮膚を穿刺する．総頸動脈を利き手でない方の手で触知しながら，その外側を乳頭方向に向かって45°程度の角度で1～2cm穿刺すると内頸静脈に到達する．

また内頸静脈の拍動が視診にて観察される場合は，皮膚穿刺部位はその直上でよい．

ⓐ 心肺蘇生中の薬剤投与ルートは末梢静脈で十分であるが，確保できない場合は大腿静脈からのアプローチをまず行う．鎖骨下静脈や内頸静脈は，心肺蘇生の妨げになるので行わない方がよい．

出血傾向がある場合は，動脈穿刺による圧迫止血ができないので，鎖骨下静脈穿刺は避ける．

重症呼吸不全・心不全患者やhigh PEEPを必要とする患者では，気胸を合併しやすい鎖骨下静脈穿刺は避ける．

ⓑ 穿刺時に，時間がかかると次第に穿刺角が小さくなりがちであるが，内頸静脈穿刺でも気胸や血胸の合併がありうるので，なるべく穿刺角を大きくとるよう心がける方がよい．左内頸静脈と左鎖骨下静脈の合流部（静脈角）に胸管が注ぐため，左内頸静脈穿刺はなるべく避けた方がよい．やむなく施行する場合，あまりに深くあるいは外側を穿刺しないように注意する．

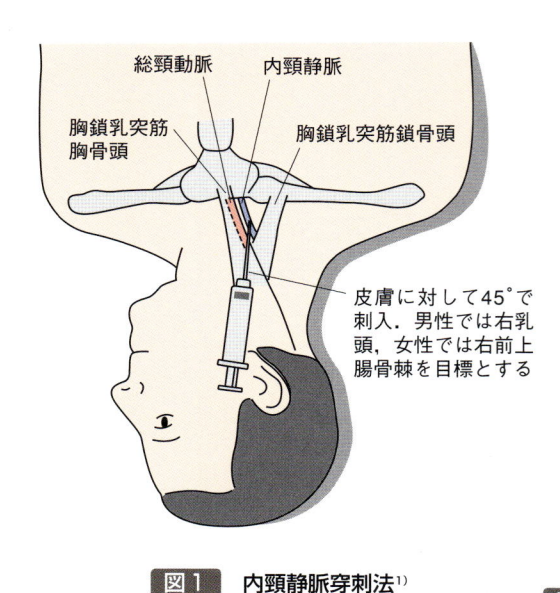

図1 内頸静脈穿刺法[1]

図中ラベル：総頸動脈／内頸静脈／胸鎖乳突筋胸骨頭／胸鎖乳突筋鎖骨頭／皮膚に対して45°で刺入．男性では右乳頭，女性では右前上腸骨棘を目標とする

図2 頸部超音波検査（頭側から尾側へ見た図）
胸鎖乳突筋の鎖骨頭と胸骨頭の分岐部直下

図中ラベル：胸鎖乳突筋／総頸動脈／アテローム／内頸静脈

2 鎖骨下静脈穿刺（図3）→ⓒ

通常は右側を選択し，体位は内頸静脈穿刺時と同じである．

鎖骨下静脈および鎖骨下動脈は，ともに鎖骨と第1肋骨の間を通り，第1肋骨に付着する前斜角筋の前後に位置する．**前斜角筋が第1肋骨に付着する部分は結節状**となっており，胸鎖乳突筋の鎖骨頭の後方から内下方に示指を挿入すると，触知することが可能である場合が多く，ここがdeep landmarkとなる．ゆえにこのdeep landmarkが触知可能な場合は，そのやや前方に向かって刺入すればよいわけであるが，触知できない場合は胸骨上切痕をめざして進入していくことになる．

皮膚の刺入部は，鎖骨の中間部よりやや外側で鎖骨のやや下方がよいが，あまり厳密に考える必要はない．その後は鎖骨下に接するように，なるべく角度を浅くして（20°以下）挿入すると，気胸などの合併症は回避できる．

なお，鎖骨上アプローチは，気胸の発生頻度が高く，ほとんど用いられない．

3 外頸静脈穿刺 →ⓓ

外頸静脈は頸上部で胸鎖乳突筋の表層を内側から外側へ斜めに横切った後，深層に入っていって鎖骨下静脈にやや鋭角に合流する．したがって穿刺が容易で気胸の危険がなく，止血が容易であるなどの利点があるが，カテーテルを進めるのが困難であること

超音波検査によって内頸静脈を描出し，深さや総頸静脈との位置関係を把握してから穿刺すると，すんなりと静脈確保できる．エコーを当てながらリアルタイムで穿刺するとさらに成功率は上がる．ただし皮膚表面を強く圧迫すると内頸静脈が圧迫され，内頸静脈が圧排されてしまうので，探触子は皮膚に軽く触れる程度とする（図2）．今後はエコーガイドによる中心静脈穿刺が安全面から主流になっていくものと考えられる．

ⓒ 鎖骨下静脈アプローチによる内頸静脈へのカテーテルの迷入を避けるためには，穿刺針の先端が鎖骨下静脈に入った後，反対側を向いていた頸部を穿刺側に戻したり，肩関節を頭側に押し上げるなどの処置を行ったうえでガイドワイヤーを挿入するとよい．内頸静脈にカテーテルが迷入したと考えられる場合は，助

図3 鎖骨下静脈穿刺法[4]

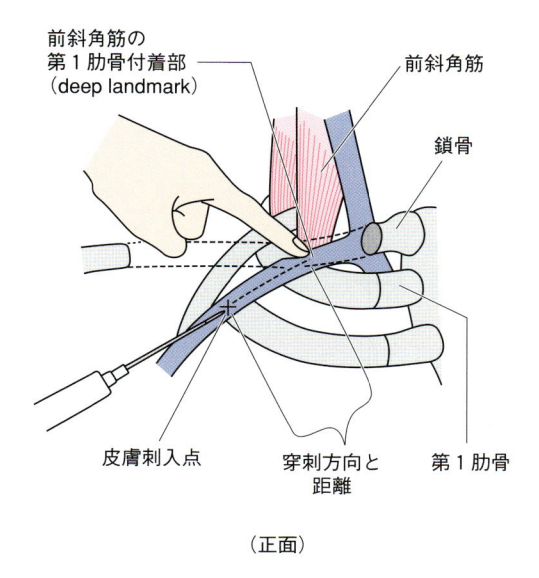

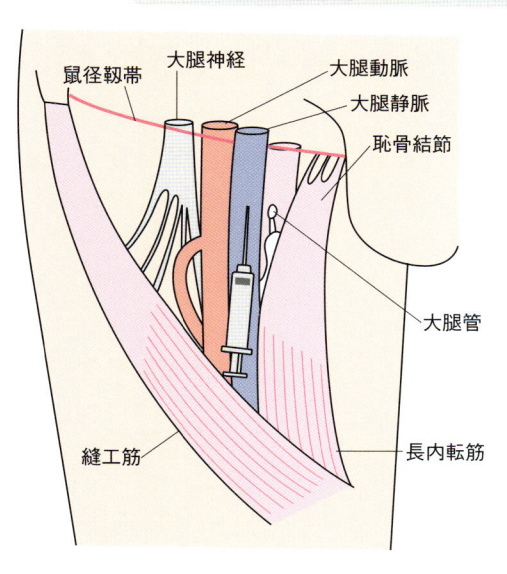

図4 大腿静脈穿刺法[1]

が多いとされ，あまり好んでは用いられない傾向にある．しかし，Seldinger法を用いて，ガイドワイヤー挿入時に肩をもち上げたり（いかり肩の姿勢），上腕を90°以上外転するなどすればほぼ問題は解決される．

外頸静脈は周囲の組織とほとんど結合していないため可動性が大きく，太い針で穿刺すると逃げられやすい．左手の示指または中指で鎖骨上部をしっかり押さえて静脈を怒張させ，中枢側の皮膚を母指でやや引き気味に押さえることでテンションをかけて固定し，針は20°〜30°くらいに寝かせて穿刺する．

ガイドワイヤーはJ部分を内側に向けて挿入するのがコツである．

4 大腿静脈穿刺（図4）→ⓔ

右鼠径部が好んで用いられる．**大腿静脈は鼠径靱帯より末梢側で大腿血管鞘の中にあり，外側から大腿神経，大腿動脈，大腿静脈の順に並んでいる．**

大腿動脈は上前腸骨棘と恥骨結合を結ぶ線上の内側1/3の部分にあり，大腿静脈はその内側1cm程度のところを並走している．下肢を少し外転させ，**鼠径靱帯より3〜4cm尾側**より穿刺する．大腿動脈を外側に圧排するようにして針を進めると，通常は2cm程度で大腿静脈にあたる．

手に内頸静脈付近の音を模型聴診器で聞いてもらいながらすみやかに血液や生理食塩水を注入する．それによって雑音が聴取される場合は，内頸静脈にカテーテルが迷入している．

鎖骨下静脈穿刺は気胸の可能性が高く，片側のアプローチに失敗したら，反対側からのアプローチはなるべく避けた方がよい．両側気胸を起こすことがあるからである．

ⓓ 外頸静脈が怒張している場合は，挿入が容易であり，動脈穿刺や気胸の可能性のないことから，筆者は第1選択と考えている．

ⓔ 鼠径靱帯より"3〜4cm尾側"という点が重要である．近すぎると大腿静脈を穿刺する前に腹腔穿刺をしてしまい，遠すぎると大腿動脈と大腿静脈の間に隙間ができてしまい，穿刺がやや困難となる．感染や静脈血栓の可能性が高く，長期間留置には適さない．

◆3. 具体的手技

ガイドワイヤーを介して挿入する方法（Seldinger法）および外筒針（カニューレ）を介して挿入する方法とがあるが，合併症の少なさ，手技的容易さなどから最近は前者が主流となってきている．

1 Seldinger法

穿刺するルート全体を十分に局所麻酔した後，穿刺針に注射器をつけて，軽い陰圧をかけながら挿入する．持続的に血液の逆流が認められたら，針の先端は確実に血管内にある．それを確認した後にガイドワイヤーを針内に挿入する．抵抗があればガイドワイヤーを抜去し，針に注射器をつけて血液の逆流を確認し，確実に針先が血管内にあるかどうかチェックする．

ガイドワイヤーを抜去する際にも抵抗がある場合は，抜去に伴う塞栓を避けるため，ガイドワイヤーと針を一緒に抜去する．ガイドワイヤーが確実に血管内に留置されたら，針を抜去し，カテーテルの通過を容易にするため，刺入部の皮膚に小切開をおく．ダイレーターをガイドワイヤーを通して挿入してルートを拡大した後，カテーテルをガイドワイヤーを通して挿入し，ついでカテーテルを残してガイドワイヤーを抜去する．

2 外筒つきカニューレ穿刺法

途中まではSeldinger法と同様である．持続的に血液の逆流が認められたら，針全体を2〜3mm進め，利き手ではない方の手で外筒をしっかりと固定して，利き手で内針を抜去する．残った外筒に注射器をつけて，血液が十分逆流することを確認したら，外筒の内側からカテーテルを挿入する．

◆4. 合併症

気胸，空気塞栓，不整脈，血管損傷（動脈瘤，血胸など），感染などがある．

◆5. 中心静脈圧測定

右房の位置すなわち右中腋窩線と第4肋間の交点を基準点として，水柱マノメーターあるいは圧トランスデューサーによる測定を行う．中心静脈圧は右心系の前負荷を反映し，その経時的測定は循環血液量や心機能の評価に有用である．正常値は3〜8 mmHg（5〜10 cmH$_2$O）である．

---

f 空気塞栓防止のため，中心静脈に挿入された針やカテーテルには必ず「ふた」をしなければならない．針には注射器をつけ，カテーテルはキャップや指先で覆う．

空気塞栓は，Seldinger法ではガイドワイヤーを抜去してから「ふた」をするまで，外筒つきカニューレ穿刺法では内針を抜去してから注射器をつけるまでや，注射器を外してからカテーテルを挿入するまでなど，血管が外界と交通するときに発生する．これを防ぐコツは，皮膚から露出しているカテーテルや外筒を左手の示指と中指で挟んで，ガイドワイヤーや内針を抜去した瞬間に母指で仮の「ふた」をすることである．母指による仮の「ふた」を長時間行わなければならない場合は，注射器やキャップでしっかりと固定する．こうすることによってリスクを最小限に減らせる．

ある程度試みてもうまくいかない場合は（救急現場では10分が限度でしょう），潔く他の術者と交代する．

<文献>

1) 中心静脈カテーテル挿入.「内科救急プロトコール(第2版)」(森脇龍太郎,上原 淳 監訳), pp357-365, メディカル・サイエンス・インターナショナル, 2003
2) 血行動態のモニタリング.「MGHクリティカルケアブック(第3版)」(稲田英一,槇田浩史,四津良平 監訳), pp3-21, メディカル・サイエンス・インターナショナル, 2002
3) 山本五十年 他:中心静脈圧の確保と中心静脈圧測定. 救急医学, 24:1199-1204, 2000
4) 森脇龍太郎:血管確保.「ベッドサイドデータブック」, pp16-19, 羊土社, 2000
5) Milling, T. J. et al.: Randomized, controlled clinical trial of point-of-care limited ultrasonography assistance of central venous cannulation: The third sonography outcomes assessment program (SOAP-3) trial. Crit. Care Med., 33:1764-1769, 2005

中心静脈穿刺の適応 の予備知識

① 中心静脈圧の測定
　・大量補液が必要な場合
　・乏尿や低血圧の際に輸液負荷を行う場合
　・循環血液量の多寡の判断がつきにくい場合
② Swan-Ganzカテーテルや一時的ペーシングリードを挿入する場合
③ 薬物投与や中心静脈栄養のルート確保
④ 点滴静注のための適当な末梢静脈が確保できない場合

第2章　基本的検査手技

04　グラム染色

藤本卓司

- グラム染色は臨床医にとって必須の基本技能である
- グラム染色は待ち時間のない"流れ作業"であり，ほんの数分で行える
- 染色液の接触時間は10秒と短くてよく，火炎固定もたいてい省略して構わない
- 症例ごとにグラム染色を欠かさず行えば，技能のレベルは数ヵ月でプラトーに達する

◆ 1. 検体の採取と保存　→ⓐ

検体採取のための最大限の努力を惜しまない．

喀痰がうまく得られないとき，いくつかの方法がある．①ティッシュに包んでごみ箱に棄てた痰がないか尋ねる．②3％高張食塩水の吸入を試みる．③喀出力の弱い患者ではあらかじめ経鼻で咽頭まで進めた吸引チューブを，喉頭鏡で軽く喉頭展開をしながら攝子でつまんで声門下に進めて吸引する．

ⓐ 喀痰のグラム染色はごみ箱に棄てられたティッシュの検体でも構わない．唾液部分がティッシュに吸われて喀痰部分がちょうど卵の黄味のように紙に残る．ティッシュを広げると，まるで「染めてください」と言っているようにさえ見える．

◆ 2. 準備　→ⓑ

必ず手袋を着用する．けっして素手で行わない．

プレパラートに基本事項（患者名，日付，検体名）を記入する．これを忘れると後でどの患者の検体かわからなくなる．培養結果を受けてもう一度その検体のグラム染色像を見直すことがよくあるので，プレパラートは治療が完了するまで残しておく．

ⓑ グラム染色は患者の検体（＝体液）に触れる行為であるから，標準予防策を適用する．つまり，手袋を必ず着用しなければならない．

◆ 3. グラム染色の方法　→ⓒ

1	塗沫	スライドグラス上に検体を薄く塗抹する
2	乾燥	ドライヤーの温風で乾燥させる
3	火炎固定	たいてい省略できる．塗沫面を上にして火炎の上を3回通過させる
4	染色	① クリスタルバイオレット：10秒 　→水洗

ⓒ クリスタルバイオレット，ルゴール，サフラニンはいずれも10秒間でよい．テキストによっては60秒と記載されているが，10秒間でも十分きれいに染まり上がる．気の短い臨床医にはありがたい短さである．

04　グラム染色

　　　② ルゴール　　　　　　　　：10秒
　　　　→水洗
　　　③ アルコール　　　　　　　：20〜30秒
　　　　→水洗
　　　④ サフラニン　　　　　　　：10秒
　　　　→水洗
5 乾燥　　　濾紙を軽くあてて水を吸収した後，ドライヤーで乾燥する
6 鏡検　　　肉眼にて紫色→赤色への境界部分が中央になるよう置く
　　　① 弱拡大（×10×10）：多核白血球の多い部分を探す
　　　② 強拡大（×10×100）：オイルを1〜2滴落とし，観察する

◆ 4. 各段階での工夫

1 塗抹

1）喀痰 ➡ d

- 喀痰は容器を逆さにして紙の上にそのまま落とした後，肉眼的に膿性の部分を綿棒の折口や爪楊枝ですくい上げる．量は2 mm立方程度と少なめにする．スポイドでの吸引は厳禁である．
- すくい上げた検体をスライドグラス上でできるだけ**薄く膜状あるいは樹枝状に広げる**（**図1**）．広げる方向を交差させたり，スクランブルエッグのように混ぜたりしない

2）他の検体 ➡ e

- 尿や髄液など液体の検体は，1滴だけをスライドの上に落とし，大きく広げないようにする
- 採取後，長時間放置すると細菌や白血球は底に沈殿する．上澄みを染色しないよう，スポイドで底部から1滴分を採取して用いる

d 喀痰をスピッツからスポイドで吸引することは厳禁である．せっかく良質の喀痰であっても唾液と混じり合ってしまうからである．

e 尿では少なめの一滴をスライドグラスの上に落とす．その方が速く乾燥させることができる．滴数が多いと乾燥に手間取ってしまう．髄液では含まれる菌量が少ないことがあるので，大きく広げすぎると鏡検のときに見落とす危険がある．

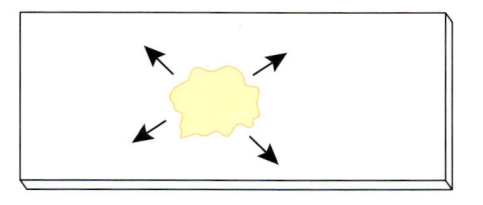

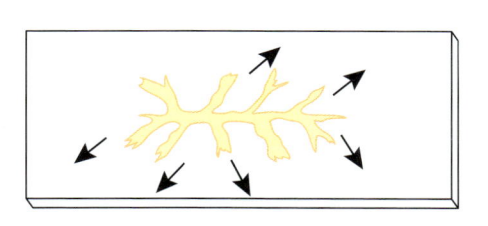

図1　喀痰をプレパラートに塗抹する方法
検体をできるだけ薄く膜状あるいは樹枝状に広げる．広げる方向を交差させない

2 乾燥 ➡ f

・ドライヤーを用いて一気に乾燥させる

3 火炎固定 ➡ g

・省略してよい．例外は髄液のときである

4 染色 ➡ h

・染色液の接触時間は60秒と書いてあるテキストがあるが，10秒で構わない．よってグラム染色は"流れ作業"となる．待ち時間はほとんどない
・"流れ作業"であるから，**スライドグラスは鉗子で水平に把持したまま作業する**のが能率的である
・水洗のとき，クリスタルバイオレットは鉗子先も含めて十分に流す．工程の後半に残っていたクリスタルバイオレットが標本上にタラ～ッと流れ落ちるとグラム陰性菌がまた陽性に染まってしまい，それまでの苦労が水の泡となってしまう
・**アルコールで脱色するとき，細かく水平に揺り動かす**（おおむね30回/10秒程度）とうまく脱色できる

5 鏡検 ➡ i

・まず弱拡大（×10×10）で白血球の多い良質な部分を探す
・喀痰の場合は，良質検体の目安として多核白血球＞25/F，扁平上皮＜10/Fという基準があるが，真に良質喀痰の場合は限りなく扁平上皮が少なく，多核白血球が一面に広がる視野が得られる
・一見，扁平上皮の目立つ検体でも，少し視野を移動させると多核白血球が集簇して上皮のないエリアをみつけることができることがある（図2）．その部分で観察してもよい
・不良喀痰であると判断したら潔く撤退する．けっして無理に鏡検しようとしない
・次に強拡大（×10×100）で観察する
・**白血球の核の多くがグラム陰性（赤色）に，一部がグラム陽性**

---

f 自然乾燥とする必要はない．

g 髄液では菌量が多くない場合もあるので，スライドグラスから脱落しないよう，火炎固定を手順通り行う方が無難である．

h はじめのクリスタルバイオレットを鉗子先も含めて十分に水洗するクセをつける．脱色がもっとも注意を要する．検体の分厚い部分は脱色後も紫色のまま残っているようにする．一部に白く脱色された部分があれば十分であり，この部分がサルラニン液によってピンク色に後染色されることになる．

i グラム陽性菌が存在すると，サイズの小さいグラム陰性菌は見落とす恐れがある．いったんグラム陽性菌をみつけたら，次の段階として必ずグラム陰性菌を探すクセをつける．スメアの端の薄めの部分（背景が白色に近い部分）で観察するのがサイズの小さなグラム陰性菌を見落とさないコツである．

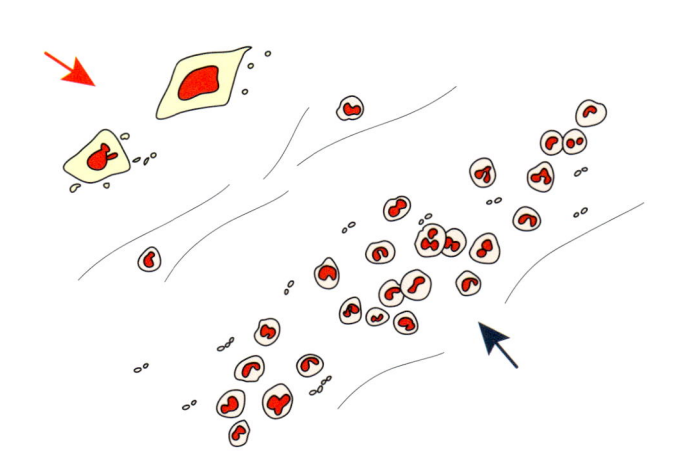

図2 弱拡大（×10×10）でのよい観察部位の探し方
多核白血球が集簇して（➡）周りに扁平上皮（➡）のないエリアをみつける

（紫色）に染まる境界部分が観察に適している
- 胸水，腹水などタンパク成分が多いとき，染色作業中に検体の大半がツルンと脱落することがある．その場合はかすかに残った薄い部分を観察するとよい
- グラム染色パターンは以下の9つに分類して原因菌を推定する（**表1**）
- グラム染色の鏡検時のキーワードは"**再現性**"である．ある視野で1つの判断を下したら，異なる複数の視野を見て同じ判断となるか確認する
- 背景にまぎれて見落としやすい細菌がある．*H.influenzae*，*Bacteroides* spp.，菌量が少ないときの*P.aeruginosa*などである

表1 グラム染色9つの基本パターン

GPC in cluster（グラム陽性球菌／塊形成）	*S. aureus*, CNS
GPDC（グラム陽性双球菌）	*S. pneumoniae*, *Streptococcus* spp.
GPC in chain（グラム陽性球菌／連鎖形成）	*Streptococcus* spp., *S. pneumoniae* *Enterococcus* spp., 嫌気性グラム陽性球菌
GPR（グラム陽性桿菌）	*Corynebacterium* spp., *Clostridium* spp., *Bacillus* spp.
GNDC（グラム陰性双球菌）	*M. catarrhalis*, *N. meningitidis*, *N. gonorrhoeae*, *Acinetobacter* spp.
GNCB（グラム陰性球桿菌）	*H. influenzae*
GNR-M（L）（グラム陰性桿菌／中（大）型）	*E. coli*, *K. pneumoniae*, *Enterobacter* spp., *Citrobacter* spp.
GNR-S（グラム陰性桿菌／小型）	*P. aeruginosa*, *S. maltophilia*, *B. cepacia*, *Serratia* spp., *Bacteroides* spp.
GP huge（グラム陽性　大型）	真菌

◆5．後始末

- プレパラートは患者の治療が完了するまで，紙で包んで保存しておく．包み紙の表面に患者名，日付，検体名，グラム染色像を記載しておく
- 事後の感染予防を忘れない．手袋を外し，流水下手洗いをし，かつ速乾性アルコールで手指消毒を行う

◆6. グラム染色の裏技
〜グラム染色で抗酸菌を見る〜

・菌量が多いとき，グラム染色でも抗酸菌の存在を疑うことができる．**抗酸菌はグラム陽性桿菌として染まる**．一般細菌とは異なり，硬く不整な輪郭であまり細菌のようには見えず，ゴミと間違えそうになる．ところがレンズのピントが微妙にずれると，**明るい蛍光灯のように強く光を反射する**．グラム染色でこの「光る棒」が見えたときは抗酸菌を強く疑って，抗酸菌染色を追加実施すべきである

〈文献〉

1) 藤本卓司：「感染症レジデントマニュアル」，医学書院，2004（グラム染色のアトラスを載せている．グラム染色像の9つのパターン分類を強調している）
2) Gardner, P. & Provine, H.：Manual of Acute Bacterial Infections（2nd ed.），A Littele, Brown and Company, Boston, 1984（感染症の入門書として幻の名著である．グラム染色についても詳しく記載されている．ネット上の古本市場で手に入ることがあると聞く）
3) Betts, R. F. et al.：Reese and Betts' A Practical Approach to Infectious Diseases（5th ed.），Lippincott Williams & Wilkins, Philadelphia, 2003（Mandellに比べるとはるかにページ数は少ないが，きわめて臨床的で読みやすい．知りたい内容がコンパクトに詰まった良書である）
4) Mandell, G. L. et al.：Principles and Practice of Infectious Diseases（6th ed.）ELSEVIER Churchill Livingstone, Philadelphia, 2005（いわば感染症のハリソンのようなテキスト．章立てのセンスがいまいちでやや読みにくいが，やはりNo.1テキストであることは間違いない）

グラム染色が早く上達するための工夫

　培養に提出する検体についてはすべてグラム染色も行う．そして数日後に戻ってくる培養結果と照合する．この2つの作業を地道に続けることがグラム染色上達の近道である．抗菌薬投与前の検体であれば驚くほど一致率の高いことがわかるし，逆にいったん抗菌薬が投与されてしまうとグラム染色で起因菌を見定めることができたとしても，培養ではろくに発育してこないこともよく実感できる．
　ただ主治医として担当した症例のみの経験では，当然上達の速度は遅い．そこで，医師間で検体を共有することを奨めたい．たとえば研修医仲間でお互いの検体を共有する．A君の染めた検体で典型的なグラム染色像が見られたら，他の研修医にも連絡をして一緒に鏡検する，あるいはスメアをつくるところから行ってもらう，などの方法である．
　グラム染色を行う習慣が身につくと，グラム染色なしで抗菌薬を使用することがきっと「気持ち悪く」感じるようになるはずである．

第2章　基本的検査手技

05　尿沈渣

足立誠司，小谷和彦

尿検査は，最小限行うべきスクリーニング検査の1つとして提唱されてきている．尿一般検査は通常，尿試験紙で行われる．一方，尿沈渣は尿試験紙検査で異常のあった場合や，診察上，腎・泌尿器疾患の疑われる場合に行われることが多い．しかし，たとえば診療で最も多く遭遇する異常所見は尿潜血であるが，明らかな異常である場合は除き，その検出意義は必ずしも明確化されていない（国外では尿検査をスクリーニング用に実施することに否定的な意見もある[1)〜3)]）．ポストレジデントで自ら判断しなければならない場面も増えてくるが，この不明確な検出意義が判断に迷うゆえんである．本項では，尿沈渣（特に尿潜血）の結果を，現場でいかに考えるかを記す．

◆1．基準値（顕微鏡強拡大の場合）　→ⓐ

赤血球　　：1〜2個/1視野以内
白血球　　：1〜3個/1視野以内
円柱　　　：1〜2個/全視野以内
上皮細胞　：1個/10視野以内
細菌　　　：なし〜少量
結晶　　　：なし〜少量

ⓐ 硝子円柱は，健常者においても認められることがある．

◆2．測定方法　→ⓑ

毎分1,500〜2,000回転で5分間，遠心分離し，上清を除去後スライドグラスに滴下し，その後，顕微鏡の弱拡大（×100），強拡大（×400）で観察する．

ⓑ 時間が許せば，検査部に出向いて，測定を一緒に行うとよい．本文中の操作は決して難しくない．

◆3．検体の取り扱い　→ⓒ

早朝起床時（早朝第一尿）の中間尿を原則とする．採尿後1〜2時間以内の検体を検査する．

ⓒ 2時間以上放置すると細菌が増殖しやすくなり，尿所見の正誤判断ができなくなるので注意する．

診察・検査　135

◆4. 赤血球の増加と臨床的意義

1 尿潜血 ➡ⓓ

　試験紙による尿潜血反応は外来スクリーニングや健診・検診において一般的に実施されている．国内で実施された検診やドックでの尿潜血陽性率は，男性10.3～16%，女性20.2～32.2%と報告されており，女性の方が高い[4)～6)]．また，加齢とともに陽性率は上昇する傾向がある．これらの対象者の精査結果は，腎下垂，腎嚢胞，尿路結石などのいわゆる良性疾患が圧倒的多数を占める．ただし，尿試験紙反応で尿潜血に尿タンパクを伴う（あるいは尿タンパク単独陽性である）場合には，腎疾患を有する可能性が高く，特に注意が必要である．

2 肉眼的血尿 ➡ⓔ

　肉眼的血尿については，本人の自覚症状や尿所見の観察は重要であるが，稀にヘモグロビン尿（発作性夜間血色素尿症などの溶血性疾患），ミオグロビン尿（横紋筋融解症など）の可能性もあるため，尿沈渣で確認しておく．尿中赤血球増加の場合は，腎尿路系疾患（特に尿路結石，膀胱炎，腎炎，悪性腫瘍）の可能性があり，積極的に精査する．

3 顕微鏡的血尿 ➡ⓕ

　強拡大で赤血球が5個/1視野以上の場合，顕微鏡的血尿と定義される．顕微鏡的血尿の場合の取り扱いは，それぞれの施設や診療科で対応に差があると思われる．肉眼的血尿の既往や自覚症状を伴う場合には精査が必要と考えられるが，自覚症状のないいわゆる無症候性顕微鏡的血尿の臨床的な取り扱いには，尿潜血単独陽性者の予後が良好なことも多く，決まりは乏しい．国内外の報告からみると，無症候性顕微鏡的血尿については予後良好な場合が多く，一般的には経過を追跡する対応でよいと考えられる．しかし，50歳以上の男性の無症候性顕微鏡的血尿では，尿路上皮癌の頻度が高く，一律な対応とせずに注意すべきである．一方，腎細胞癌の発見についての顕微鏡的血尿の臨床的有用性は少ない[1)～3), 10～13)]．

◆5. 白血球増多 ➡ⓖ

　強拡大で5個/1視野以上あれば異常とする．腎尿路系の感染症の頻度は高いが，急性糸球体腎炎，間質性腎炎などでも認められる．

ⓓ 長期予後の検討報告からみても，尿潜血＋尿タンパク陽性者はその追跡経過中に腎不全，透析，腎移植につながるハイリスク群と言える[7)]．また，保険加入者の調査では，尿潜血＋尿タンパク陽性の場合には死亡指数が高く，尿潜血陽性のみでは死亡指数に影響は認めないとも報告されている[8)]．すなわち，尿潜血以外に尿タンパク，あるいは円柱などの所見を伴う場合には精査が必要と認識する．

ⓔ 古い尿や著しい低張尿では溶血を起こすことがあり，上清が赤くなる．そのため，上清から血管内溶血を鑑別する場合は注意が必要である．

ⓕ 50歳以上の男性における自覚症状のない顕微鏡的血尿では，尿路系腫瘍（特に膀胱癌）の頻度が高く，精査対象と考えるべきと思われる．

ⓖ 臨床症状がなく，尿中白血球・細菌増加のみが認められる場合は，採尿から検査までの所要時間を確認し，2時間以上であれば，細菌増殖の可能性を考慮する．また，外尿道口近くには常在菌が存在しているので，中間尿の採取かどうかも重要である．特に高齢者の場合は，中間尿をとることが困難な場合がある．このような場合，安易に尿路感染症と診断せず，中間尿培養（10^5/ml以上）結果を参考にする．

◆6. 円柱

弱拡大で全視野1～2個以上あれば異常である．硝子円柱は健常者でも少量認められるため，臨床的意義は少ない．その他の円柱は基本的に腎実質性疾患の場合に多く出現する．赤血球円柱は，糸球体腎炎などの腎疾患に多くみられる．白血球・顆粒円柱は，腎盂腎炎，間質性腎炎などで多い．上皮円柱はネフローゼ症候群などに多い．脂肪円柱は，重症ネフローゼ症候群，糖尿病性腎症に多く出現する（図1）．

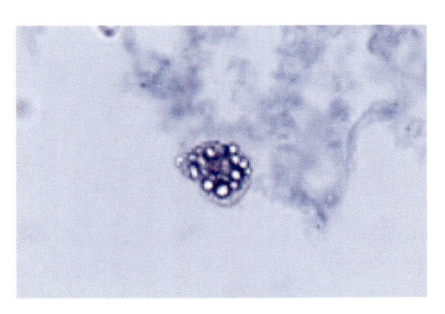

図1 ネフローゼ症候群の早期発見につながった脂肪円柱

◆7. 上皮細胞

扁平上皮は外陰部や尿道に由来することが多く，臨床的意義は少ない．移行上皮の出現では腎盂から膀胱由来で尿路の炎症，腫瘍を疑う．立方上皮は尿細管由来であり，尿細管障害を疑う．

◆8. 細菌，真菌，原虫 →⑨

細菌感染症（大腸菌，緑膿菌，プロテウス，腸救菌など），カンジダ症，腟トリコモナスなどの尿路感染を疑うことができる．

◆9. 結晶の増加と臨床的意義

健常者でも各種結晶が認められる．特に冷蔵庫保存後に著しい．
① アルカリ尿の場合
　リン酸アンモニウムマグネシウム（長方形），尿酸アンモニウム，炭酸カルシウム，リン酸カルシウムが出現しやすい．尿路感染時でも認められる
② 酸性尿の場合
　尿酸，シュウ酸カルシウムが出現しやすい．尿路結石の原因

となる
③ シスチン尿症のシスチン，肝不全のロイシン，チロシンは疾患特異性が高い

<文献>

1) Paul, F. et al.：Asymptomatic microscopic hematuria - Is investigation necessary？, J. Clin. Epidemiol., 50：1197-1200, 1997
2) Steffie, W. et al.：Dipstick urinalysis screening of asymptomatic adults for urinary tract disorders. JAMA. 262：1214-1219, 1989
3) Canadian Task Force on the Periodic Health Examination. The periodic health examination：1984 update. Can. Med. Asia. J., 130：1278-1285, 1978
4) 佐々木紘一 他：人間ドックにおける尿定性検査の検討．健康医学，19：511-555, 2004
5) 石田久美子 他：成人検尿および血清クレアチニン測定の意義と現状．日内会誌，90：17-24, 2001
6) 石井恵美 他：基本健診診査における尿潜血反応陽性率についての検討．アルメイダ医報，24：188-189, 1999
7) 北尾 武 他：平成元年，2年に尿蛋白，尿潜血陽性者の15年後の評価．総合健診，31：356, 2004
8) 田村隆志 他：当社のタンパク尿，血尿の死亡指数について．日保険会誌，95：93-99, 1997
9) 今井宣子：尿潜血の検査法．検査と技術，27：1097-1103, 1999
10) Sugiyama, K. et al.：Microscopic hematuria as a screening marker for urinary tract malignancies. Int. J. Urol., 8：1-5, 2001
11) Edward, M. et al.：The significance of asymptomatic microhematuria in men 50 or more years old：findings of a home screening study using urinary dipsticks. J. Urol., 137：919-922, 1987
12) 甲斐俊一 他：総合健診における尿路系腫瘍のスクリーニング．医学検査，54：969-972, 2005
13) 西川泰世 他：集団検診で発見された顕微鏡的血尿の臨床検討．泌尿紀要，38：647-651, 1992

尿試験紙による尿潜血反応についての予備知識[9]

① アスコルビン酸（清涼飲料水，果物，食品添加物，薬品などに含有）による偽陰性が問題となっていたが，最近では試験紙を提供している各メーカーの製品にもその影響を回避する工夫を施している
② 尿潜血反応と尿沈渣赤血球数との相関は以前よりよくなってきていた（感度95.4%，特異度79.9%）
③ 採尿後の放置時間が長くなれば，潜血反応の陰性化は強くなる
④ カプトプリル服用中の尿は偽陰性所見になりやすい
⑤ 尿検査においては，試験紙のメーカー間差，製品間差，ロット間差が問題で，今後一層の品質の統一化が望まれる
⑥ 試験紙が使用期限内であっても，開封直後と使用期限直前とでは試験紙の劣化による反応低下が認められる

第2章　基本的検査手技

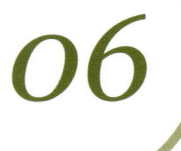

06　家庭血圧・ABPM

浅井泰博

家庭血圧計が普及し，外来以外での普段の血圧を知ることができるため，診療における家庭血圧値の利用は増えている（ただし，その標準的な利用方法は確立していない）．ポストレジデントは外来診療の担当機会が増えるが，外来での高血圧診療における家庭血圧値の利用方法を中心に述べる．

1. 予備知識

家庭血圧計の意義には次のものがある[1,2]．
- 白衣高血圧・白衣現象，仮面高血圧（外来で測定すると正常血圧だが，他では高値．心血管疾患のリスクで，逆白衣高血圧・逆白衣現象とも言われる）の診断に有用
- 早朝高血圧（心血管疾患のリスクである）の診断に有用
- 過剰な降圧，不十分な降圧の評価が可能
- 治療継続率を改善
- 随時血圧と比べた場合の死亡や脳卒中発症の予測能の高さ

2. 外来診療での家庭血圧値の利用　→ⓐ

利用例を**表1**に示した．家庭血圧計の購入を勧めるのは，外来で経過観察ないし降圧薬開始となる段階である．筆者はすでに家庭にあるなら精度があまりに悪くない限り新たに買う必要はないし，買うなら上腕で測定するタイプなら何でもよいとアドバイスしている．

3. 較差が 5 mmHg の血圧計を購入できるか？

家庭血圧測定条件設定の指針では，ある個人において聴診法との較差が 5 mmHg 以内の家庭血圧計であることが必要とされている[1]．手首や指で測定する血圧計は簡便なため販売数の 2〜3 割を

ⓐ 正しい家庭血圧値を把握するポイント
- 日本高血圧学会（Japanese Society of Hypertension）から家庭血圧測定条件設定の指針が発行されている．**特に姿勢，タイミング，安静時間を守って測定してもらう**[1]
- 家庭血圧計の精度の確認（方法は後述）
- 測定値は選択せずすべて記録してもらう．**1測定目が重要**（多くの研究は1測定を根拠にしているので）

表1 高血圧診療における家庭血圧計の利用例

準備するもの：貸出用家庭血圧計，血圧記録表（**図1**）

（初診）高血圧の疑い−外来血圧を標準的方法で2測定

↓

家庭血圧計を貸出し，血圧記録表に記録してもらう．
朝（起床時1時間以内，排尿後，坐位で1〜2分安静，降圧薬服用前，朝食前）と晩（就寝前，坐位1〜2分安静）

↓

家庭血圧測定2〜4週間

↓

（再診）
外来血圧を2測定，家庭血圧値の確認，家庭血圧計の精度確認

↓

家庭血圧値の平均が135/85mmHg以上

↓

外来経過観察（一般療法ないし降圧薬）

↓

（再診）
外来血圧測定，家庭血圧値の確認，1年1回の精度確認

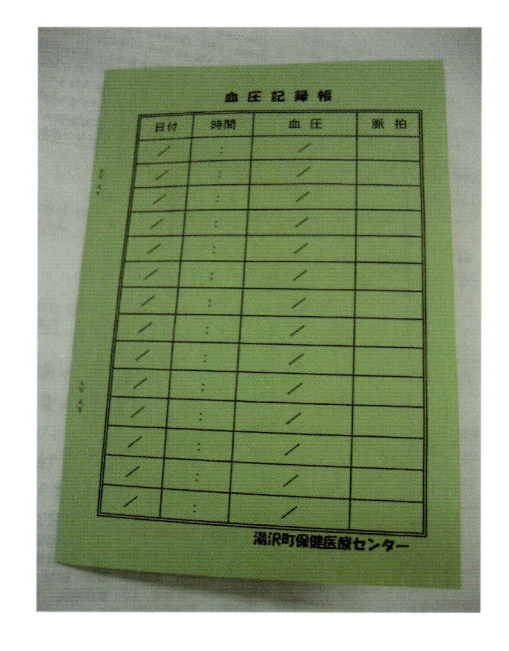

図1 血圧記録表

血圧記録表の項目は月日，時間，収縮期血圧／拡張期血圧，脈拍数で，大きさはA6サイズ．1番上の余白に家庭血圧値の目標数値を記載する（較差を考慮せず）

占めているようであるが，一般に誤差は大きい[3]．多数の対象者において精度がよいと判定された血圧計であっても，ある個人にとって精度がよいかどうかは確認するまで知りえない．購入前に較差がどれくらいかを知ることはできないので，現実的には使用している家庭血圧計の精度を確認し，その値の判断に聴診法との較差分を調整して利用する．

◆4．家庭血圧計の精度の確認方法

片側交互法と同時両側測定法がある．

1 片側交互法

同側上腕で水銀血圧計と家庭血圧計で交互に測定し差を比較する方法である．少なくとも水銀血圧計で2回，家庭血圧計で2回の測定が推奨されている[1]．

2 同時両側測定法（**図2**）

血圧計を左右で入れ替えることにより，左右の腕の血圧差がキャンセルされる方向に働き，片側交互法よりも時間がかからない

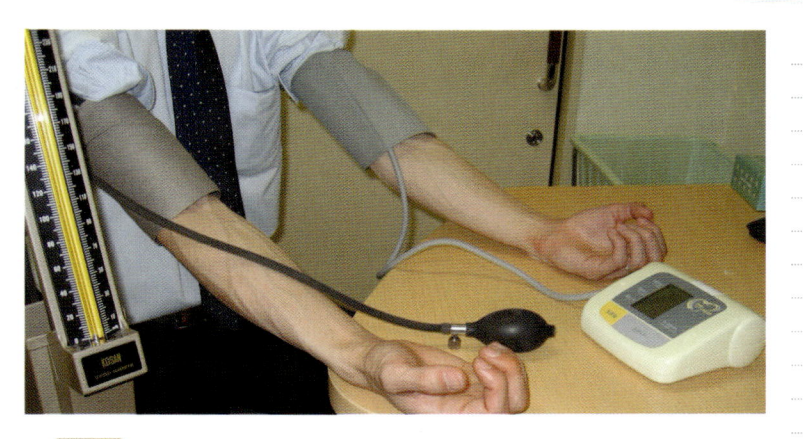

図2 家庭血圧計の精度を確認する（同時両側測定法）上腕タイプ

ことが利点である．実際の測定は以下のように行う．

❶ 受診時に自宅で**自分用に普段使っている血圧計**を持参してもらう
❷ 可能であれば空いている診察室に移動してもらう
❸ 両側の上腕が十分に露出するようにし，患者は椅子に座り両腕を机などの上に載せる
❹ 家庭血圧計のカフを左，水銀血圧計のカフを右に巻き，**5分以上安静**にしてから測定する旨を説明する
❺ 他の患者の診察などで5分以上経過する
❻ 左右両方のカフが緩むまで腕は動かさないよう説明する．家庭血圧計のボタンを押し，直ちに水銀血圧計でもできるだけ標準的な方法で測定を開始し，値を記録する
❼ 2回目は**血圧計の左右を入れ換え**，1回目の測定後30秒以上後に同様に測定する
❽ 得られた血圧値を記録し，**血圧計ごとに平均値を計算**する．家庭血圧計の値は奇数をとることもあり0.5はくりあげる
❾ **平均値の差が較差**と考えられ，患者に説明をし，診療録，家庭血圧の記録用紙などにも記載しておく
❿ 家族で血圧計を共用している場合は，較差を他の人には適用できないので，各人ごとに精度を確認しておく必要がある
⓫ 精度を確認した後でも家庭血圧値は，測定値をそのまま記載してもらう

◆5．目標値を患者・医師で共有　→ⓑ

降圧目標値を，患者のリスクファクターや合併症からガイドラインを参考に個別に設定する．患者に説明し，診療録や家庭血圧

ⓑ 家庭血圧値が138/86 mmHgで安心してはいけない．JSH2004の基準では，家庭血圧値で正常は125/80 mmHg以下であり，135/85 mmHg以上は高血圧である．医師に血圧が高いという認識がなければ，治療が変わらず，良好なコントロール，ひいては合併症・死亡のリスクの低下につながらない．患者の認識は，医師の認識に影響される．

記録表に記載する．疾患や合併症による降圧目標は外来血圧値では示されているが家庭血圧値では示されていないので，[**外来血圧の降圧目標値－5mmHg**]としている．たとえば糖尿病があれば外来血圧の降圧目標値が130/80mmHg未満なので，125/75mmHg未満となる．

◆6．血圧コントロールの把握　→Ⓒ

　精度を考慮し，コントロール目標値以上の血圧値に○をつけると，収縮期血圧と拡張期血圧のどちらかに○がついた値がどれくらいの割合かがわかるのでコントロール状況が比較的容易に把握できる．たとえば2～3割であればコントロールはよく，ほぼ半数ならギリギリ，7割もついていれば不十分と判断できる．

◆7．ABPM（ambulatory blood pressure monitoring）の適応

　自由行動下の血圧を非観血的に15～30分間隔で24時間測定するものである．診察室以外の血圧情報が得られ，24時間にわたる血圧プロフィール，24時間，昼間，夜間，早朝などの限られた時間帯における血圧情報が得られる[2]．測定装置が高価で保険適用がなく，一般臨床の場にはあまり普及していない．適応となるのは，白衣高血圧，逆白衣高血圧（仮面高血圧），早朝高血圧，夜間の血圧，治療抵抗性高血圧，病的な低血圧，の診断や評価である[1,2]．

Ⓒ 筆者自身は，目標値が130/80mmHg未満であると，130/80mmHg台の血圧に対して甘くなりがちなので，120/70mmHg台と言い換えている．

<文献>
1) 日本高血圧学会：「家庭血圧測定条件設定の指針」，ライフサイエンス出版，2003
2) 日本高血圧学会：「高血圧治療ガイドライン2004」，ライフサイエンス出版，2004
3) 今井 潤：家庭血圧をいかに診療に反映させるか．第28回日本高血圧学会総会臨床シンポジウム「JSH2004の徹底活用」（http://www2.aki-net.co.jp/jsh28/top.htmlで視聴可）

第2章 基本的検査手技

07 検査・処置の局所麻酔

前田重信, 林 寛之

人類がはじめて局所麻酔を使った記録は紀元前1,600年, 今から3,500年前エジプトのパピルスに描かれている. 現代においても, 痛みは通常大変嫌なものである. ましてや検査や処置のときに針を刺されて痛みを感じることは耐えがたいものである. 局所麻酔でさえ, 麻酔が効いてくるまでは大変痛い. 小さい子供などは押さえつけられて痛い思いをした記憶がいつの間にかトラウマになってしまうことさえある. ここではそうならないために患者に優しい局所麻酔法を紹介する.

◆1. 新生児にはおしゃぶり

新生児には砂糖水を飲ませておしゃぶりさせるだけで痛みが軽減するという報告[1]がある.

◆2. "痛くないですよ" と声かけ

大人も含めて話している内容がわかる年齢になれば, "痛くないですよ" と声をかけながら針を刺すと痛みが軽減する. というのも予想される痛みが大きければ大きいほど痛みを感じる脳の部分が活性化されて実際に痛みが大きくなるため, 心理的に痛みをコントロールできるという報告[2]もある.

◆3. 表面局所の貼付薬

国内では表面局所の貼付薬（ペンレス®）が販売されているが, 表皮が障害されているならキシロカインゼリー®を塗るだけでも効果がある. たとえば擦過傷で創傷部位の洗浄やブラッシングが必要な場合, 局所麻酔をかけるまでもないが, 無麻酔でやれば飛び上がってしまうようなときどうするか悩むときがある. そんなときには痛くない魔法の薬といってキシロカインゼリー®を塗って, 麻酔が効いてから創傷処置を行うとよい. この際, オプサイト®やドレッシングテープなどの透明なフィルム剤を大きく貼ってキシロカインゼリー®を密封し, 15分待つと, かなり効果がある. ただ,

キシロカインゼリー®は1mlあたり20mgのリドカインが入っている．創傷部は吸収が早いので過剰投与にはご注意を．

◆4．局所麻酔薬にぬくもりを

コストがかからない方法として，局所注射液を体温に温めておくと痛みは少なくなる[3]．

◆5．局所麻酔薬にメイロンを追加

キシロカイン®にメイロン®を約10％になるように混ぜると痛みを減らすこともできる．ただそのためだけにメイロン®を開封するのはコスト的にきつい？

◆6．針は細いほどよい

針は27Gやインスリン自己注射用の29Gを使用すると痛みが断然減る．

◆7．注入速度はゆっくりと

キシロカイン®の注入速度をゆっくり入れた方が痛みが少ないという報告[4]もある．その報告によると1mlを注入するのに30秒以上かけた方が5秒しかかけなかったときに比べ痛みが半分に減るらしい．

◆8．麻酔薬注入は創縁から

あたり前のように思われるが，局所麻酔薬の注入は創縁内側からの方が健常皮膚からよりも痛くない．創縁からの注入では創感染の助長を心配する人がいるかもしれないが助長されることはないとの報告[5]がある．しかし，刺す位置はできるだけ創が汚くないところから刺すことを心がけたい．

結局，一番大事なことは患者さんの苦痛にどれだけ配慮できるかである．

＜文献＞

1) Carbujal, R. : Randomised trial of analgestic effects of sucrose, glucose, and pacifiers in term neonate. BMJ, 319 : 1393-1397,1999
2) Koyama, T. et al. : The subjective experience of pain : where expectations become reality. Proc. Natl. Acad. Sci. USA., 102 (36) : 12950-12955, Epub, 2005
3) Brogan, G. X. et al. : Comparison of plain, warmed, and buffered lidocaine for anesthesia of traumatic wounds. Ann. Emerg. Med., 26 : 121-125, 1995
4) Krause, R. S. et al. : The effect of injection speed on the pain of lidocaine infiltration. Acad. Emerg. Med., 4 : 1032-1035, 1997
5) Kelly, A. M. et al. : Minimizing the pain of local infiltration anesthesia for wounds by injection into wound edges. J. Emerg. Med., 12 : 593-595, 1994
6) 林　寛之 編著：「日常診療のよろずお助けQ&A100」，pp166-167，羊土社，2005
7) Robert, D. : schremmer : New concepts in wound management. Clin. Ped. Emerg. Med., 5 : 239-245, 2004
8) Scarfone, R. J. et al. : Pain of local anesthetics : rate of administration and buffering. Ann. Emerg. Med., 31 : 36-40, 1998
9) Bainbridge, L. C. : Comparison of room temperature solutions. Br. J. Plas. Surg., 44 : 147-148, 1991

予備知識，テクニック

ここで小児に注入するときの実際のシリンジと針と延長チューブでつくったキットを紹介する．27Gの針に延長チューブをつなぎ，2.5mlあるいは5mlのシリンジに連結する．延長チューブの利点は針だけを固定してもつことによって患者が動いたりして別のところを傷つけずにすむ（たとえば眼瞼などでは通常の注射器では固定が悪く，動いたときなど眼球を刺す可能性もある）．また，シリンジを視界から消すことによって不安を取り除く（**図1，2**）．

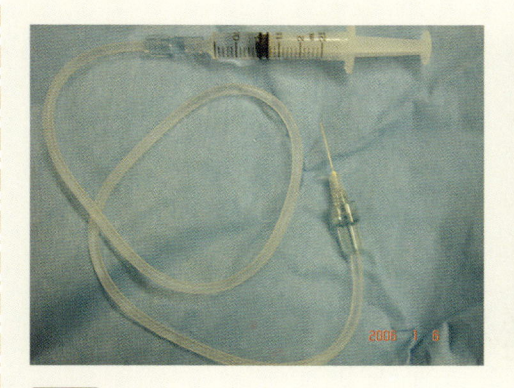

図1 麻酔セット
2.5mlのシリンジに延長チューブと27G針を接続する

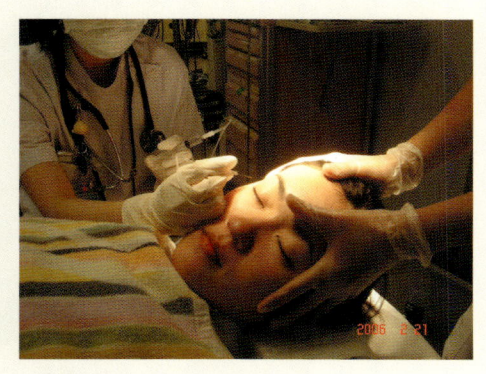

図2 眼周囲の局所麻酔
特に眼周囲など動いたために誤って眼球などに刺してしまうことが予想される場所では，針だけをもつため固定性がよい．また小児の場合は針をできるだけ隠れるように持ち，シリンジを患者にみせないようにすることで患者の不安を取り除く

局所麻酔 のテクニック

- 注射液は体温に温める
- メイロン®を混ぜる
- 注射液をゆっくり注入する
- 創部から注射針を刺す
- キシロカインゼリー®を塗布（1 ml中20 mgのキシロカイン®含有）

局所麻酔アレルギー

　局所麻酔用の注射液であるキシロカイン®にはパラベン類などの保存薬が入っている．多くの場合その保存薬に対するアレルギーがあるといわれている．静脈注射用のキシロカイン®には保存薬は入っておらず，それを生理食塩水で薄めて使うという方法もある．

digital block（öberst block）

　指には，左右掌側背側あわせて4本の神経が走っている．基本的には4本の神経に対して麻酔がかかればよいが，4本だからといって4ヵ所針を刺すわけにはいかない．図3 Aのごとく，指の根元に27Gの針で2ヵ所刺してゆっくり注入する．伝達麻酔（浸潤）麻酔なので，注入後約10〜15分までばOK．背側からのアプローチの方が刺入部の痛みが少ないため背側よりアプローチする（図3 B, C）．
※くれぐれもエピネフリンなしの局所麻酔で．万が一エピネフリンありを入れたとしても，経過をみていればもとにもどってくる．

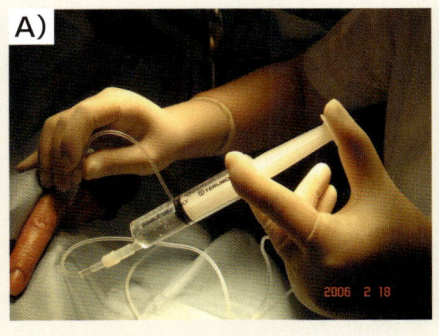

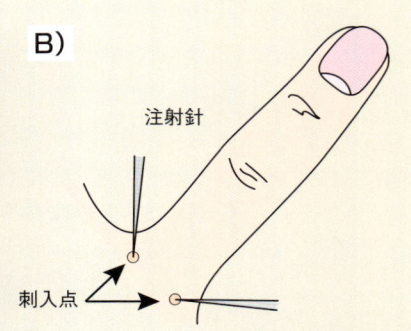

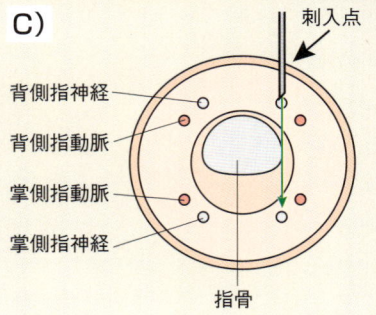

図3 digital block（öberst block）
A）針だけをもつため安定性がよく，また小児にはシリンジをみせないことによって不安をとり除く効果がある
B，C）背側の刺入点

第2章 基本的検査手技

08 皮膚生検

朝井靖彦

> 皮膚生検は，可視下にある体表上の病変の一部を採取するので，全科のなかでは比較的簡単に組織を採取することが可能な検査である．しかし，患者には検査の苦痛を与え，生検による創を残すわけであるから，一度の検査で確実に診断のための情報を得なければならない．そのためには，皮疹から想起される疾患の病理像をイメージし，存在する所見を顕微鏡下に見出せるように工夫することが求められる．極論をいえば，皮膚科学がわからないで皮疹を採りにいっても，患者に苦痛を与えるだけである．このことを肝に命じて，皮膚生検は緊張して行ってほしい．以下に，からだの部位や皮疹の性状別に皮膚生検時のコツを述べる．

◆ 1. 皮膚生検法：顔面部について ➡ⓐ

顔面の皮膚生検は極力，**傷跡を残さないようにする必要がある**ので，検査後に残る創をイメージする必要がある．鼻およびその周辺部の生検を行う場合，パンチバイオプシーによる**くり抜き法**（図1）（➡ⓑ）を行って，上皮化させた方が，美容的にきれいになることが多い（図2 ○）．それ以外の部分は，割線方向に紡錘形

ⓐ くりぬき法を行った後，巾着縫合や1針でも割線方向に縫合糸をかけておくと，意外と創部が縫縮したまま瘢痕治癒して，ほとんど傷が目立たなくなる．

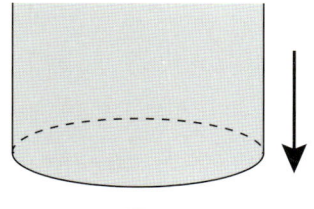

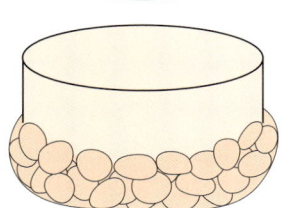

ⓑ パンチバイオプシー：通常，直径3～4mmのトレパンという皮膚を円筒状にくり抜く器具を用いて，皮膚表面から脂肪組織までをくり抜いて組織標本を採取する方法．最小限の皮膚損傷で組織をえることができる．

図1 パンチバイオプシー
トレパンで図のようにくり抜いて，組織標本を採取する

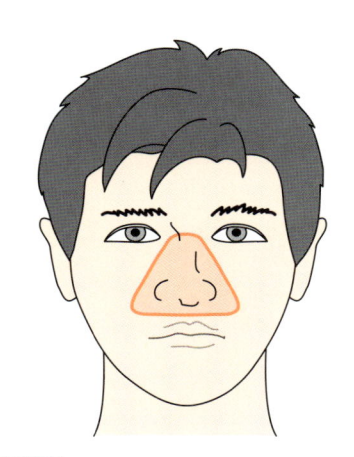

図2 パンチバイオプシーの方が傷がきれいになりやすい部分
鼻周辺部の生検はパンチバイオプシーを行った方が仕上がりがきれいになる

診察・検査 147

に生検するのが，一般的である．なお，顔面部の縫合糸は，3～4日で抜糸してしまい，Steri-Strip®でテーピングしておいた方が，縫合糸による新たな創を生じるのを予防することができる．

◆2．体幹・四肢について

手掌・足蹠は中縫いの糸を残すと，後に皮下にシコリ様に触知するため1層縫合とし，2週間後に抜糸する．その他の部分は2層縫合を行う．

◆3．各皮疹部および疾患について

1 紅斑

紅斑部を生検するときは，まさに炎症が生じている部分を採取すべきである．生じはじめの紅斑は確実な所見が得られない場合があり，炎症が落ち着きだして暗赤色斑になってしまった部分では，所見が得られないことがある．また，環状の紅斑では紅斑部と中央の紅斑が消退した部分の病変のそれぞれと正常組織が入るように皮切する（図3）．日頃から皮疹をみなれていると，この判断ができるようになってくるが，それでも皮膚科専門医はどの皮疹を採取するかを複数の医師で慎重に検討して，**考えられる疾患の病変の深度あるいは皮膚の組織学的変化を，必ず一度の皮膚生検検査（患者への身体的侵襲的検査）で病理組織標本として捕まえることができて，かつ確実に診断することができるように**，選択しているほどであることを知っておいてほしい．

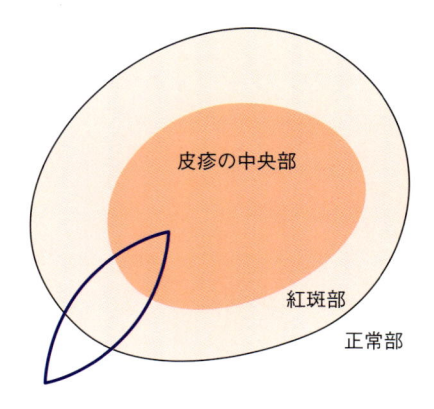

図3 環状紅斑の皮切のデザイン
皮疹の中央部，紅斑部，その外側の正常部がすべて入るように皮切する

2 真皮深層から脂肪組織に病変がある場合 ➡ⓒ

結節性紅斑やサルコイドーシスなど，真皮深層から脂肪組織までの部分に病変の存在が疑われる場合は，**筋膜直上の深さまでしっかり脂肪組織を含めるよう意識して**皮膚生検を行う必要がある．

3 血管炎の存在を確認するとき

血管の走行に対して直角方向に断面がでないと血管炎の組織像がみつけられない．この場合は，図5のように血管の走行に直角になるように皮切のデザインを行う（この方が複数の血管を採取でき，組織変化を捕まえやすい）．美容的には，血管の走行方向を紡錘形の長軸にした方が，綺麗になることがあるので，この場合は検査のための皮切方向であることを覚えてほしい．

4 皮膚リンパ腫などを疑ったら

メスにて生検した後，①ホルマリン固定用（HE染色，免疫組織染色），②凍結組織用（免疫組織化学用，遺伝子再構成の検索用）に提出しなければならない．T細胞受容体遺伝子（TCR）β鎖，δ鎖について遺伝子再構成の検索用に必要な組織は，1種類につき250 mg必要となるので，凍結切片用に切り出すときには，半切とせずに凍結用の組織量が多くなるように切り出さねばならない．後に外注先に提出するとき，必要な検体量が確保できなかったために，再度生検をしたことは筆者らも経験している．

ⓒ 最初は，誰もが必ず少量の脂肪しか採取できなかったという経験をするはずである．脂肪組織を採る必要がある場合には，横断面でみて，図4のようにハの字にメスを入れるようにして皮切部の面積より広く採取するつもりで行ってほしい．これを少しでも意識すると，少量の脂肪組織しか採れなかったという失敗は少なくなるであろう．

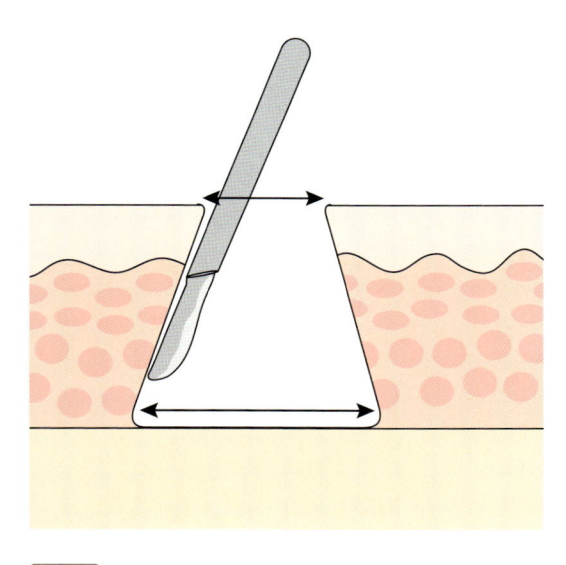

図4

脂肪組織の病変を調べたいときにはハの字にメスを入れる

皮切部の面積より広く採取するくらいの方が，必要な量の脂肪組織を採取できる

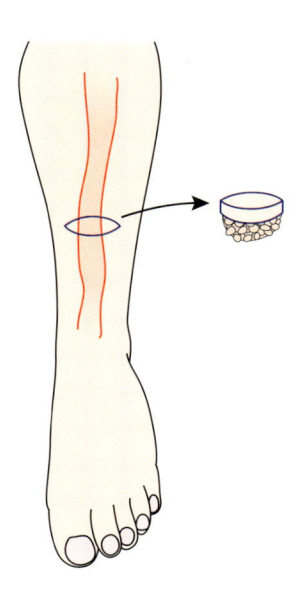

図5 **血管炎の存在を疑うときの皮切方向**

血管炎の有無を調べるときは血管の走行と直角方向に皮切する

5 水疱を生検するとき

　破れていない滲出液が残っている水疱を正常組織の部分を含めて採取する．免疫蛍光抗体法や電顕を必要とする場合には，採取した組織をいくつかに分割し，凍結保存する．

<文献>

　　1) 清水　宏 編著：「皮膚科研修医ノート」，診断と治療社，2001

トラブルシューティング

　1度の皮膚生検だけでは，予想する結果，あるいはほしい情報が得られないことがある．その場合，1度目の検査で得られた情報をもとに，皮膚構造からみた病変の存在する位置・深さを考慮し，皮膚病変の組織学的変化の主体をイメージして再生検を行う必要が出てくる．

第2章　基本的検査手技

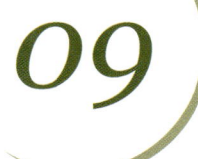

09　神経伝導検査

藤本健一，藤元佳記

神経伝導検査は臨床診断を補助する検査手段であり，臨床症状や所見から診断を予見し，それを証明するのに必要かつ適切な検査法を選択することが大切である．
運動神経伝導速度（motor nerve conduction verocity：MCV）と感覚神経伝導速度（sensory nerve conduction verocity：SCV）がある．MCVは運動神経幹を近位と遠位の2点で体表より刺激し，末梢の支配筋から活動電位（M波）を導出する．刺激から支配筋の収縮までの時間（潜時）には神経から筋への伝達時間が含まれるので，近位と遠位の2点刺激の差をとって相殺する（図1）．SCVは感覚神経を体表より電気刺激して誘発電位を導出して求める．得られる電位が小さいため筋電図などのノイズを拾いやすい．末梢側を刺激し中枢側で導出する順行法と，中枢側を刺激し末梢側で導出する逆行法がある．逆行法の方が電位が大きく記録しやすいので初心者向きであるが，感覚神経の活動電位が得られない患者の場合，稀にM波が感覚神経活動電位のように記録されることがある．

◆1．被験者への説明

電気で刺激されるというだけで患者さんは不安に思い，汗をかいたり力を入れて正確な検査ができなくなることがある．患者さんには検査が必要な理由，大まかな手技，筋肉がピクッと収縮したり多少の痛みを感じたりすることはあっても弱い電流による刺激なので危険がないことを説明する．

◆2．検査機器

検査には電気刺激装置，増幅器，モニター，記録装置が一体化された装置を用いる．刺激電極はMCVや逆行性SCVでは，通常＋－の2接点が固定された双極刺激電極を，順行性のSCVでは

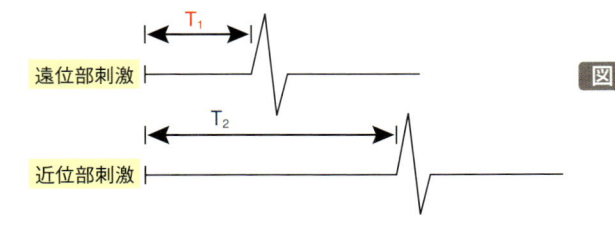

図1　MCVの計算法

神経線維の遠位部と近位部の2点で刺激し，筋電図のM波を確認する．2点間の距離をLとすると，MCVは次の式で求められる
MCV（m/秒）＝L（mm）/$T_2 - T_1$（m秒）

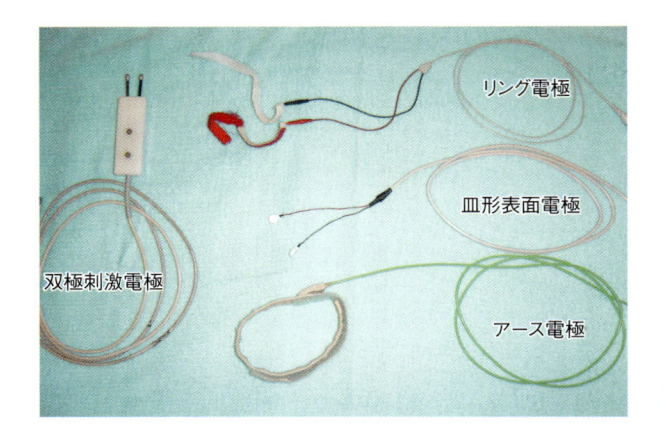

図2　神経伝導検査に用いる各電極

リング型のものを用いる．記録電極はMCVや逆行性SCVでは皿形表面電極2個を用いる（図2）．

◆ 3．測定部位の選び方

一般的に神経伝導検査が行われる神経は，MCVに関しては正中神経，尺骨神経，腓骨神経，脛骨神経，SCVに関しては正中神経，尺骨神経，腓腹神経などである．それぞれの神経における刺激部位と記録部位を図3〜7に示す．神経伝導検査は手間がかかるので，とりあえずすべての神経の伝導速度を測定し，その結果から病気を診断するというのは一般的でない．臨床的にある程度診断をつけ，それに矛盾しない結果が得られるかどうかを，神経伝導検査で確認するのが一般的である．

◆ 4．運動神経伝導速度（MCV）

1 MCVの測定法

- 陰極で刺激して陰極で記録する．すなわち刺激電極は−を遠位（筋の近く）＋を近位に，記録電極は−を筋腹に＋を腱の付着部に置く．アースは刺激電極と記録電極の間に置く（図3）➡ⓐ
- 増幅器のフィルターはLo Cutを10 Hz（5〜50 Hz），Hi Cutを3 Hz（1〜10 kHz）とし，刺激時間は0.2 m秒，刺激頻度は1 Hz，gainは当初2 mV/div程度として波形を見ながら調整する
- 最も弱い刺激で活動電位（M波）が最大になる点を探し，すべての神経線維が興奮する最大M波が得られる刺激強度よりも少し強い刺激（最大上刺激：supramaximal stimulation）で刺激する ➡ⓑ
- 潜時はM波の立ち上がりで計測する．これが最大伝導速度になる

ⓐ 刺激電極の−極を固定して＋極を少しずつ回転させながらアーチファクトの混入の少ない場所を探るとよい．
通常M波は陰性−陽性の2相性になる．陽性成分が先のときは−の刺激電極の位置をずらしてみる．2相性にならないときは記録電極の位置に問題があるのでつけ直す．

ⓑ 具体的には刺激強度を徐々に上げて，M波がそれ以上大きくならなくなったら，その1.2倍程度の強さで刺激する．

09 神経伝導検査

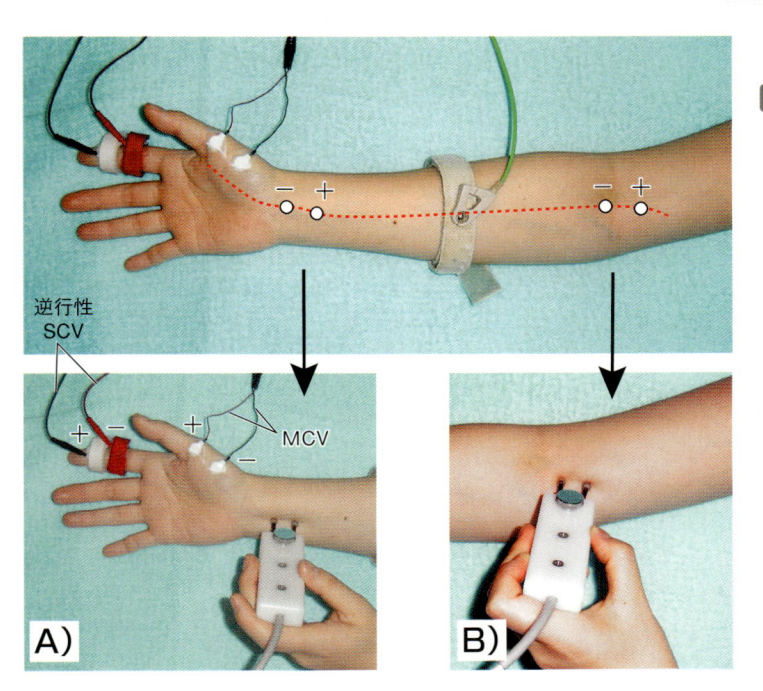

図3　正中神経のMCVと逆行性SCVの記録法

記録電極は，MCVでは短母指外転筋（M. abductor pollicis brevis）の筋腹に−極を，遠位側の腱の付着部に＋極を装着する．逆行性SCVではリング電極の−極を第二指のPIP関節，＋電極をDIP関節付近に装着する．遠位部刺激は正中神経に沿って手根部より約7cm中枢側で橈側手根屈筋（M. flexor carpi radialis）と長掌筋（M. palmaris longus）の間（A），近位部刺激は肘関節の屈側で上腕二頭筋（M. biceps brachii）の腱付着部の内側（B）とする

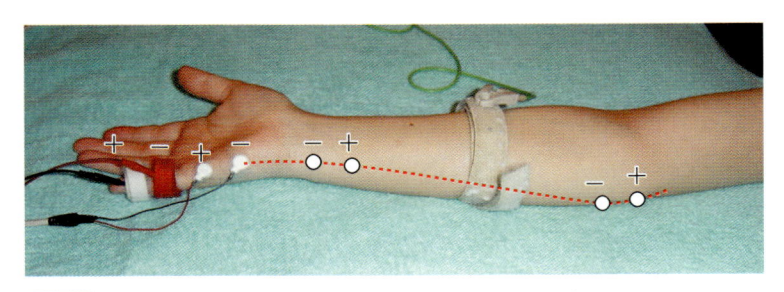

図4　尺骨神経のMCVと逆行性SCVの記録法

記録電極は，MCVでは小指外転筋（M. abductor digiti minimi）の筋腹に−極を遠位側の腱の付着部に＋極を装着する．逆行性SCVではリング電極の−極を第五指の基節骨，＋電極を末節骨付近に装着する．遠位部刺激は，尺骨神経に沿って記録電極より7cm中枢側で尺側手根屈筋（M. flexor carpi ulnaris）上，近位刺激は，尺骨神経溝より末梢の尺骨神経上とする

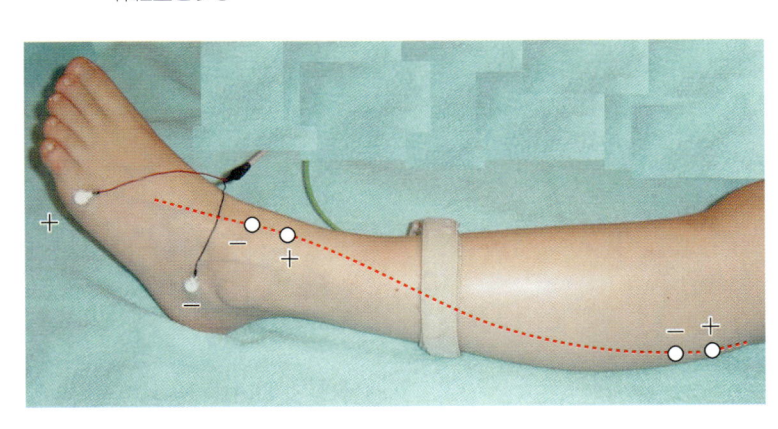

図5　腓骨神経のMCVの記録法

短趾伸筋（M. extensor digitorum brevis）の筋腹上に記録電極を装着する．遠位部では足関節の前面を，近位部では腓骨頭の直下を刺激する

2章　基本的検査手技

診察・検査　153

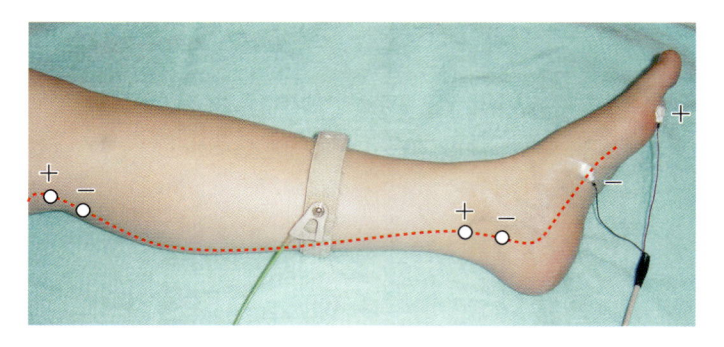

図6 脛骨神経のMCVの記録法

母趾外転筋（M. abductor hallucis）の筋腹上に記録電極を装着する．遠位部では内果の後方を，近位部では膝下部を刺激する

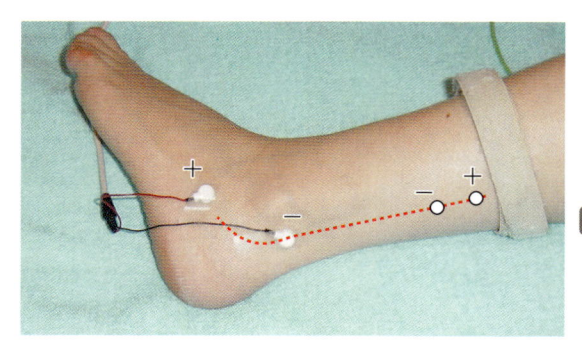

図7 腓腹神経の逆行性SCVの記録法

外果の下方約1cmに記録電極を装着する．腓腹神経の走行に沿って10～13cm中枢側を刺激する

- 近位部と遠位部の刺激でM波の形が同じであることを確かめる ➡ⓒ
- M波の振幅（ピークとピークの幅）や持続時間（temporal dispersionの有無）にも注意する
- 刺激点と記録点の距離はメジャーで測る．ブロックの位置を特定するときは，神経走行に沿ってペンでラインを引き，一定距離ごとに目盛りを振って各点で刺激を行い，潜時と振幅を測定する（インチング法）
- 皮膚温によって伝導速度が変化するので，検査室の室温を一定に保つ（29～38℃の範囲では皮膚温が1℃低下すると伝導速度は1～2m/秒低下する）

2 結果の解釈

- M波の振幅低下に比べて伝導速度の遅延が著明なときは脱髄を，伝導速度の低下に比べてM波の振幅低下が著しいときは軸索変性を疑う．なお刺激が不十分だとM波は小さくなるので，病的状態で刺激閾値の高いときは気をつける
- 誘発電位が多相性になり持続時間もばらばらになるとき，すなわち時間的分散（temporal dispersion）を認めるときは，神経線維ごとに脱髄の程度が異なることを意味する
- 脱髄の程度が強いと活動電位が伝わらなくなるが，それより末梢での伝導は保たれる．これを伝導ブロック（conduction block）と言う．脱髄性疾患や機械的圧迫が原因となる．➡ⓓ

ⓒ 伝導速度の計算では，M波の立ち上がりを形成するユニットが近位部と遠位部の刺激で同じと仮定している．高度な末梢神経障害により，このユニットが異なってM波の形が異なるときは，計算結果には意味がない．

ⓓ dispersionがあると，みかけ上conduction blockとして観察されるので注意する．

◆5．感覚神経伝導速度（SCV）

- 刺激により生じるSNAP（sensory nerve action potential）を記録するので1点刺激ですむが，M波と比べて非常に小さいので数十回の平均加算が必要である
- 逆行性SCVは電位が大きく記録しやすいが，M波を間違えて記録する危険がある．末梢神経は混合神経のことが多いので，刺激か記録のどちらかは純粋に感覚神経のみ分布している場所を選ぶ（図3）

1 順行性の場合

- 正中，尺骨神経での刺激では生理食塩水で少し濡らしたリング電極を使用し，刺激を感じる刺激強度よりやや強く刺激する（数mA程度）．記録は皿電極を用い，神経上に－，2～3cm側方に＋を置く．記録部はアルコール綿でよく磨き，皮膚抵抗を下げる．インピーダンス・チェックのスイッチは最低限10kΩ以下に下げ，点灯するときは磨き直す
- 増幅器のフィルターはなるべく使わない（通常10kHz以下とする）．刺激時間は0.2m秒，刺激頻度は1Hzとし，gainは当初20μV/div程度として波形をみながら調整する
- 筋肉の緊張がとれないと筋電図が混入して記録できないので，姿位を工夫してリラックスさせる
- みやすい波形になるまで加算する．加算するとノイズの中から3相の活動電位が成長してくる．通常数十回加算するが，数回ですむこともあるし，最後まで有意な波が得られないこと（not evoked）もある
- 潜時は最初の陽性ピーク，または立ち上がりまでを計測する

2 逆行性の場合

- 刺激はMCVと同じ双極刺激電極を使う．記録には皿形表面電極を使い，指には＋と－2個のリング電極を使う（図3）．リング電極は他の指と接触してアーチファクトの原因となることがあるので，ガーゼをはさんで絶縁する
- 増幅器の設定は順行性と同じでよい．順行性と異なり2相性の電位が記録される．電位が大きいので加算回数は順行性より少なくてすむ

3 結果の解釈

- 活動電位の低下に比較し，伝導速度の遅延が目立つときは脱髄を，伝導速度の低下に比較し，活動電位の低下が著しいときは軸索変性を疑うのはMCVと同じである
- 逆行性刺激では，正常でも近位部刺激による誘発電位が遠位部刺激より小さくなるので，伝導ブロックの評価は検査所見だけ

で判断せず，臨床症状と合わせて判断すること
・神経の機械的圧迫による伝導ブロックは，MCVよりもSCVの障害の方がより敏感である．インチング法を用いて部位を同定するとよい．逆行性では刺激部位を変えればよいが，順行性のときは記録電極を移動させる

◆ 7. アーチファクトが出るときの対策

- 皮膚抵抗を極力低くする
- 患者をリラックスさせる
- 電極の位置，アースを確認する
- コードが交差しないようにする

◆ 8. 記録の実際

当院で実際に行っている方法を示す．図3は正中神経のMCVと逆行性SCVの記録法である．MCVは母指球に記録電極を配置，SCVは人差し指に記録電極を配置する．中枢側と遠位側の2ヵ所を刺激電極で刺激し，図1に示したような波形を求め各パラメーターを計測する．その他の各神経についても同様にする．図4に尺骨神経，図5に腓骨神経，図6に脛骨神経，図7に腓腹神経の場合の具体的な刺激部位と記録部位を示す．

<文献>
1) 木村　淳，幸原伸夫：「神経伝導検査と筋電学を学ぶ人のために」，医学書院，2003
2) 園生雅弘，馬場正之：「神経筋電気診断の実際」，星和書店，2004

末梢神経障害診断 のテクニック

　神経伝導検査は多少なりとも患者さんに苦痛を与える検査である．検査は最小限にとどめたい．診察するときは病歴を詳細に聴取することからはじめる．たとえば患者さんが「しびれ」を訴えるとき，それが異常感覚（錯覚）なのか感覚麻痺（知覚低下）なのか筋力低下（運動麻痺）なのか，あるいは気が遠くなる感じなのかを明らかにする．次に症状の時間経過を確認する．覚醒時に気づいたのなら圧迫による絞扼性神経障害，急性に進行するならギラン・バレー症候群，慢性に進行するなら糖尿病性末梢神経障害，増悪と軽快をくり返すなら椎間板ヘルニアなどを疑う．また，解剖学的な分布を詳細に確認することが重要である．1ヵ所の障害で説明できる単ニューロパチーなのか，両側性の手袋靴下型感覚障害が特徴の多発ニューロパチーなのか，それとも伝導ブロックが多発する単多発ニューロパチーなのかを考えながら神経所見をとる．これらを総合して診断の目途をつけたうえで，最終確認するつもりで神経伝導検査を実施する．手根管症候群を疑うときは障害側手首での伝導ブロックを確認すればよい．糖尿病性末梢神経障害の有無が問題なら片側の腓腹神経のSCVを記録すればよい．神経伝導検査は決して網羅的に行うべきものではない．

第2章 基本的検査手技

10 頸部動脈超音波検査

越後宗郎，小谷和彦

頸部動脈の超音波検査（以下US：ultrasonic test）においては，高解像度で血管像が単に観察できるのみならず，血管の内部の性状に関する評価もできる．血管の狭窄や拡張性疾患（血栓性疾患，血管奇形，血管乖離など）の診断はもちろんのこと，内膜中膜壁厚（intima-media thickness：IMT）の計測による動脈硬化の早期診断も可能である[1]．脳梗塞の原因の特定や予防医学の現場でも広く普及している．通常，高周波リニア型探触子で実施する．本稿では，頸部動脈をUSで描出するために最低限知っておきたいテクニックのポイントとコツについて記す．

1. 検者間内での表示方法の統一

検者間での情報交換やカンファレンス時の混乱を避けるためにも，各施設内で表示方法を統一しておくとよい．特に，動静脈の血流方向が統一されていると，検者間の表示に関する混乱は減る．血管無侵襲診断法研究会による表示法[2]が理解しやすく，一般的である（**表1**）．

表1 血管超音波検査の表示方法[2]

横断（短軸）像	縦断（長軸）像
右側　　左側	心臓側（中枢）　　末梢側
被検者の尾側（下方）から眺めた像とする	心臓（中枢）側が左側に，末梢側が右側になる像とする

	左側	右側
頸部血管	心臓側	頭側
大動脈	心臓側	腹部側
上肢血管	心臓側	手先側
下肢血管	心臓側	足先側

◆2．至適断面の考慮 ➡ⓐ

血管壁の性状を評価する場合，血管に対して超音波ビームが垂直に入るようにして描出する（**図1A**）．また，血流情報を評価する場合には，角度のつきやすい部位の選択や探触子による圧迫，スラント機能〔超音波ビームを斜め方向にすることによりドプラ入射角（θ）を小さく設定するための機能〕などを駆使し，ドプラ入射角度をなるべく小さくして，**60°を超えないようにする**（**図1B**）．

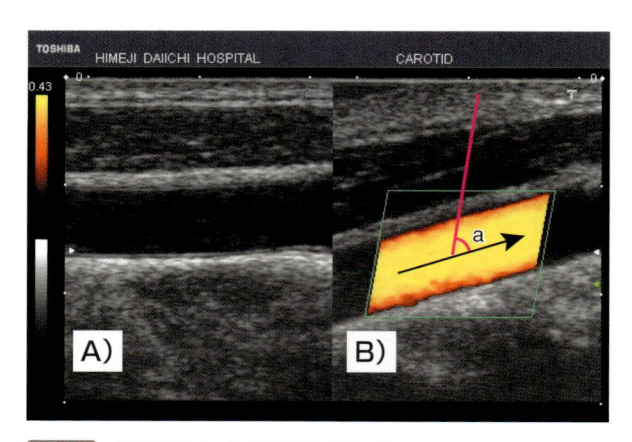

図1 評価項目による至適断面の違い
Aは壁性状評価時に，Bは血流情報評価時に用いる．血流速度計測時はaを60°以下にする．

ⓐ ドプラ入射角度が60°を超えると血流波形ならびに血流速度に対する評価の信頼性はなくなってしまう．

◆3．頸部動脈の捉え方と走査方法

頸動脈と椎骨動脈に分けて記載する．

1 頸動脈系を診る

最初に頸部前方に探触子を当て，血管横断（短軸）走査にて観察可能な範囲をゆっくりとスキャンしていく．血管横断走査は頸動脈病変発見のための基本走査である．そして，側壁病変を見逃さないために，頸部側方（横）からの血管横断走査も行う．➡ⓑ

次に血管縦断（長軸）走査（左側が中枢側，右側が末梢側になるように表示）を行う．縦断走査では横断走査で観察できた病変の位置や広がり，性状などを観察する．一般に総頸動脈は前斜位から，頸動脈洞は側方から，内頸動脈は後斜位からの観察が適しており[1]，縦断走査時にも多方向からの観察を行う．

また，横断・縦断走査時には，Bモードだけでなく，カラーやパ

ⓑ 頸部前方から血管横断像を見たとき，側壁は超音波ビームと平行になり描出不良となる．この場合，頸部側方から見ることにより，小さな側壁病変の見逃しを防ぐことができる．

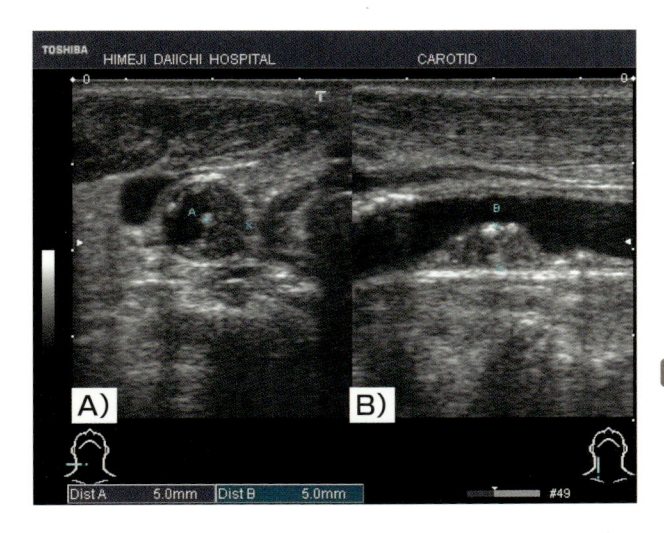

図2 右総頸動脈のプラーク像（専門的にはⅡb型プラーク）
横断像（A）では内側壁の優位性が，側方縦断像（B）ではプラークの範囲がわかる

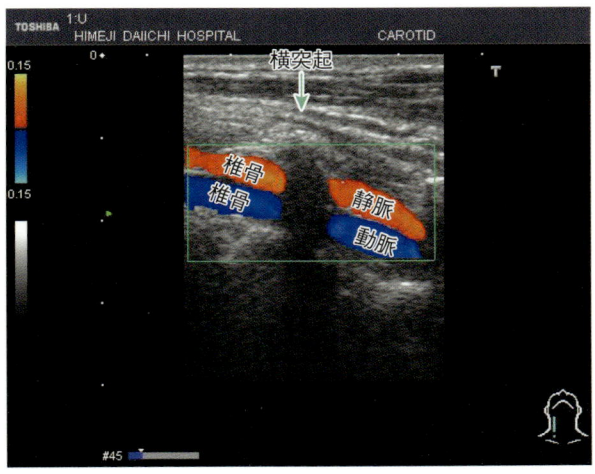

図3 椎骨動静脈像

ワードプラを併用するとよい．これらの併用は，少なくとも以下の3点において有用となる
① 血管内の病変とアーチファクトとの鑑別ができる
② Bモードだけでは描出が困難な低輝度プラークを発見できる
③ 潰瘍（一般的に2mm以上の陥凹と定義している）や壁不整などのプラーク表面の性状評価もできることがある．**低輝度プラークやプラーク表面に潰瘍を認めた場合，脳梗塞の発症頻度が高く，臨床的意義がある．** プラーク像の例を**図2**に示した

2 椎骨動脈を診る ➡ⓒ

前斜位縦断走査で総頸動脈の縦断像を描出し，探触子と皮膚の接地面を固定したまま探触子の角度だけ外側にゆっくりと傾けていく．椎骨の横突起の出現を目印に，その横突起間に並走する椎骨動静脈を描出する（**図3**）．

ⓒ 椎骨動脈は細いため，頸動脈探索時よりもさらにゆっくりとした探触子操作が必要である．なお，椎骨動脈は頸動脈に比べて細く，また片側が低形成の場合も見られるため，カラードプラを併用するとより確認しやすくなる．

◆4. 頸部血管の評価

　超音波で評価できる項目は多い．代表的な項目として，血管径，IMT，プラーク性状，狭窄率，血流速度などがあげられる．IMTの計測では，max IMT，mean IMTの計測方法や計測部位，総頸動脈と球部との境界部同定方法などに多くのとり決めがある．これらについては成書に譲る．

<参考文献・資料>

1) 松尾　汎：「Medical Tecknology別冊，超音波エキスパート1」，pp10-73，医歯薬出版，2004
2) 血管無侵襲診断・診療セミナー
3) 早期動脈硬化研究会：http://www.imt-ca.com/

頸部動脈USを実施する際の注意点（テクニック）

① 頸部動脈USは無侵襲で，簡便にくり返し検査ができ，またベッドサイドでも実施できるという利点と検査情報の多さから広く普及している．しかし血管領域のUSは，IMTの計測（1mmの世界），プラーク性状の同定，狭窄率の評価などにみるように，細やかな操作手技と観察眼が必要である．検査に慣れてくると，明るい部屋や診察室での実施をしてしまうことがあるが，これは過少評価や病変の見逃しの原因となりうる．（専用の）遮光された部屋でモニター画面内だけに集中できる環境設定に努めたい

② 頸部動脈USは主にリニア型探触子を用いて検査を行うが，検査対象血管が深い位置にある場合，もっと広い範囲で血管をみたい場合，ドプラ入射角度をリニア型ではどうしても小さくできない場合などには，リニア型だけにこだわり過ぎないようにしたい．コンベックス型やセクタ型の探触子に持ち替えて検査を行えば問題は解決される

第2章 基本的検査手技

11 血液ガス（所見判定も含む）

上山裕二

血液ガス検査は，pH，pO_2，pCO_2，$[HCO_3^-]$，base excess，酸素飽和度，などが測定できる．体の酸素化の程度や酸塩基平衡を調べるために多用されるきわめて有用で簡便な検査である．通常は動脈血を用いることが多いが，動脈穿刺は痛みが伴うため，きちんと適応を考えてから行いたい．

◆1．動脈血液ガスと静脈血液ガス

血液ガス分析結果が診断・治療方針に大きく影響するものとして，呼吸不全，糖尿病ケトアシドーシス，尿毒症などがあげられる．これら酸塩基平衡の障害の程度を知るための指標の，pH，pCO_2，$[HCO_3^-]$などは静脈血でも十分代用できる（表1）．つまり，本当に動脈血液ガスが必要なケースは，
・高度の呼吸困難
・最初の治療後でもPEFR（peak expiratory flow rate）が予測値の30％未満しかない場合
・PEFRの値以上につらそうにしている場合
・SpO_2が90％以下の場合
などに限られてくる．上記以外は静脈血液ガス分析とパルスオキシメーターを併用することで代用できる[2]．

表1 血液ガスの正常値の比較（文献1より引用改変）

	動脈血	静脈血
pH	7.4	7.36（0.01〜0.05程度低い．r＞0.91）
pCO_2（mmHg）	36〜44	40〜52（5.8〜6.0程度高い．r＝0.949）
$[HCO_3^-]$（mEq/l）	22〜26	22〜28（1.5〜2程度高い．r＞0.95）

◆2．穿刺部位の選択

採血に用いられる穿刺部位は主に橈骨動脈，上腕動脈，大腿動

脈の3ヵ所．最も穿刺しやすいのは大腿動脈だが大腿部を広げる必要があり，また痛みが強い．橈骨動脈は伴走する静脈がなく，穿刺後の圧迫が容易だが手技がやや難しい．原則として穿刺の禁忌はないが，穿刺部の感染や出血傾向のある患者には慎重に行い，また人工血管部や仮性動脈瘤を認める部分には穿刺しないこと．合併症として，血栓形成，感染，刺入点からの出血，血腫，偽動脈瘤形成，動静脈瘻，抜去後の動脈閉塞，などがあげられる．→ⓐ

◆3．手技の実際

1 橈骨動脈の場合

❶ まずディスポの手袋を着用〔常にスタンダードプリコーション（標準感染予防策）を心がける〕

❷ Allen's test（p165，「**Allen's testのテクニック**」参照）で側副血行の有無確認

❸ ヘパリン含有の血液ガス測定用ディスポーザブル採血セットを用意する．シリンジをおよそ2mL引いておく →ⓑ

❹ 患者の手の指先方向に立つ（もしくは椅子に腰掛ける）

❺ 軽く手首を伸展固定させ，手関節部を消毒する（アルコールでよい）．手首を反らせすぎると逆に触れにくくなるので注意 →ⓒ

❻ 左手の人差し指で動脈の拍動を触れる →ⓓ

❼ 左手をそのままに，皮膚に対し約30～45°中枢側に傾けて穿刺，ゆっくりと針を進めていく →ⓔ

❽ 血液の逆流が認められれば，針先が動かないよう動きを止める

❾ 採血終了後，穿刺部位をすばやくアルコール綿で圧迫止血する →ⓕ

❿ 5～10分程度の圧迫の後，出血のないことを確認し，枕子を置いて弾性絆創膏で圧迫固定する

⓫ 分析まで時間がかかる場合は氷を用意しておき，ゴムで密封した注射器ごと氷水につける →ⓖ

2 大腿動脈の場合

❶ （準備は橈骨動脈穿刺時と同じ）

❷ 術者が右利きであれば右大腿動脈を狙うのが通常だが，心臓カテーテルが予定されている場合などは対側を用いる

❸ 人差し指と中指を用いて穿刺動脈を触知・固定する．指尖部を動脈上に置き，拍動を感じながら軽く圧迫固定する（**図1A**）か，指尖部で動脈を挟むように拍動を触知し，この2本の指で軽く圧迫固定する（**図1B**）→ⓗ

❹ 針を皮膚に対し垂直にゆっくりと進める．針の先端に動脈があ

ⓐ 側副血行による末梢循環の悪い場合は穿刺を見送ることも考慮すべきだが，救急の場では臨機応変な対応が必要である．

ⓑ 専用キットでなければ，20～24Gの針を用い，少量のヘパリンでシリンジ内壁を湿らせることで代用できる．注射針密閉用ゴム栓を用意する．

ⓒ 緊急時には，左手の第2～5指を患者の手関節より中枢側の背側にあて，第1指で手掌中央部を押して適度に手関節を伸展する方法もある．

ⓓ 自分の指は軽く屈曲し，あまり強く押しつけすぎないように触れるとよい．動脈の位置と走行だけでなく，深さも推測すること．

ⓔ 穿刺部位は橈骨茎状突起の約1cm中枢側がよい．シリンジを少し外側に傾け内側を狙うとあたりやすい．穿刺角度を浅くした方が，後壁を貫きにくく，血管を穿刺した感触を得やすい．

ⓕ 末梢循環を保つため，押さえすぎに注意．

ⓖ 30分以内に測定する場合は室温のままでもよい．また氷冷しても3時間以内に測定しないと誤差が生じる．

ⓗ 図1Aの方法では，高齢者で動脈硬化の進んだ血管の場合"ツルン"と逃げることがあるので注意する．筆者は**図1B**の方法を好んで多用する．

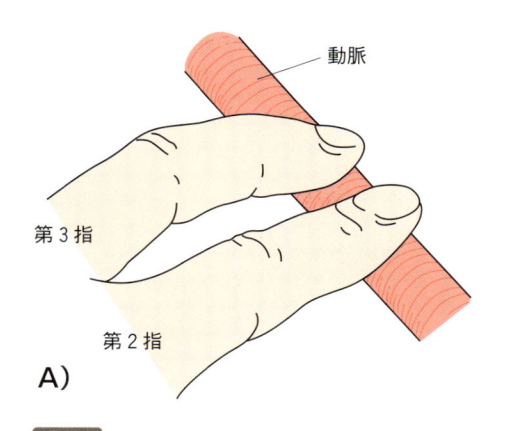

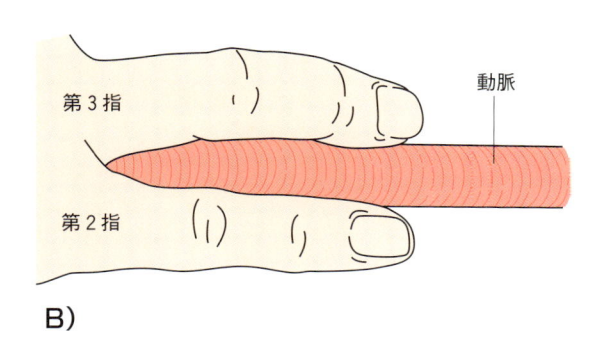

図1　大腿動脈の触知のしかた
A）指尖部2本を動脈上に置く方法，B）指尖部で動脈を挟む方法

たると拍動を触れる．拍動がわかりにくい場合もあるが，さらにゆっくり進めると"プッツン"と動脈を貫く感触がある．血液の流入があればそのままの姿勢を保つ →ⓘ

◆4．うまくいかない場合（トラブルシューティング）

① 緊張してしまい，手元が安定しない
- まず肩の力を抜き，ゆっくりと呼吸を整える
- 何よりポジショニングが大切．椅子に腰掛けるなどして，自分を安定化させ，患者側も伸展させた手関節をテープで固定などしておくとよい →ⓙ

② 何度も刺しているうちに拍動がよくわからなくなった
- 動脈穿刺をくり返すと血管攣縮が起こる．穿刺部位を変えるか，30分ほど待つ．キシロカイン®の局所浸潤麻酔も効果がある．術者交代も1つの選択である

③ 動脈を貫いているのに逆流がない
- 高齢者の大腿動脈の場合，動脈硬化が進んでいて内腔が動脈中央部にない場合がある．焦らずゆっくり皮下まで針を戻し，向きを変えて再度トライ．もしくは動脈硬化の強い血管を避ける →ⓚ

④ 穿刺後血腫ができてしまった
- 10～20分程度の用手圧迫止血を行う．皮膚穿刺部ではなく，動脈穿刺部を圧迫すること．圧迫が不十分だと動脈瘤をつくってしまう

ⓘ 自分の左手の小指球を患者の体にあてるなどして，針の深さを一定に保つこと．

ⓙ 特に，普段から自分の立ち位置や患者の腕と自分の手の位置関係を決めて，常に同じ方法で手技を行う癖をつけておくと失敗が少ない．

ⓚ 皮下まで戻さずに方向を変えようとしても，結局同じ方向に針が進んでしまう．
橈骨動脈の場合は穿刺位置を2～3 mm橈側あるいは尺側にずらす（針の向きを変えるのではない）．

◆5. 血液ガスの判定

　詳しくは呼吸生理学の教科書に譲るが，必ず採血時の条件（投与酸素量，人工呼吸器の条件，6分間歩行後など）の記載をすること．

- まずアシデミア（pH＜7.37）かアルカレミア（pH＞7.44）があるか診断する
- 次に基本的障害が代謝性か呼吸性かを診断する
    ① 血液ガスの異常がpCO_2の変化によるものか，[HCO_3^-]の変化によるものかを判断する
    ② アシデミアのときは，pCO_2が上昇していれば呼吸性，[HCO_3^-]が低下していれば代謝性
    ③ アルカレミアのときは，pCO_2が低下していれば呼吸性，[HCO_3^-]が上昇していれば代謝性
- 基本的障害が診断できたら**表2**を用いて予想される代償反応を計算し，混合性酸塩基障害の存在を判断する
- 必ずアニオンギャップ（AG）を計算する癖をつける
    ① AG＝Na^+－（Cl^-＋HCO_3^-）（正常値12±2 mEq/l）
    ② AGとは，血清中の主要なイオン構成要素であるNa^+，Cl^-，[HCO_3^-]の多寡を表すもので，その差が正常時は10～14 mEq/lの範囲に収まっている．細胞外液の陽イオンと陰イオンは等価存在するが，Na^+，Cl^-，[HCO_3^-]以外のものは，濃度がほぼ変化しない．したがって，AGを計算して，上昇している場合は，急激に酸（乳酸アシドーシスにおける乳酸や尿毒症におけるリン酸）が発生したために[HCO_3^-]が消費され，そのため陰イオンが蓄積していることを示す．どのような病態でも，新たに陽イオンは発生しないため，AGの減少はみられず，[HCO_3^-]が減少しているにもかかわらずAGが増加しない場合は，必ずCl^-が上昇して高Cl血性代謝性アシド

表2 simple acid-base disturbances（文献3より改変）

酸塩基異常	最初の異常	予想される代償	予想される代償の程度
代謝性アシドーシス	↓↓↓ [HCO_3^-]	↓↓ pCO_2	pCO_2＝（1.5×[HCO_3^-]）＋8
代謝性アルカローシス	↑↑↑ [HCO_3^-]	↑↑ pCO_2	↑pCO_2＝Δ[HCO_3^-]×0.6
急性呼吸性アシドーシス	↑↑↑ pCO_2	↑ [HCO_3^-]	↑[HCO_3^-]＝ΔpCO_2/10
慢性呼吸性アシドーシス	↑↑↑ pCO_2	↑↑ [HCO_3^-]	↑[HCO_3^-]＝4×ΔpCO_2/10
急性呼吸性アルカローシス	↓↓↓ pCO_2	↓ [HCO_3^-]	↓[HCO_3^-]＝2×ΔpCO_2/10
慢性呼吸性アルカローシス	↓↓↓ pCO_2	↓↓ [HCO_3^-]	↓[HCO_3^-]＝5×ΔpCO_2/10

ーシスとなっている．
③ AGが増加していればAGと［HCO_3^-］の正常からの変化量を比較する．もしAGの変化が［HCO_3^-］の変化よりも大きければ，AG増加型代謝性アシドーシスに加えて代謝性アルカローシスが存在することになる．AGの変化が［HCO_3^-］の変化より少なければ，AG増加型代謝性アシドーシスに加えてAG正常型代謝性アシドーシスが存在することになる

・最後に血液ガスの解釈が臨床の病態と合うかどうかを確認する

＜文献＞
1) 林　寛之 他：何とか減らそう動脈血ガス．「日常診療のよろずお助けQ&A100」，pp140-141，羊土社，2005
2) Gentile, N. T. et al.：Guidelines reduce x-ray and blood gas utilization in acute asthma. Am. J. Emerg. Med., 21：451-453, 2003
3) Gomella, L. G. & Haist, S. A.：Blood gases and acid-base disorders. Clinician's Pocket Reference, pp159-173, McGraw-Hill, New York, 2004
4) Sosa, J. A. & Chen, H.：Arterial Cannulation. Manual of Common Bedside Surgical Procedures (2nd ed.), pp69-83, Lippincott Williams & Wilkins, Philadelphia, 2000

Allen's testのテクニック

　橈骨動脈を穿刺する際の，側副血行路の有無を確認する方法に，Allen's testがある．これは手のひらが橈骨動脈と尺骨動脈の二重支配となっていることを確認するもので，橈骨動脈を穿刺する際には，このAllen's testを行うこと，と成書には記載がある．
具体的には，
❶ 手首の橈骨動脈と尺骨動脈を両手で圧迫して血流を遮断
❷ この状態で患者に手のひらのグー，パーを数回くり返してもらう
❸ このとき両動脈が遮断されているため，手のひらが阻血状態となり，真っ白になる
❹ ここで，橈骨動脈を遮断したまま，尺骨側の圧迫のみを解除する
❺ 手のひら全体にすぐに赤みがさしたら，尺骨動脈の血流が親指側にも行っているという証拠となり，二重支配が確認できる
　ただし，このAllen's testは，手の虚血障害を予見するうえでは役立たないという記載もあり，本当のところははっきりしない．穿刺後のフォローとして行うことは，動脈閉塞など合併症の有無を知るうえで有用であろう．

第2章 基本的検査手技

12 呼吸機能検査

鰤岡直人，清水英治

呼吸機能検査は，呼吸器疾患診断のみならず手術適応を判断するために必要な基本的診断手段の1つである．肺機能検査で最も基本的な手技は，肺活量測定と努力呼出曲線の測定である．測定された肺活量と1秒率から閉塞性換気障害および拘束性換気障害の存在が明らかになる．さらに，疾患を正確に診断するためには他の肺機能検査を組合わせて評価する必要がある．しかし被検者の努力不足など手技が不十分であれば，誤った解釈の原因となる． →[a]

本項では，基本的な呼吸機能の種類と変動要因などの注意事項について述べる．また，気管支拡張薬吸入前後の呼吸機能検査を用いた気道可逆性試験についても解説する．

1. 呼吸機能検査の種類 →[b]

呼吸機能検査は，換気機能検査，換気力学検査，肺胞機能検査，血液ガス分析に大別できる（**表1**）．呼吸機能検査は呼吸器疾患の

表1 呼吸機能検査の種類

1．換気機能検査
- 肺気量分画：肺活量
- 努力呼出曲線：1秒率，努力肺活量
- 最大換気量

2．換気力学検査
- 肺コンプライアンス
- 気流抵抗
- フロー・ボリューム（flow-volume）曲線

3．肺胞機能検査
- 肺拡散能力
- 単一呼吸不活化ガス洗い出し曲線：closing volume
- 連続呼吸N_2洗い出し曲線

4．血液ガス分析
- pH，PaO_2，$PaCO_2$，HCO_3^-

[a] 呼吸機能検査は被検者の努力が必要であるため検査を担当する検者は検査について簡単に説明し，検査時に，吸気・呼気タイミングを教えるため大声でかけ声をかけるのがコツである．

[b] 大多数の呼吸機能検査は被検者の努力が必要であるが，血液ガス分析は被検者の努力が必要ないため客観的病態把握に有用である．

12 呼吸機能検査

診断，肺疾患の重症度，治療効果判定，病態の経過観察，手術時の適応判定などに利用できる[1,2]．

◆2．外来でまず行う呼吸機能検査

表1のように呼吸機能検査に多くの項目があるが，スクリーニング的には換気機能診断図（図1）の基準により，閉塞性換気障害，拘束性換気障害の存在を調べるため，①肺気量分画から肺活量測定，②努力呼出曲線から1秒率測定を行う[1,2]．→ⓒ

肺活量は予測式から算出された基準値（正常値）に対する百分率（実測VC÷予測VC×100％）を肺活量比として用い（％VC），1秒率（$FEV_{1.0\%}$）との関係で正常，閉塞性換気障害，拘束性換気障害，混合性換気障害に分類される．すなわち，日本では図1のように，％VCは80％，1秒率は70％で区分けし，％VCを横軸，1秒率を縦軸にとり，4型に分類する．閉塞性換気障害の代表的疾患は慢性閉塞性肺疾患，気管支喘息，びまん性汎細気管支炎などであり，拘束性換気障害の代表的疾患は間質性肺炎，過敏性肺炎などである．

努力呼出曲線を時間で微分するとフロー・ボリューム曲線が得られる．フロー・ボリューム曲線の形状により肺疾患が推測できる（図2）．フロー・ボリューム曲線の下降脚が下に凸なら閉塞性障害が疑われる．横軸の肺気量において，肺気腫では全肺気量，残気量が増大するのを反映してフロー・ボリューム曲線全体が左へシフトし，逆に間質性肺炎では全肺気量，残気量が減少するため右へシフトする
→ⓓ

ⓒ 1秒率は努力呼出曲線から得られた1秒量を肺活量（vital capacity：VC）あるいは努力肺活量（forced vital capacity：FVC）で割り算した値の百分率で示される．（1秒量÷肺活量）×100％をTiffeneauの1秒率，（1秒量÷努力肺活量）×100％をGaenslerの1秒率と呼ぶ．閉塞性換気障害があれば，空気とらえ込み現象のためFVCがVCより低下し，Gaenslerの1秒率はTiffeneauの1秒率より大きくなることが多いので注意が必要である．慢性閉塞性肺疾患診断時にはGaenslerの1秒率が用いられる．

1秒量は換気能力を表すのに対し，1秒率は努力呼出曲線の形状を表す指標の1つとも考えられる[2]．また慢性閉塞性肺疾患（COPD）の重症度判定には予測1秒量に対する実測1秒量の百分率が用いられる．

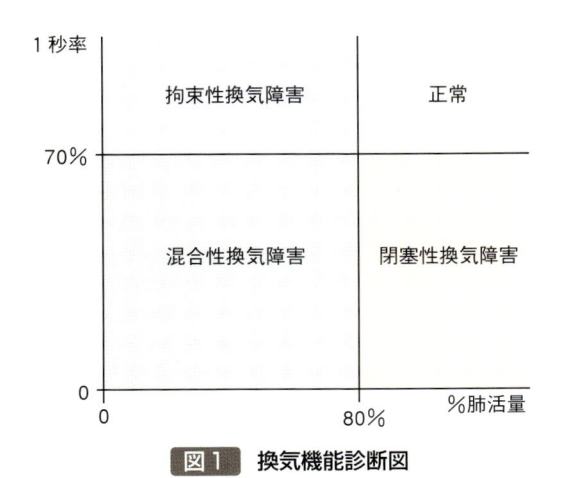

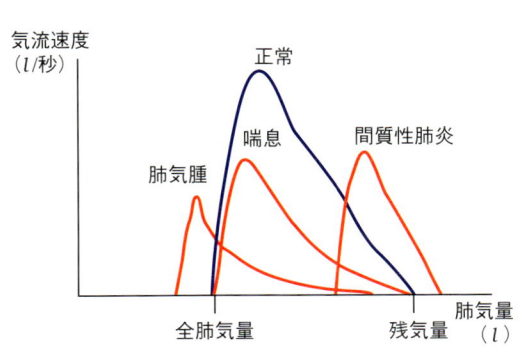

図1 換気機能診断図

図2 各種肺疾患のフロー・ボリューム曲線の形状

◆3. 呼吸機能検査の変動要因 ➡ⓔ

　従来，呼吸機能検査はばらつきが大きく，臨床的に正確な判定ができないとする意見もあったが，変動要因を考慮していない場合が多かった．変動要因には大きく分けて，①**体位**，②**日内変動**，③**予測式の不一致**，④**技術的問題**，などが報告されている[2]．ばらつきを小さくするため以下のような変動要因を知ることが必要である．

① 体位に関して，立位あるいは坐位で測定されるが体位により異なった値となりうる．同一被検者において経時的測定は同一の体位で測定すべきである

② 呼吸機能のうち1秒量は特に気管支喘息患者において午前4時ごろから早朝にかけて低値となり，午後4時頃に高値となる日内変動が存在する．したがって比較のためには測定時刻を考慮しなければならない

③ 肺活量比（％VC）を計算するために予測式から求めた予測肺活量が必要である．予測式は各スパイロメーターにより異なるため，注意が必要である．また，人種による違いも予測式に反映されるため，予測式はできる限り日本人から得た式を用いるのが望ましい

④ 肺活量測定も最大努力が必要な努力呼出曲線も被検者の努力がうまくできなければ，みかけ上，基準値を下回り境界値から異常値として，あるいは比で表示されるものは正常範囲として出てくる．したがって検者は，最低2回同じ検査をくり返して再現性があるか否かを確認しなければならない

◆4. 気道可逆性試験 ➡ⓕ

　気道可逆性検査は気管支喘息など可逆性気流制限の存在が疑われる患者に対し，気管支拡張薬の吸入前後に1秒量を測定し，気道可逆性の程度を調べる呼吸機能検査である[3]．**表2**のような代表的な吸入気管支拡張薬がある．一般的に気道可逆性検査に使用する薬物には，定量噴霧吸入器（metered dose inhaler：MDI）使用による短時間作用型β_2刺激薬を用いる．

　測定手順は以下のようになる．

❶ 吸入前の努力肺活量測定を実施する
❷ 気管支拡張薬を吸入させる（**表2**）
❸ 吸入後の努力肺活量測定を実施する（**表2**）
❹ 改善量と改善率を計算する

ⓓ 肺活量は肺実質・肺胞系および呼吸筋力を反映する指標である．神経筋疾患などの呼吸筋力が低下している患者では，肺実質に異常がないにもかかわらず，みかけ上肺活量が低下する．肺胞系が正常であっても気道自体に閉塞が存在すれば肺活量は低下する．換気診断図の拘束性換気障害を拘束性肺疾患と解釈してはいけない．

ⓔ 米国胸部疾患学会のスパイログラフィー検査手技ガイドラインによると，最低3回は施行し，努力肺活量の最大の2つは互いに差が5％以内で，1秒量の2つの差も5％以内でなければいけない．しかし，高齢者はこの基準を満たすのが困難な場合が多く，努力肺活量と1秒量の値を加えたものが最も大きかった測定値を採用することが多い．

ⓕ 気道可逆性検査前に気道拡張に関係する薬物を中止するのが望ましいが，気管支拡張薬で治療中の患者に対して喘息症状が悪化する可能性がある場合，中止は困難なことが多い．実際の診療においては中止しないのが一般的である．むしろ治療中の気道可逆性検査の結果，可逆性が大きければ追加治療の必要性を検討する．特に気管支喘息患者で強制呼気をくり返すと，空気とらえ込み現象を生じ，1秒量が低下していく．また発作を生じることもあるため，気管支喘息患者では測定回数をなるべく少なくする必要がある．

表2 気道可逆性検査に使用する代表的な吸入気管支拡張薬

気管支拡張薬	吸入方法	投与例（成人）		吸入後の検査
短時間作用型 β_2 刺激薬	スペーサー併用MDIで吸入	硫酸サルブタモール	2吸入（200 μg）	15～30分後
		塩酸プロカテロール	2吸入（20 μg）	
吸入用短時間作用型 β_2 刺激薬	加圧式ネブライザーで吸入	硫酸サルブタモール	0.3～0.5 ml（1.5～2.5 mg）	15～30分後
短時間作用型抗コリン薬	スペーサー併用MDIで吸入	臭化オキシトロピウム	2吸入（200 μg）	30～60分後
		臭化フルトロピウム	2吸入（60 μg）	
		臭化イプラトロピウム	2吸入（40 μg）	

（文献3より引用）

改善量＝吸入後の1秒量－吸入前の1秒量（ml）
改善率＝（吸入後の1秒量－吸入前の1秒量）÷吸入前の1秒量×100（％）

「気道可逆性あり」と判定できるのは，1秒量の改善量が200 ml以上かつ改善率が12％以上の場合である[3]．「気道可逆性」はあくまでも現象を定義したものであり，喘息の重症度は診断できないが，大きければまだ喘息治療が不十分である可能性がある． ➡❾

❾ 喘息が長期間有効な治療がなされないと，気道のリモデリングが進み重症なのに気道の可逆性は小さくなることもある．

＜文献＞

1）鰤岡直人，清水英治：生体検査，呼吸機能検査法．「ダイナミックメディスン第1巻」（下条文武 他 監修），pp4-149-4-153，西村書店，2003
2）鰤岡直人，佐々木孝夫：閉塞性障害と拘束性障害の評価の方法．呼吸，18：617-622, 1999
3）「呼吸機能検査ガイドライン」（日本呼吸器学会肺生理専門委員会 編），メディカルレビュー，2004

呼吸機能検査に関する豆知識

　呼吸機能検査は基本的手技であるが，高齢者に行う場合，説明に時間がかかり検査に困難を伴うことがある．呼吸機能検査を円滑に行うため，あらかじめ大きな用紙に箇条書きで要項を記入しておき，実施前に簡潔な説明を示しておくとよい．
　気管支喘息患者に努力呼出曲線測定を頻回に行うと，空気とらえ込み現象を生じ，1秒量が低下し肺活量に比べて努力肺活量の測定値が低値になっていくことがある．そのため測定は最小の回数とすべきである．また1秒量，ピークフローは測定時刻帯で影響を受け，朝方低値で夕方高値となるため注意が必要である．
　慢性閉塞性肺疾患（COPD）の診断に努力呼出曲線測定は必須である．閉塞性換気障害（1秒率が70％未満）の確認が必要であり，重症度は1秒量比（％FEV$_{1.0}$）によって行われる．慢性閉塞性肺疾患の診断・治療のガイドライン，GOLD（Global Initiative for Chronic Obstructive Lung Disease）はwebサイト（http://goldcopd.com/）からダウンロードできる．

第2章　基本的検査手技

13　内分泌・代謝学的負荷試験

辻井　悟

内分泌ホルモンの**基礎値は必要最小限の分泌能**を反映しているが，必要に応じ最大限に分泌刺激される．この**分泌予備能**を評価するために各種**内分泌負荷試験**がある．ホルモンの分泌はネガティブフィードバック機構（**図1**）で調節されている．ホルモン分泌障害が軽度の場合，基礎値は正常範囲にあっても分泌刺激後の増加反応がわずかで，予備能の低下と診断できる．一方，基礎値が高い場合，**上位にある刺激ホルモン**の影響か，**自律的分泌**かを判断する必要がある．この目的で当該ホルモンの大量投与による分泌抑制試験や，生理的に分泌抑制する物質を投与することがある．

本項では，内分泌・代謝学的負荷試験を実施する際の一般的留意点について述べる．

◆1．内分泌負荷試験の必要性の確認

内分泌疾患を疑わせる臨床症状があり一般検査でさらにその可能性が強くなった例では，ホルモンの基礎値が正常であっても負荷試験が必要かを考える．**刺激試験**では正常反応域より低反応～

[*1] CRH：corticotropin-releasing hormone（副腎皮質刺激ホルモン放出ホルモン）
[*2] ACTH：adrenocorticotropic hormone（副腎皮質刺激ホルモン）

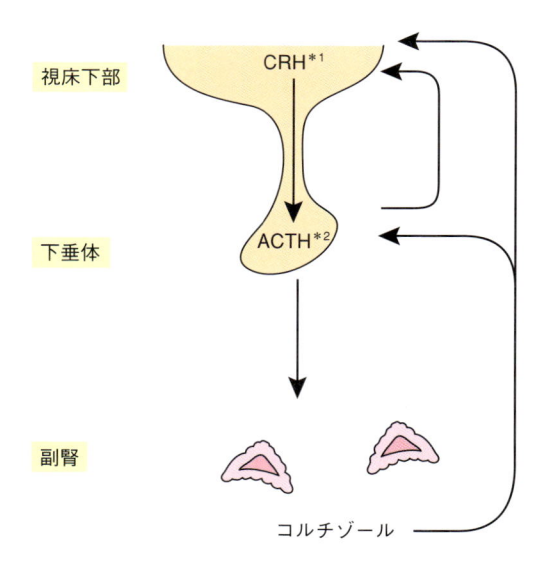

図1　フィードバック機構（視床下部–下垂体–副腎系）
上位にある刺激ホルモンが標的内分泌腺を刺激してホルモン分泌を促す．分泌されたホルモンは過不足にならないように，上位にも作用して分泌動態を制御する

無反応なら**機能低下症**である．**抑制試験**では基礎値が高く抑制がなければ自律的産生腫瘍，ある程度抑制されれば過形成を考える．機能低下や亢進は，2種類以上の負荷試験で確認することが理想的である〔例：GH分泌不全性低身長の診断のためにGRF（growth hormone releasing factor：成長ホルモン放出因子）負荷試験，インスリン低血糖刺激試験を行う〕．1つの負荷試験で異常と判断できない場合，同じ目的で別の負荷試験を考慮する．→ⓐ

負荷試験の目的は，①**ホルモン分泌の制御機構の異常の有無の判定**，②**内分泌腺の予備能力の判定**，③**障害部位の判定**，などである．

負荷試験には，
- ホルモンあるいは刺激物質を投与して分泌促進される他のホルモンあるいはその代謝産物を測定する（ACTHを負荷して血中コルチゾールや代謝産物の測定など）
- ホルモン投与に反応して分泌される活性物質を測定するもの（PTH*3投与前後の尿中cAMP，リンを測定するエルスワース–ハワード試験など）
- ホルモン以外の物質を負荷してホルモンやその作用を測定するもの（ブドウ糖負荷後のインスリン・GH*4測定，高張食塩水負荷後のADH*5測定など）

がある．これらの負荷試験は，**疾患の診断，治療効果の判定**などに重要な役割を果たす．しかし，**障害部位の判定**に関しては高感度法によるホルモンの測定，画像診断法（CT，MRI，シンチグラフィー，血管造影），局所の血液サンプリングなどが負荷試験に代わって有用な情報を与えてくれる．→ⓑ

◆ 2．内分泌負荷試験の実際

■1 準備するもの
- 生理食塩水（生食）20 ml（必要時ヘパフラッシュ®）
- 翼状針
- 三方活栓
- ディスポ注射器5 mlあるいは10 mlと2.5 ml（採血およびライン内液廃棄用）
- 負荷刺激用の試薬（粉末の場合は使用直前に溶解）
- 採血試験管（測定ホルモンにより血清あるいは血漿用）
- 真空採血管に分注用の18G注射針
- 氷（採血後即氷冷が必要な場合）
- タイマー

ⓐ 内分泌負荷試験を要するような症例がみつかった場合には，基本的なホルモンを一度測定した後，専門医に相談する．必要最小限の検査で診断と治療が可能になり，医療経済的にも無駄が少なくなる．

*3 PTH：parathyroid hormone（副甲状腺ホルモン）
*4 GH：growth hormone（成長ホルモン）
*5 ADH：antidiuretic hormone（抗利尿ホルモン）

ⓑ 負荷試験に関しては患者さんへの負担，診断効率なども考慮して選択する．また検査の実施にあたっては検査の意義，起こりうる副作用とその予後について十分に説明しておく必要がある．

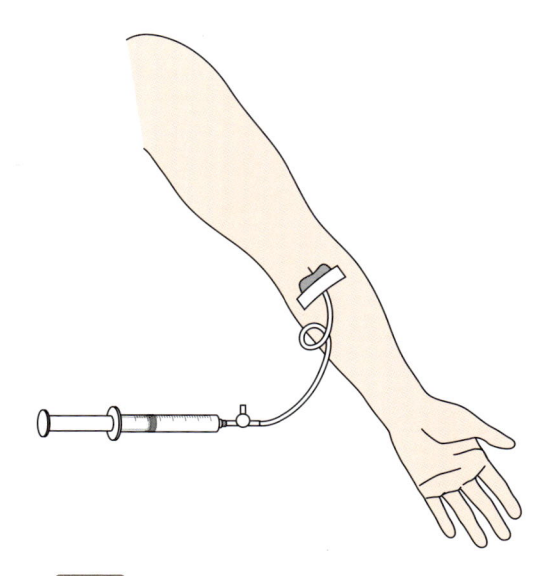

図2 翼状針と三方活栓を用いたライン確保

2 前処置 ▶ⓒ

下垂体ホルモンには**日内変動**や，**食事，心理ストレス，睡眠，運動，性周期による変動**がある．食事の影響がある場合絶食で，運動の影響がある場合安静とする．

3 ライン確保

採血のために何度も針刺しをしてストレスを与えないために，通常，肘静脈など前腕で翼状針を使って確保する．ライン内を生理食塩水で満たして静脈確保後，最低15分は安静にして負荷前の採血をする．採血時は予備の注射器で三方活栓から留置ライン内の生理食塩水と血液を吸引して廃棄し，新しい注射器で採血する．採血後は三方活栓に接続した，生理食塩水入り20ml注射器でライン内をフラッシュして三方活栓を閉める（**図2**）．▶ⓓ

採取血液はそれぞれの試験管に分注し，**必要な場合には遠心するまで試験管を氷冷する**（不安定で分解しやすいACTHやグルカゴンなど）．

4 負荷試薬の投与

試薬の静脈注射は三方活栓から約2分かけて緩徐に注入し，ライン内の薬液は生理食塩水でフラッシュする．**試薬の注入速度が速いと副作用が現れやすい**．TRH[*6]やCRHによる熱感，動悸，胸部圧迫感，悪心などがあるが，前もって10分程度で収まることを知らせておく．下垂体のマクロアデノーマではTRHやLHRH[*7]による下垂体刺激試験による下垂体卒中（出血）の報告がある[2)]．試薬注入後，タイマーをセットして，正確に時間を計って負荷後の採血を行う．

ⓒ 特に，体位によって変化するレニン・アルドステロンは30分以上の安静臥床が必要である．

ⓓ 2時間程度の留置であれば生理食塩水のみで十分だが，血液凝固によるライン閉塞が懸念される場合，ヘパフラッシュ®を使用してもよい．生理食塩水を2時間に100ml程度で点滴しながら負荷試験中のラインを確保する方法もある．

*6 TRH：thyrotropin releasing hormone（甲状腺刺激ホルモン放出ホルモン）

*7 LHRH：luteinizing hormone-releasing hormone（黄体形成ホルモン放出ホルモン）

◆3．インスリン低血糖刺激試験の有用性と注意 ➡ⓔ

　負荷試験のなかで最も注意が必要な検査はインスリン低血糖刺激試験である．低血糖症状を呈するほどの低血糖が負荷刺激として必要であるが，間脳視床下部の関与を検討するうえで有用な検査である．しかし，低血糖の重症・遷延化や急性発作を誘発することもあり，高齢者，虚血性心疾患やてんかんの不安定例など禁忌に相当する場合もある．危険を軽減するためのチェックリストをあげる．

① **簡易血糖測定器で血糖値をベッドサイドですぐに測定できる**ようにする
② 症状により即注入できるように20％ブドウ糖液を用意する
③ 通常は速効型インスリン0.1 U/kg体重を使用するが，インスリンは100 U/ml製剤なので，数Uの必要量をインスリン注射器で吸引して試薬として投与するために生理食塩水で希釈する操作を正確に行う
④ 副腎皮質機能不全やGH分泌不全が疑われる場合や，試験当日の空腹時血糖が60 mg/dl以下のときには，投与量を0.05 U/kg体重に減じる
⑤ 低血糖の最大効果が終了するまで患者から目を離してはいけない．有効な低血糖刺激は，50 mg/dl以下あるいは刺激前の血糖値の50％以下であるが，静注30分後の血糖値で確認する．低血糖は45～60分後より自然に回復するが，覚醒状態を確認して，必要なときにはブドウ糖を注入して回復を早める．**低血糖症状があれば有効刺激と考え，不必要に症状を遷延させることはさける**

ⓔ 有用だが危険性のある負荷試験の必要性について再検討し，副作用についても話し合って，患者が安心して負荷試験を受けられる状況をつくることが重要である．

◆4．小児の負荷試験の注意点

　一般に成人では負荷試薬の投与量は一律であるが，小児では体重または体表面積あたりで計算して投与する（成人投与量を最大量とする）．また，結果は年齢，性成熟度に応じて判定する必要がある．

◆5．ブドウ糖負荷試験の運用

　ブドウ糖負荷試験は顕著な高血糖のない（随時血糖＜200 mg/dl，HbA1c＜6.5％）場合の**耐糖能評価**，**糖尿病・境界型の診断**に用い

られる．血糖値のみならず，血中インスリンを測定することにより，**インスリン分泌能やインスリン抵抗性（高インスリン血症）**の評価も可能となる．同時に，尿糖の測定は**腎性糖尿**や**腎の糖排泄閾値**を評価でき，さらに，**反応性低血糖**を検討する場合にブドウ糖負荷後3時間まで採血する場合もある．→f

ブドウ糖負荷試験実施時には，以下の点に留意する必要がある．
① 検査前，長期に炭水化物の摂取が少ないと，インスリン分泌能が低下して耐糖能に影響するため，検査実施前の3日間は炭水化物を150 g/日以上含む食事を摂る
② 検査の10～14時間前から絶食とするが，検査終了まで水の摂取はよい
③ 早朝空腹時に75gのブドウ糖相当の炭酸入りトレーランG75®を1本，5分くらいかけて飲む →g
④ 検査中はなるべく安静を保ち，禁煙とする

＜文献＞
1）「最新内分泌検査マニュアル」（高野加寿恵 監修），日本医事新報社，2002
2）Matsuura, I. et al.：Infarction followed by hemorrhage in pituitary adenoma due to endocrine stimulation test. Endocrine J., 48：493-498, 2001

f 検査前日のアルコールの多飲や検査中の運動は，耐糖能に影響を及ぼし，正確な検査結果が得られない．

g 一気に飲むと悪心・気分不良などの副作用が出ることがあり，そのときの耐糖能にはストレス要因が影響する可能性があるため，結果が正確に反映されない．

ホルモン測定用採血に関する 予備知識

採取血液は血清・血漿に分離されて各ホルモンの測定がなされる．測定するホルモンにより採血量，採血管が異なるので前もって確認しておく必要がある．プレーン管に採血して遠心分離した後の上清が血清で，多くのホルモンが微量で測定可能である（GH，PRL，LH，FSH，TSH，freeT$_3$，freeT$_4$，IRI，CPR，IGF-1，テストステロン，エストロゲン，プロゲステロン，コルチゾール，ガストリンなど）．血中で不安定なホルモン測定にはタンパク分解酵素の阻害目的で脱Ca作用を有する抗凝固薬（EDTA-2Na，EDTA-2K）を添加した採血管を使用し，血漿で測定する（ACTH，PTH，ADH，レニン，カテコールアミン，BNPなど）．さらに，タンパク分解酵素阻害薬のアプロチニンを追加添加した採血管は，グルカゴン，PTHrP，ANP，ソマトスタチン，エンドセリン測定に用いる．不安定なホルモンの測定をする採血管は採血後すぐに氷中保存して，できるだけ早く遠心分離する．血糖測定には，採血後の代謝を抑制するためフッ化ナトリウム入りの血漿採血が用いられるが，同じ血漿でインスリンを測定すると値が低くなる．

第2章 基本的検査手技

14 血液型判定，交差適合試験，輸血

森　政樹

2003年7月に薬事法，血液法が改正されたことにより，医師は輸血に伴う安全性の向上，安定供給の確保，適正使用の推進への責務を再認識することになった．この背景には，1999年以降血液製剤に対してHBV，HCV，HIVの核酸増幅検査（nucleic acid amplification test：NAT）が施行されたにもかかわらず，いわゆる「すり抜け」製剤が供給され，輸血後に感染の事実が確認された事例が報告された事情がある．特定生物由来製品（輸血用血液製剤および血漿分画製剤）の使用記録は20年保管することになった．現在も遡及調査が継続して実施されているが，医療実施者に対しては，輸血に伴う負の面を認識し，適正使用に対して十分な知識の習得に努めることがこれまで以上に強く要求されている．

2005年9月には「輸血療法の実施に関する指針」が改定され輸血適応が変更（**表1**）された．本項で述べる検査手技の習得だけでなく，適正輸血に関するup to dateな情報収集にも努めていただきたい．

表1　改定後の血液製剤の使用指針のポイント

赤血球製剤	慢性出血性貧血	Hb 6g/dl 以下が1つの目安
血小板製剤	使用指針	血小板数1万/μl 未満で必要
	血液疾患（白血病など）	1～2万/μl
	造血幹細胞移植	1～2万/μl
	再生不良性貧血，骨髄異形成症候群	0.5万/μl 前後
	外科手術	5万/μl 未満で判断
	人工心肺使用手術の周術期管理	5万/μl 程度（5～10万/μl）
新鮮凍結血漿	使用指針（凝固因子補充）	PTはINR2.0以上，30%以下
		APTTは基準値の2倍以上，25%以下

表1のバックグラウンド
2003年7月に施行された「安全な血液製剤の安定供給の確保等に関する法律」に基づき，病院機能別血液製剤の平均使用量が厚生労働省より通知され，各種製剤の適正使用の基準が従来よりも厳しく設定されることになった．赤血球濃厚液に関しては，慢性貧血の場合の輸血の目安はHb値7g/dl以下としながらも，全身状態が良好な場合はHb値6g/dl以下が目安と規定している．また，血小板濃厚液に関しては，血小板輸血決定の目安を1万/μl未満とし，出血のリスクを考慮しながら疾患ごとに細かな目安を設定しているが，これは欧米の研究による「血小板数1万/μlと2万/μlを輸血の基準とした場合，出血性合併症に差がなかった」とのエビデンスを重視した判断と考える．同様に，新鮮凍結血漿，アルブミンに関しても，適正使用の基準を治療目的の補充療法とする考えに基づいて厳密に規定している．

◆ 1. 輸血の同意書取得 ➡ⓐ

　1997年4月より輸血に際しての同意書取得が必要となったため，いかなる輸血の場合でも事前の説明および同意書なしに輸血を実施してはならない．説明事項としては，①**輸血療法の効果と必要性**，②**使用量と使用される輸血製剤の内容**，③**他の輸血法（自己血輸血，指定血輸血）の適応**，④**輸血に伴う副作用〔感染症，GVHD（graft versus host disease：移植片対宿主病）を含む〕**が必要とされる．同意書取得に関しては，特定生物由来製品（新鮮凍結血漿やアルブミン製剤を含む）にも適応が拡大されている．

ⓐ エホバの証人と呼ばれる宗教法人は輸血を拒否する教義を信奉しているため，無血治療による医療側の免責証書を書面で残すこともある．

◆ 2. 輸血前（後）感染症チェック

　輸血歴の有無を必ず確認する．血液型はルーチンでABO型およびRh$_0$（D）型を検査する．同時に輸血前感染症のチェックが必要．
B型肝炎：HBs抗原，HBs抗体，HBc抗体
C型肝炎：HCV抗体，HCVコア抗原
　供血者のウインドウ期（p180，「**血液型判定，交差適合試験，輸血の予備知識**」参照）
を考慮し，B型肝炎では輸血3ヵ月後にNATを，C型肝炎では輸血1〜3ヵ月後にHCVコア抗原検査を実施する．

◆ 3. 血液型判定

■1 準備するもの
　ABO式血液型判定用標準抗体（**抗A抗体は青色，抗B抗体は黄色**），Rh$_0$（D）血液型判定用標準抗体，22%アルブミン，抗ヒトグロブリン抗体，スライドグラス，検体，判定棒，試験管，生理食塩水，遠心器

■2 直前準備
・**3〜5%被検赤血球生理食塩水浮遊液**を作成する ➡ⓑ

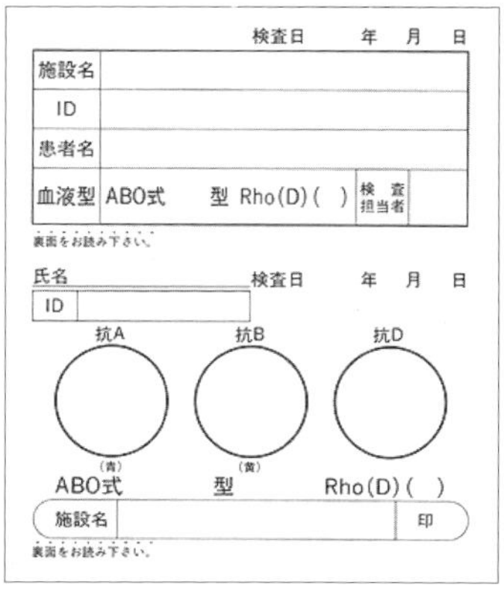

図1　血液型判定記載用紙

抗A，抗B，抗Dの下の丸枠の中に対応する血液型判定用標準抗体と赤血球浮遊液〔ピアッシングサンプラー（使い方はp192，第3章01参照）を用いて，真空採血管に採取した血液中の赤血球を代用可能〕を1滴ずつ滴下し混和してから凝集の有無を判定する

ⓑ 試験管法では必要だが，スライド法によるオモテ試験では血算検査用スピッツに採取したままの血液でも代用可能である．

- 受血者検体を遠心し，血清を別の試験管に分離する（ウラ試験の検体となる）
- 生理食塩水1.5 mlに対し血球沈層一滴を加えると約3〜5％浮遊液となる

3 ABO式血液型

1）オモテ試験：赤血球表面のA型，B型抗原を調べる
　＜スライド法＞〔スライドグラスの代わりに判定用紙（図1）を用いてもよい〕
　❶ スライドグラスのくぼみの上段に抗A抗体を，下段に抗B抗体を1滴ずつ滴下する〕
　❷ 判定棒2本をくっつけて検体の血球沈層に差し込み，毛細管現象で血球をとる（図2）　➡ⓒ
　❸ 判定棒でホール全体に広げて，よく混和する（図2）
　❹ 1分以上反応させ（弱い反応を見落とさないため），2分以内で判定する（乾燥による誤判定を防ぐため）．凝集の有無はスライド板を回して確認する（図3）

2）ウラ試験：血清中に存在する抗A抗体，抗B抗体を調べる
　＜試験管法＞
　❶ 3本の試験管にA，B，Oと書き，それぞれに血清を2滴ずつ滴下する　➡ⓓ

ⓒ 血算検査用スピッツに採取した血液で代用する場合は，スピッツの口にピアッシングサンプラーを差し込み，そこから1滴滴下してもよい．

ⓓ 自然抗体は判定用抗体と異なり，力価が不明なのでやや多めに加えておく．

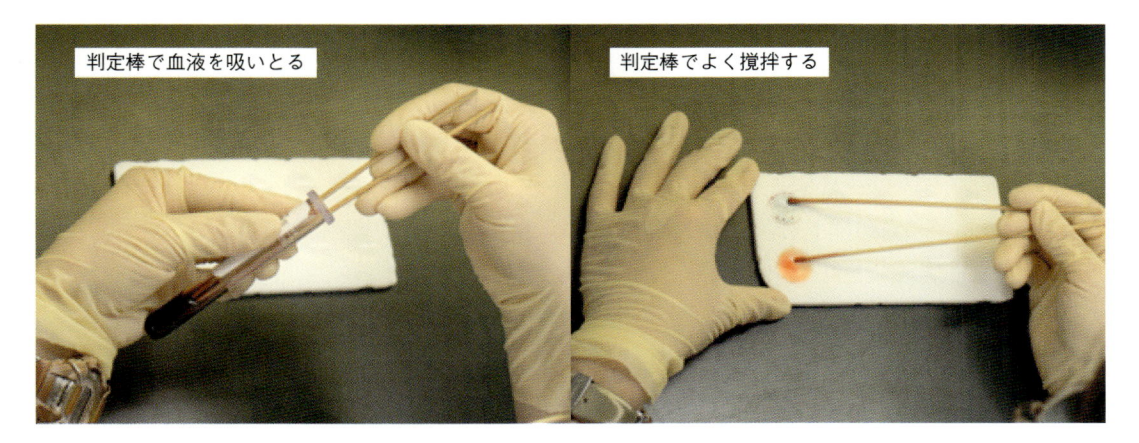

図2　ABO式血液型オモテ試験

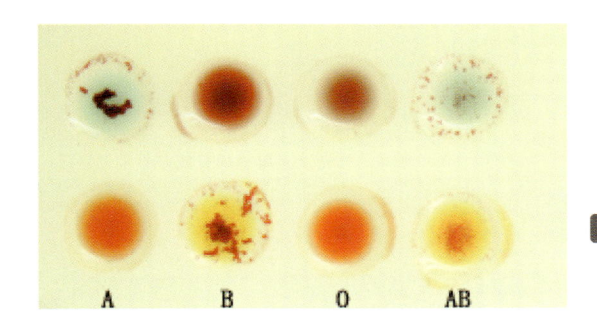

図3　スライド法によるABO式血液型判定
　上段：抗A抗体，下段：抗B抗体
　血球と混和して1分以上待ってから判定する

❷ 既知の2%A，B，O型赤血球浮遊液をそれぞれ1滴ずつ滴下し，よく混和する ➡ⓔ
❸ 1,000回転で1分ないしは3,400回転で15秒遠心し，試験管を静かに振って凝集を観察する（図4）➡ⓕ

ⓔ 判定用赤血球浮遊液にはEDTA-2Naが含まれていて，補体が不活化されるため不活化処理は不要．

ⓕ 遠心後は壁面の張り付いているため，十分はがしてから判定する（図4）．

3）凝集の有無の判定

大きな凝集塊を形成したものが「4+」，2〜3個の塊が「3+」，複数個の凝集塊が「2+」，凝集のみられないものが「0」（「−」と記載すると「+」と読み間違えることがあるため）．

（凝集の弱い「W+」〜「1+」の判定は難しいので，専門技師と相談するのが望ましい）

4 Rh₀（D）式血液型

Rh血液型にはC，c，D，E，eの5因子を含む45種類の抗原が知られている．

ルーチン検査で検出するのは，免疫抗原性が最も強く新生児溶血性疾患の原因となるD抗原〔Rh₀（D）〕である．➡ⓖ

ⓖ 日本人の場合，Rh₀（D）陰性の頻度は0.5%である

＜試験管法＞
❶ 2本の試験管にC，Dと書き，それぞれにコントロール用の22%アルブミンおよびRh₀（D）血液型判定用標準抗体を1滴ずつ滴下する
❷ 3〜5%被験赤血球生理食塩水浮遊液を1滴ずつ滴下する
❸ 混和後，1,000回転で1分ないしは3,400回転で15秒遠心する
❹ 試験管を静かに振って凝集を観察する．コントロールが陽性の場合は非特異反応の可能性があり，判定できない

◆4．交差適合試験（クロスマッチ）

交差適合試験の目的は不適合輸血を防止することにある．
・ABO式血液型の不適合を検出

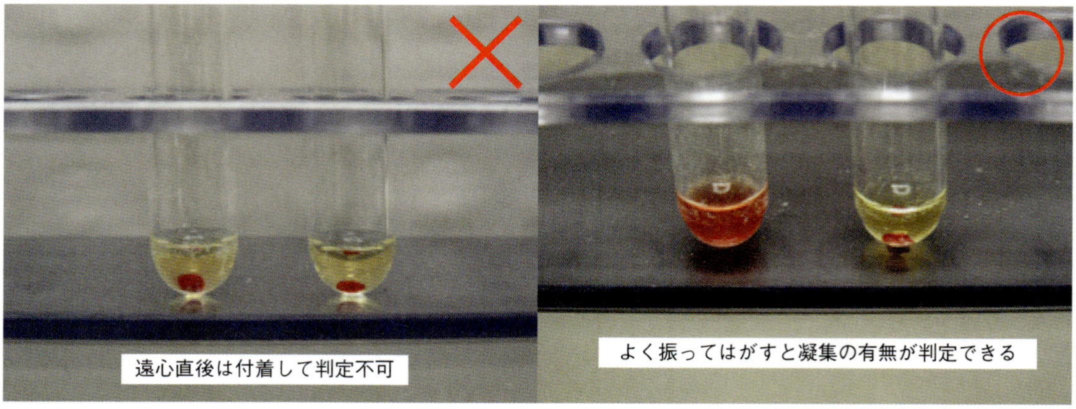

遠心直後は付着して判定不可　　　よく振ってはがすと凝集の有無が判定できる

図4 ウラ試験判定の注意
遠心直後は血球が試験管壁面に付着しているため，必ず全ての血球をはがしてから凝集の有無を判定することが大切である．左図のように十分はがしていない状態では，陽性と誤判定するので要注意である

- 生体内で反応する抗体を検出
- 供血者血球抗原と受血者血清中抗体の反応を検査するのが主試験,その逆が副試験

頻回輸血が予想される輸血実施患者の場合,1ヵ月に1回の不規則抗体スクリーニングが保険適用である. →ⓗ

1）生理食塩水法

❶ 受血者検体を遠心し,血清を分離する.沈層赤血球は生理食塩水で1回洗浄後,3〜5％浮遊液に調整する
❷ 血液バッグのセグメントの血液より供血者血漿と3〜5％赤血球浮遊液を調整する
❸ 受血者血清2滴＋3〜5％供血者血球浮遊液1滴を**主試験**,供血者血清2滴＋3〜5％受血者血球浮遊液1滴を**副試験**,受血者血清2滴＋3〜5％受血者血球浮遊液1滴を**自己対照**として混和する
❹ 1,000回転で1分ないしは3,400回転で15秒遠心し,試験管を静かに振って凝集を観察する

2）不完全抗体検出法：生理食塩水法に連続して行う

ⅰ）ブロメリン法（タンパク分解酵素法）
- ブロメリン液を1滴添加後,37℃で15分加温し,遠心後に凝集の有無で判定する

ⅱ）間接抗グロブリン法
- ウシアルブミン液,ポリエチレングリコール液など説明書にしたがって添加する
- 37℃で指示された時間反応させる
- 生理食塩水で3回洗浄後,抗ヒトグロブリン2滴を加えて遠心後に凝集の有無で判定する

ⓗ 不規則抗体：抗A抗B以外の同種抗体（Rhも含む）すべてを指す.
待機的手術例など,直ちに輸血する可能性が少ない場合には,不規則抗体スクリーニングによって臨床的に意義のある不規則抗体をあらかじめ検査しておき,緊急時に交差適合試験を省略するか,迅速法のみで血液製剤を出庫する（Type & Screen法）．

◆5．輸血適応の判断

① 主試験陰性かつ副試験陰性の血液は輸血可能
② 主試験陽性の血液はいかなる場合も輸血してはならない
③ 主試験が陰性で副試験が陽性の場合は緊急時に限り,輸血適合となる
④ 血漿成分製剤と血小板製剤はクロスマッチを省略してもよいが,原則としてABO血液型同型血を使用する
⑤ $Rh_0(D)$ 陽性者に $Rh_0(D)$ 陰性血を使用することは問題ない（ただし,説明と同意は必要である）

◆6．輸血による副作用

輸血は移植であるとの認識が必要である．

① アレルギー性反応

　頻度は一番多い．蕁麻疹や発熱が主体で，抗ヒスタミン薬の予防投与や症状出現時にはヒドロコルチゾン投与を行う．

② 輸血後GVHD（graft versus host disease）

　血液製剤中のドナーリンパ球が患者細胞を非自己と認識して攻撃する副作用で，発症すると致死率は90％以上とされるが，輸血前放射線照射（15〜50 Gy）の普及で現在は報告がない．

③ 輸血関連急性肺障害（transfusion-related acute lung injury：TRALI）

　輸血後6時間以内に呼吸困難と低酸素血症で発症する非心源性急性肺水腫．臨床症状は心不全に類似するが，病態はcapillary leak syndromeであるとされており，心不全治療が無効である．輸血中止とともにステロイドパルス療法などを考慮する．

◀︎文献▶︎

1)「改訂版　日本輸血学会認定医制度指定カリキュラム」（日本輸血学会認定医制度審議会カリキュラム委員会 編），日本輸血学会，2003
2)「輸血療法の実施に関する指針（改訂版）」，厚生労働省医薬食品局血液対策課，2005
3)「血液製剤の使用指針（改訂版）」，厚生労働省医薬食品局血液対策課，2005
4) 厚生労働省ホームページ：http://www.mhlw.go.jp/new-info/kobetu/iyaku/kenketsugo/5tekisei3.html

血液型判定，交差適合試験，輸血 の予備知識

1．ウインドウ期

　ウイルス感染後，感染が証明できるまでの期間を指す．血液製剤の感染症スクリーニングが抗原，抗体検査からNATへ移行して**B型肝炎**では約59日から**約34日**へ，**C型肝炎**では約82日から**約23日**へ，HIV感染では約22日から**約11日**へ短縮されたが，この期間での献血が大きな問題となっている．

2．D^u（weakD）

　Rh_0（D）式血液型判定で，凝集が弱いか認められない場合は37℃で15〜30分加温後，生理食塩水で3回洗浄し，抗ヒトグロブリン抗体を2滴滴下して遠心後，再度判定する．凝集が認められれば，抗原量の少ないD^u（weakD）と判定する．D^uは受血者では陰性として，供血者では陽性として扱う．

3．生物由来製品感染等被害救済制度

　独立行政法人医薬品医療機器総合機構（http://www.pmda.go.jp/）法に基づき，生物由来製品を介した感染などにより健康被害を受けられた方を迅速に救済するため，平成16年4月に創設された公的な制度である．入院治療を必要とする程度の疾病，日常生活が著しく制限される程度以上の障害または死亡に至った場合に，①医療費，②医療手当，③障害年金，④障害児養育年金，⑤遺族年金，⑥遺族一時金，⑦葬祭料が給付される．

第2章 基本的検査手技

15 インフルエンザ・アデノウイルスなどの簡易検査（考え方と取り扱い）

新井 薫

感染症の治療には，病原体を特定して特異的な治療薬を使用できれば理想的である．しかし，培養検査や抗体検査は設備や時間を必要とし，外来で施行するには不都合も多い．現在，対象は一部の病原体に限られているが，手軽に施行できて短時間で感染の有無を診断できるキットが発売されており，その有効性・有用性が注目されている．
いずれのキットも高い確率で正確に診断することが可能であるが，偽陽性・偽陰性という結果が一定の割合で出るため，結果の解釈には臨床症状や流行状況を無視できない．以下，インフルエンザウイルス・アデノウイルス・A群β溶血性連鎖球菌・ロタウイルス・RSウイルスの簡易検査について述べる．なお，感度・特異度はキットの種類や報告によって数値に差がみられるので，ここでは大まかな目安をあげる（表1）．

◆ 1．インフルエンザウイルス

インフルエンザウイルスは，高齢者の死亡や小児の脳炎などのリスクがあり，特異的な治療薬が販売されていることから，迅速検査キットが広く使用されている．インフルエンザを診断するには，高度の発熱，咽頭所見に比べ強い倦怠感や筋肉痛，周辺地域の流行などが有用な所見となる．流行期にインフルエンザ症状を呈した（主にワクチン未接種の）患者では，37.8℃以上の発熱と咳嗽がある場合，79%の陽性的中率でインフルエンザと診断できた，という報告[1]もある．しかし，非典型的な症例や流行期以外の症例も稀ではなく，迅速検査の診断への影響力は大きい．

表1 ウイルスの簡易検査早見表

	特異度(%)	感度(%)	検体
インフルエンザ	95以上	90	鼻腔ぬぐい液，鼻腔吸引液，咽頭ぬぐい液
アデノウイルス	100	80	咽頭ぬぐい液（扁桃周囲）
アデノウイルス腸炎	100	70	糞便
A群β溶血性連鎖球菌	90〜95	90〜95	咽頭粘液中
ロタウイルス	95	95	糞便，直腸ぬぐい液
RSウイルス	90	80	鼻腔吸引液・洗浄液・ぬぐい液

診察・検査

市販されている多くのインフルエンザ迅速検査キットは，鼻腔ぬぐい液，鼻腔吸引液または咽頭ぬぐい液を検体として用いる．検査結果の特異度はいずれの検体でも95％以上とされる．感度は鼻腔ぬぐい液で90％程度，鼻腔吸引液ではさらに高く，咽頭ぬぐい液では低くなる傾向がある．これは検体採取部位によってウイルス量が異なることに起因する[2]．40歳以上の成人では咽頭ぬぐい液が鼻腔ぬぐい液より感度が高くなるという報告もある[3]．➡ⓐ

　検体採取時は，綿棒の表面により多くの感染細胞を付着させるようにする．鼻腔ぬぐい液の場合は，綿棒を鼻腔の底部に沿わせて咽頭後壁まで進め，そこで綿棒を回転させて検体を擦り取る（図1）．咽頭ぬぐい液の場合では口蓋垂，咽頭後壁，軟口蓋背面から検体を採取する．➡ⓑ

◆2. アデノウイルス

　血清型により腸管感染，肺炎，角結膜炎，咽頭扁桃炎，膀胱炎などの原因病原体となるアデノウイルスには現在特異的な治療薬はない．しかし，感染が広まりやすい角結膜炎や，他の疾患との鑑別が必要な咽頭扁桃炎においては，治療方針の決定や予後の見通しをつけるうえで迅速検査が有用である．

　アデノウイルス咽頭扁桃炎は有熱期間が約5日と長く，扁桃に白苔を付着すること，血液検査で白血球増加，CRP高値を示すことなどから，細菌感染症と紛らわしい．

　迅速診断キットは，感度は80％程度，特異度は100％近い．ウイルス量の少ない発病5日目以降に検査すると偽陰性が多くなる[5]．➡ⓒ

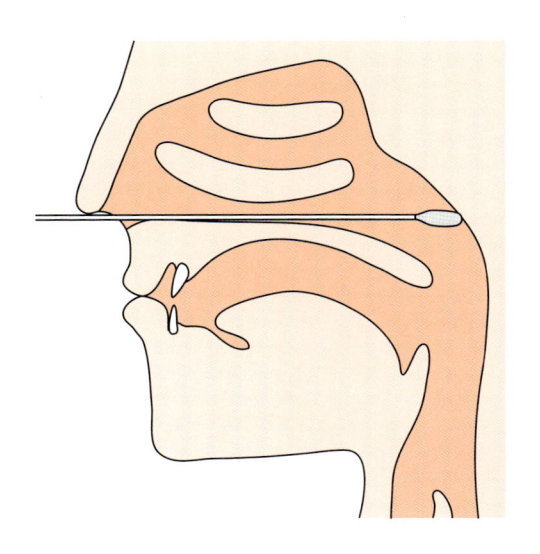

ⓐ 抗インフルエンザ薬は，発症48時間以内が適応とされ，迅速診断が診療報酬点数で算定できるのも発症48時間以内に1回だけである．そのため早期診断が求められるが，ウイルス量の少ない潜伏期間〜発症直後はキットの感度は低い[4]．キットでの診断能力が十分発揮されるのは発症6時間後から100時間くらいまでと考えられる．

ⓑ 検体の採取手技が不適切であると結果は不正確になる．鼻腔ぬぐい液の場合，鼻腔の入り口近くの粘膜しか採取できないと感度は低下するとされる．ウイルス濃度の低い分泌液を取り除くため，事前に鼻をかんでもらうのも有効だろう．咽頭を刺激することで咳嗽反射が誘発され，ウイルスを含んだ分泌物が飛び散ることがある．そのときのためにちり紙を手元に用意しておくとよい．

図1 鼻腔ぬぐい液採取のイメージ
綿棒は咽頭に向かってまっすぐ進める．顔面に垂直に差しこむような感覚になる

アデノウイルス腸炎に対しては糞便を検体とする迅速診断キットが発売されている．製品によって測定原理は異なるがいずれも感度は70％程度，特異度は100％近い[4]．

◆3. A群β溶血性連鎖球菌 ➡d

A群β溶血性連鎖球菌（group A beta-hemolytic streptococci：GAS）は，咽頭炎の病原微生物としてよく分離される．GAS感染を契機として数週間後に糸球体腎炎やリウマチ熱に罹患することが知られており，早期診断は重要である．GAS咽頭炎はいくつかの身体所見から推測することが可能である（Centorの診断基準：①白苔が扁桃に付着，②発熱，③頸部リンパ節の腫脹，④咳がない．以上4項目のうち3つ以上を満たすとき，感度・特異度とも75％）．

アデノウイルスやEBウイルスとは咽頭所見が似ており，迅速検査キットがすみやかな鑑別，適切な治療を可能にする．

迅速診断キットは咽頭粘液中のGAS抗原を検出する．代表的な製品はいずれも感度・特異度が90〜95％，所要時間はいずれも10分以内とされる．

◆4. ロタウイルス ➡e

ロタウイルスは乳幼児の下痢症の主要病原微生物である．ウイルス下痢症に対して抗生物質は無効であり，腸内細菌叢の破壊により下痢を遷延させてしまうことさえある．細菌性の下痢症との鑑別をすみやかに行ううえで，簡易検査が有用である．

ロタウイルスの診断にあたっては，糞便が採取できないときには直腸ぬぐい液を検体として使用することでも良好な結果が得られると報告されている[7]．迅速検査キットの感度・特異度はどのキットでもともに95％程度とされる[5]．

◆5. RSウイルス

RSウイルスはかぜ症候群の原因ウイルスの1つであるが，乳幼児や高齢者，免疫不全患者では重症呼吸器感染症を起こしうる．さらに感染力が強く，飛沫感染や鼻汁の接触感染で伝播するため，院内感染の予防上重要な微生物である．簡易検査キットの保険適用は入院中の3歳未満の乳幼児のみとなる．キットの性能は，感

---

c 検体の採取時には扁桃とその周囲を強めに擦過することが感度を上げるコツとされている[4]．

d A抗原をもつ*Streptococcus dysgalactiae*や*Neisseria* sp.が偽陽性に関与する[4][6]．抗生物質の投与後は菌量が少なくなり，検出されにくくなると考えられる．また，GAS自体咽頭の常在菌として存在しうるため，臨床症状を含めた判断が要求される．

e 抗生物質を使用しない治療方針を患児の家族に説明する際にも，迅速検査が有用になる．

度が80％程度，特異度が90％程度である[8]．検体として鼻腔吸引液・洗浄液・ぬぐい液を用いる．

<文献>

1) Monto, A. S. et al.：Clinical signs and symptoms predicting influenza infection. Arch. Intern. Med., 160：3243-3247, 2000
2) 三田村敬子 他：インフルエンザウィルス．小児科，44：1875-1883, 2003
3) 加地正英 他：インフルエンザ迅速診断キットの臨床的問題点の検討．臨床と研究，80：956-959, 2003
4) 片岡 正：感染症の迅速診断キット．医学のあゆみ，206：623-625, 2003
5) 中田修二：ロタウイルス・アデノウイルス．小児科，44：1893-1901, 2003
6) 目黒英典 他：溶連菌咽頭炎の診断におけるストレプトAテストパック・プラスの有用性に関する検討．小児科臨床，45：613-617, 1992
7) 原三千丸：直腸拭い液によるロタウイルス胃腸炎の迅速診断．日本小児科学会雑誌，106：766-767, 2002
8) 川崎幸彦：RSウイルス．小児科，44：1903-1911, 2003

迅速診断キットの真価

インフルエンザ様症状を呈した患者の診断に際して，**インフルエンザ迅速診断キットの有用性は，事前確率**に大きく左右される．キットの感度を90％，特異度を95％とすると，陽性尤度比は18，陰性尤度比は0.1となるので，事前確率が50％（インフルエンザかどうか五分五分）である場合，結果が陽性，陰性のときの事後確率は95％と9％となる．しかし，事前確率が90％の場合はそれぞれ99％と47％となり，陰性でもまだ半分はインフルエンザの可能性が否定できない．事前確率が10％の場合はそれぞれ67％と1％になるため，やはり診断にはインパクトが小さい．したがって，キットを使って診断する価値が最も大きいのは，事前確率が50％程度と思われるとき（たとえば，インフルエンザの流行しはじめと，流行が収束するような，判断に迷うとき）で，このようなときこそキットを用いるべきである．

第2章　基本的検査手技

16　心筋梗塞などの簡易検査

加藤雅彦

> 近年の急性冠症候群に対するインターベンション治療は非常に進歩しており，急性期の死亡率は減少してきている．言い換えると，最前線で働く若手の医師にとっては，急性冠症候群を的確に診断し，できるだけ早く専門医の治療へ導くことが要求されていると言える．
> 本項では，急性冠症候群を診断するためのルーチン検査を行う際に配慮しておくべき事項を述べる．

◆ 1．心電図　➡ⓐ

　急性心筋梗塞では，心電図は病態や経過時間によって変化するが，典型的な例ではT波の増高，ST上昇，異常Q波，冠性T波が順に出現する．**表1**[1])に示すように鑑別すべき疾患も多いが，**以前の心電図記録があればできる限り比較することが重要**である．また，心電図の結果だけで疾患の先入観をもってしまわずに，その他の検査も参考にして診断する態度が必要である．

ⓐ 筆者の失敗談であるが，研修医のころに当直で胸部不快の患者を診察し，心電図をとった際に正常であったのでご帰宅いただいたところ，再受診され，そのときには心電図上はっきりとした心筋梗塞の所見が出ていた．すぐに以前の心電図を病歴室よりとり寄せたところ，今回の心電図が偽正常化（この患者の本来の心電図ではT波は陰転していた）であったことがわかり，非常につらい思いをした経験がある．

表1　心筋梗塞の心電図と鑑別が必要な疾患

Q波	胸郭変形 肥大型心筋症 二次性心筋症（アミロイドーシス，サルコイドーシスなど） 右室肥大 肺気腫	WPW症候群 拡張型心筋症 左室肥大	左脚ブロック 心筋炎 肺梗塞
ST上昇	早期再分極 カウンターショック後 急性心膜炎	異型狭心症発作時 急性心筋炎	心室瘤 高カリウム血症
ST低下	狭心症発作時 ジギタリス効果	左室肥大 低カリウム血症	右室肥大
高いT波	高カリウム血症	急性心膜炎	脳血管障害
深いT波	頻拍発作後 左脚ブロック 肺塞栓	左室肥大 急性心筋炎 脳血管障害	肥大型心筋症 僧帽弁逸脱症

診察・検査　185

◆ 2. 血液検査

　一般的には白血球数，CPK，AST，LDH，赤沈などの上昇の有無をみていくが，心筋障害が生じたかどうかを見極める目的では，H-FABP（heart-type fatty acid-binding protein：心臓由来脂肪酸結合タンパク），CPK，CPK-MB，心筋トロポニンT，ミオグロビンなどがマーカーとして使用されている．**図1**[2]，**表2**[3] に示すようにそれぞれのマーカーには心筋特異性，心筋細胞内の局在，発症から血中濃度がピークに達するまでの時間などについて異なった特徴があり，その特徴を十分理解したうえで使用していくべきである．

　発症早期のマーカーとしては白血球数，H-FABP，ミオグロビンが鋭敏であり，発症数時間以後のマーカーとしては心筋特異性の高いトロポニンTかミオシン軽鎖（MCL 1）が有用である．

　H-FABPは微細な心筋障害でも血中濃度が上昇する可能性があるため，**急性心筋梗塞以外の疾患でも偽陽性を呈することがある**．
→ⓑ

　また，H-FABPは骨格筋にも存在するため，悪性症候群，多発性筋炎，直流除細動実施時などでも上昇する．さらに，腎排泄性タンパクであるため，**腎不全や透析患者でも上昇するので注意が必要である**．

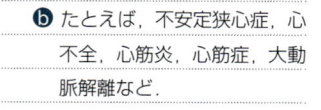

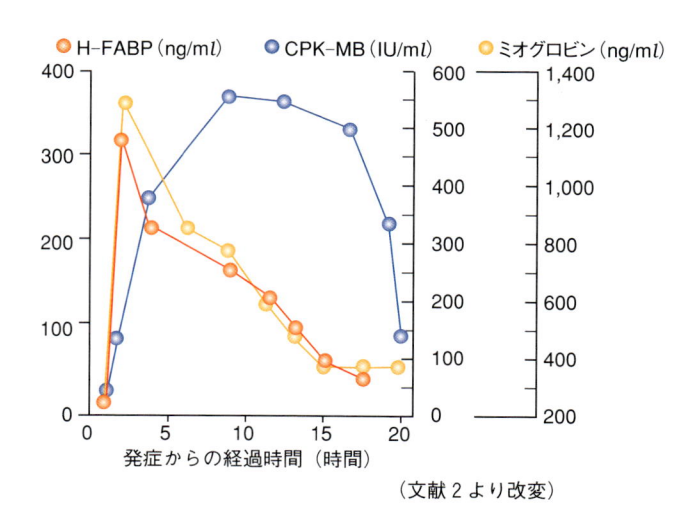

ⓑ たとえば，不安定狭心症，心不全，心筋炎，心筋症，大動脈解離など．

図1 **急性心筋梗塞発症後の循環血中への逸脱動態について**
H-FABP，ミオグロビン，CPK-MBの急性心筋梗塞発症後の逸脱動態を示している．H-FABPおよびミオグロビンが，CPK-MBより早く，発症数時間以内の超急性期にピークに達している

（文献2より改変）

◆3. 胸部X線写真

　胸部X線写真では，心拡大，うっ血の有無を確認し，急性心筋梗塞から急性心不全へ進展していないか情報を得る．重篤な場合は，心臓カテーテル前，あるいは途中で人工呼吸器，IABP（intraaortic balloon pumping：大動脈内バルーンパンピング）などが必要になる可能性がある．

　また，縦隔の拡大，胸水貯留，大動脈の著しい蛇行などを呈している場合は，大動脈解離の鑑別を行う必要がある．

◆4. 心臓超音波

　心臓超音波は局所の壁運動異常を評価することにより虚血部位の推定が可能であり，心臓カテーテル検査のストラテジーを考えるうえでも非常に便利で有用である．また，大動脈解離や合併症の診断として心内血栓，心嚢液貯留，心室中隔穿孔，僧帽弁閉鎖不全症の有無を診るのに有用である．

表2 胸痛発症後の経過時間に応じた主な心筋マーカーの選択 [6]

生化学マーカー	心筋特異性	心筋細胞内の局在	～2時間以内	2～4時間	1～6時間	6～12時間	12～24時間	24～72時間	72～時間
CPK（CK）	−	細胞質	×	△	○	○	○	△	×
CPK-MB	+	細胞質	×	△	◎	◎	◎	△	×
H-FABP	+	細胞質	◎	◎	◎	◎	◎	△	×
感度（％）			89	96	100	97	95	−	−
特異度（％）			52	45	40	55	53	−	−
心筋トロポニンT	++	筋原繊維	×	△	◎	◎	◎	◎	◎
感度（％）			22	57	67	94	95	−	−
特異度（％）			94	70	66	68	65	−	−
ミオグロビン	−	細胞質	○	○	○	○	○	△	×
感度（％）			38	63	83	77	50	−	−
特異度（％）			71	64	50	52	53	−	−

◎：最適　　○：適　　△：限界あり　　×：診断困難

◆5. 急性心筋梗塞と類似の症状で搬送される疾患

　心筋梗塞に類似する胸痛で救急外来を受診する患者の鑑別疾患で，臨床上よく認められる疾患としては大動脈解離と急性肺動脈血栓塞栓症がある．また，胸痛の頻度は高くないが，心筋梗塞に類似する心電図変化で受診するたこつぼ心筋症（p189，「**心筋梗塞に類似する疾患の予備知識**」参照）がある．→ⓒ

- 大動脈解離：平滑筋ミオシン重鎖が上昇し，発症3時間以内の感度は91％と報告されている[4]．さらに心臓超音波，胸腹部造影CTを撮影すれば多くの症例で診断が可能となる
- 急性肺動脈血栓塞栓症：心電図上ⅠQⅢTⅢ所見を認める．心臓超音波では急性期に肺動脈圧の上昇を認めることはなく，慢性期あるいは慢性肺塞栓症の急性増悪時に認める（肺動脈圧が上昇を呈するまでには時間がかかる）．血液検査では，Dダイマー，FDP (fibrinogen degradation products：線維素分解産物) の上昇は有疾患者の見逃しが少なく，陰性結果での除外診断に有用である
- たこつぼ心筋症：心電図変化は急性心筋梗塞の変化と類似しており，心臓超音波検査を行っても，心基部のhyperkinesisと心尖部のakinesisをはっきりと見極めることが難しいことがある．なぜなら，心筋梗塞が存在していても心尖部がakinesisとなるからである．最終的に冠動脈検査にて有意狭窄を認めず，左室造影で上記の壁運動を確認した場合に診断がつくことがある

ⓒ これらの疾患を見逃さないためには，常に頭のすみにこれらの疾患の可能性を置いておかなければならない．

◆6. 糖尿病の無症候性心筋虚血

　糖尿病患者では，神経障害により痛覚閾値が上昇する場合に，心筋梗塞を発症しても症状が全くないかはっきりしないことがある．したがって，糖尿病患者を診ていく経過では定期的に心電図検査を行い，変化が認められた場合には無症候性心筋虚血を念頭に入れて精査すべきである．

　検査手段としてはトレッドミル負荷心電図が簡便で有用である．→ⓓ

ⓓ ただし，トレッドミル負荷心電図は偽陽性が多いという限界があり，それを補う目的で負荷（薬物負荷・運動負荷）心エコー，201Tl負荷心筋シンチグラフィーなどを追加して診断率を上げることができる．

<文献>

1) Lipman, B. S. et al.：Clinical Scalar Electrocardiography（6th ed.），pp242, Year Book Medical Publishers, Chicago, 1979
2) 田中孝生 他：ヒト心臓脂肪酸結合蛋白（heart fatty acid-binding protein：H-FABP）の臨床的意義-心筋傷害マーカーとしてのH-FABP. 臨床検査機器・試薬，17：951-956, 1994
3) 清野精彦 他：「心筋障害と心筋/血管マーカー」，メジカルビュー，2002
4) Suzuki, T. et al.：Diagnostic implications of raised smooth muscle myosin heavy chain levels in acute aortic dissection：the smooth muscle myosin heavy chain（SMH）study. Annals Int. Med., 133：537-541, 2000
5) 佐藤　光 他：多枝spasmにより特異な左心室造影「ツボ型」を示したstunned myocardium.「臨床からみた心筋障害」，pp56-64, 科学評論社，1990
6) Seino. Y：Use of a Whole Blood Rapid Panel Test for heart-type fatty acid-binding protein in patients with acute chest pain：comparison with Rapid Troponin T and Myoglobin Tests. The American Journal of Medicine, 115（3）：185-190, 2003

心筋梗塞に類似する疾患の予備知識

＜たこつぼ心筋症＞
　1990年に佐藤ら[5]が，
・急性心筋梗塞に類似した胸痛と心電図変化を有し，それに伴う左心室の壁運動異常が1つの冠動脈の支配領域を超えて，心尖部を中心とした広範囲に及ぶ
・左室造影において，たこつぼ型を呈する
・左心室の壁運動異常は1～2週間でほぼ完全に正常化し，かつ冠動脈造影には有意な病変を認めない
という症例を報告した．

第3章 基本的検査と診断

第3章 基本的検査と診断

01 末梢血球分類および骨髄採取

森　政樹

多くの臨床医がルーチンに血液検査を施行しているが，貧血や血小板数減少などの数値変化に比べて，血液像から疾患を推定することは必ずしも日常的でないため，標本作成，鏡検による血球分類，鑑別診断に習熟するにはある程度の訓練が必要である．骨髄検査は専門性が高く，ポストレジデントの学ぶ手技として一般的とは言いがたい．しかし，その所見判定に関しては病理診断に匹敵する結果が得られることも多く，有用性は高い．本項では，末梢血球塗抹標本作成が一人でできること，骨髄塗抹標本作成の介助ができ，標本が作成できることを目標に学んでいただけるよう記す．

1. 末梢血球塗抹標本作成

❶ スライドグラスのすりガラス部分のすぐ横に血液を1滴滴下する ➡ⓐ
❷ 引きガラス（スライドグラスで代用可）を滴下した血液にあてて引き伸ばす ➡ⓑ
❸ ドライヤーの冷風で素早く乾燥させる

ⓐ 真空採血管にピアッシングサンプラー（図1）を差し込んで，採血管中央部分を強く握ると適量が滴下できる．
ⓑ 滴下血を全部引くと厚くなるため，**両端に薄く拡がった程度**が丁度よい．

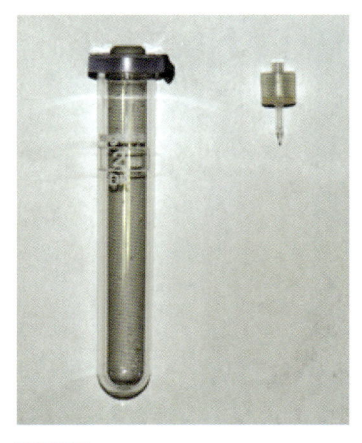

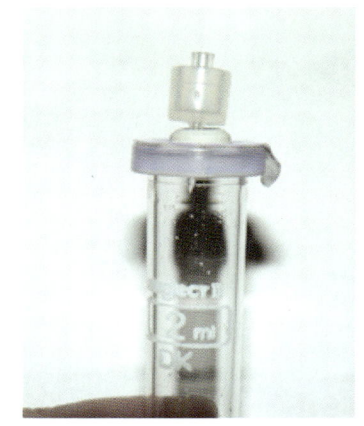

図1　ピアッシングサンプラー
末梢血塗抹標本作成時に簡便に血球が滴下できる．また，スライド法で血液型判定を行うときに，この方法で血液型判定記載用紙に赤血球を滴下することで，赤血球生理食塩水浮遊液の代用となる

◆2. 骨髄塗抹標本作成

1 骨髄穿刺の手順

1）準備するもの（図2）
- 骨髄穿刺針
- 骨髄生検針（Jamshidi針）
- 吸引用シリンジ2本 ➡ⓒ
- ヘパリン
- 麻酔用シリンジ（5〜10mlサイズ）
- 局所麻酔薬（キシロカイン®または塩酸プロカイン）
- ガーゼ数枚
- 穴あき布 ➡ⓓ
- 消毒用イソジン®
- ハイポエタノール液®
- **有核細胞数計算用チュルク液** ➡ⓔ
- マイクロピペット ➡ⓕ
- 吸引用チップ，スライドグラス15枚
- **引きグラス（図3）**
- 濾紙
- 10％ホルマリン液入り容器
- ドライヤー

ⓒ 10mlサイズが引きやすい．1本はヘパリン加採取用．

ⓓ 胸と顔の一部が覆える程度がよい．大きなものは上半身全体が隠れてしまい，検査中に穿刺位置を誤る危険があるため適さない．

ⓔ あらかじめ1mlを定量し，チューブに分注しておく．

ⓕ 10μlに設定しておくと希釈倍率が固定されるため計算が楽．感染対策でもある．

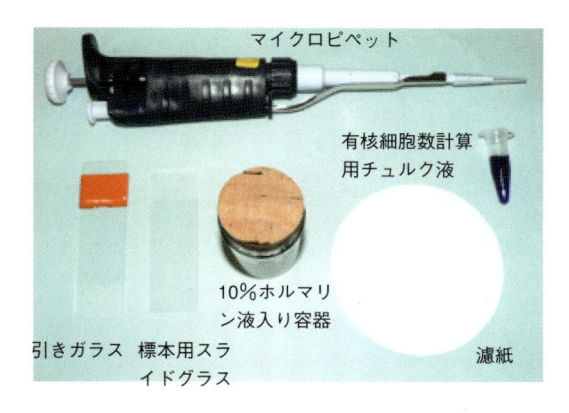

2）説明と同意書取得

患者および親権者に対し，骨髄検査の必要性と危険性について説明する．麻酔アレルギーや血腫形成の可能性以外に，胸骨と腸

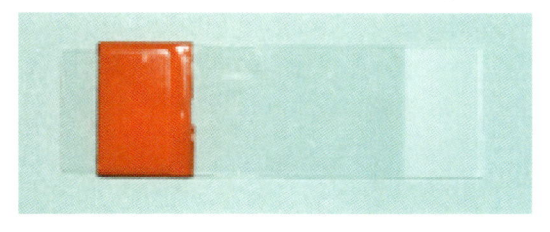

図2 骨髄検査で骨髄穿刺針以外に準備するもの（一部）

骨髄穿刺検査実施のためには，滅菌消毒あるいはディスポの骨髄穿刺針以外に，（上段）マイクロピペット，（下段左より）引きグラス，標本用スライドグラス（最低12枚は準備する），10％ホルマリン液入り容器，濾紙，有核細胞数計算用チュルク液を準備する

図3 引きグラス

骨髄標本作成ではスライドグラスにカバーグラスを貼りつけたものが使いやすい

骨での検査の違いや生検の有無についても十分に解説し，書面で同意を得るのが望ましい．→ⓖ

3）検査実施

❶ 胸骨は第2〜3肋間で正中を，腸骨は後上腸骨棘で皮下の薄いところを穿刺場所とする（マーキングしてもよい）
❷ 十分な範囲をイソジン®液で内側から円を描くように消毒する（イソジン®は乾燥時に殺菌作用を発揮するため，ここではハイポエタノール液®は使わない点に注意！）
❸ 穴あき布をかける．希望に応じて，ガーゼで両目を覆って恐怖をやわらげる
❹ 穿刺場所に麻酔薬で膨疹をつくり，その後徐々に皮下，骨膜と針を進め，痛みがとれるまで十分に待つ →ⓗ
❺ 麻酔の効果を待つ間に，10mlシリンジでヘパリンを0.5ml程度吸引しておく
❻ 注射針の刺入距離をマーキングし，その深さ＋5mmの長さに骨髄穿刺針のストッパーの位置を合わせておく
❼ 骨髄穿刺針の内針の着脱が滑らかなのを確認した後，利き手でしっかりと保持して穿刺場所に立てる →ⓘ
❽ 内針がはずれないよう注意しながら骨髄穿刺針をゆっくりと押し進め，骨膜の硬い感じの手ごたえを確認する．ここでストッパーの位置を再確認し，さらに慎重に進める
❾ 骨皮質を貫通して骨髄に抜けると抵抗が急に弱まるのがわかる →ⓙ
❿ 手を離しても骨髄穿刺針がしっかりと固定されて動かないことを確認し，内筒を抜きとる
⓫ 10mlシリンジを装着し，すばやく吸引する．スライド作成用には，0.5ml程度で十分である →ⓚ
⓬ 2本目のヘパリン加シリンジでは，検査に合わせた量を採取する →ⓛ
⓭ 検査終了を告げてから外筒針を引き抜き，ハイポエタノール液®でイソジン®を落とす
⓮ 介助者は圧迫による止血を行う（砂嚢を用いてもよい）（→p195，❷ 骨髄生検の手順）
⓯ 30分程度の安静の後，止血を確認する

4）骨髄塗抹標本作成

❶ 処置者ないしは介助者は採取骨髄をスライド上に押し出す
❷ マイクロピペットによる細胞数カウント用検体の吸引後，引きガラスを使用して素早くスライド（図4）を作成する →ⓜ
❸ 介助者はドライヤーで冷風を送り，素早く乾かす →ⓝ
❹ 残った検体は凝固するので，クロット標本として濾紙で集め，

ⓖ **悪性リンパ腫の病期分類には腸骨での生検が必要**である．再生不良性貧血の確実な診断のためには2ヵ所以上での評価が必要な場合がある．加齢とともに腸骨の脂肪化が進み，腸骨は適さない場合がある．多発性骨髄腫や高齢者などで骨密度が低下している場合の胸骨穿刺貫通の危険性が高く禁忌である．抗血小板薬などを内服している患者には，緊急時以外であれば内服を数日中止してから実施する．

ⓗ **腸骨の場合は，麻酔時と穿刺時で針のあたる場所がずれることがあるため，やや広い範囲を麻酔しておくとよい．**

ⓘ **胸骨の場合は反対の指で胸骨両端を挟むように皮膚を固定し，針が胸骨正中からずれないよう注意する．**
穴あき布が大きいと，身体の捻れのため正中をはずすことがあるので要注意！

ⓙ 十分に進んでも抵抗の弱まる感じのない場合は，すでに下側の骨皮質に達している場合があるため危険であり，少し引き戻すか，手技を中止する．

ⓚ 勢いがよすぎると内筒が抜けてしまうので引きすぎに注意！

ⓛ 通常は染色体検査，フローサイトメトリー検査など2.0ml程度が必要である．

ⓜ 骨髄は粘調であるため引きガラスを浅く当てて引くことが多いが，**枚数を重ねるごとに徐々に薄い標本となるため，素早く引いていくことの方が重要である．**

ⓝ 乾燥が遅れると標本は不良となるので注意！

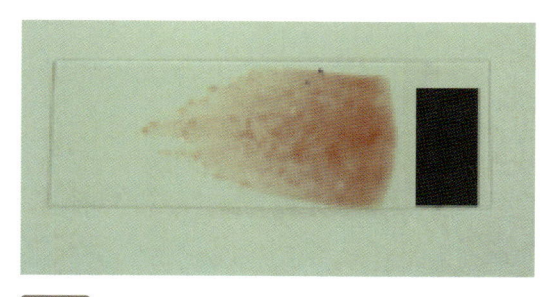

図4 スメア作成
スライドグラスの2/3程度で引き終わるのがよい

ホルマリン液に入れて提出する

2 骨髄生検の手順

生検予定であれば検査続行を説明し，生検針を刺入する．

❶ 第2指をストッパーにするとともに針を半回転ずつ振りながら進め，骨髄に達するのを確認する．このとき，針の中心が左右にぶれないよう気をつける
❷ 内筒を抜いてさらに3～4回転押し進める
❸ 外筒内に検体を取り込むため，半回転外筒を回しながら戻し，刺入部を基点にして外筒をぐるぐると回し，針先端で骨髄を切り取るようにする
❹ もう1度半回転押し込んで検体を取り込んでから，ゆっくりと外筒を抜き，検体をガーゼの上に押し出す
❺ 必要に応じてスタンプ標本を作製した後で，ホルマリン液に入れて提出する

<文献>

1)「血液内科診療マニュアル」（高久史麿 監修，小澤敬也，坂田洋一 編），日本医学館，2004（改訂版第2版準備中，2007）
2)「三輪血液病学（第3版）」（浅野茂隆，池田康夫，内山 卓 監修），文光堂，2006
3)「ビジュアル臨床血液形態学（第2版）」（平野正美 監修），南江堂，発2004
4) 名古屋大学公開血液アトラスサイト：http://pathy.med.nagoya-u.ac.jp/atlas/doc/atlas-j.html

末梢血液像のポイント

① 骨髄芽球および赤芽球の出現をチェック．白赤芽球症を認めたら，骨髄癌腫症の鑑別が必要
② 好中球増加を認めたら，喫煙習慣，発熱，リンパ節腫脹，皮疹の有無を確認する
　・G-CSFを産生する肺癌が基礎疾患であることもある
　・健康診断で早期に慢性骨髄性白血病（chronic myeloid leukemia：CML）がみつかる例も経験する
　　好酸球増加の場合，薬剤，アレルギー疾患，寄生虫感染など，リンパ球増加の場合，慢性リンパ性白血病，単球の場合，単球性白血病の鑑別が必要である
③ 左方移動を伴う白血球増加（類白血病反応）の場合，感染症，CML，癌の骨髄浸潤などを鑑別する
　・**好中球アルカリホスファターゼ染色（CML慢性期，MDSでスコアが低値）**，各種腫瘍マーカーが有用である
④ 汎血球減少の場合，再生不良性貧血（aplastic anemia：AA）と骨髄異形成症候群（myelodysplastic syndrome：MDS）の鑑別が重要である．
⑤ 貧血の鑑別には，
　・赤血球形態異常：球状赤血球，破砕赤血球など
　・**MCV（mean corpuscular volume：平均赤血球容積）**：小球性低色素性（鉄欠乏性貧血など），正球性正色素性（AA，溶血性貧血，甲状腺機能低下症など），大球性（MDS，ビタミンB_{12}欠乏性貧血など）
　・**網状赤血球**：産生低下（再生不良性貧血，赤芽球ろう，産生亢進で溶血性貧血など）
　・**フェリチン**：低下（鉄欠乏性貧血など），上昇（骨髄異形成症候群，慢性炎症に伴う貧血，血球貪食症候群など）
　が有用である

骨髄像のポイント

① 骨髄像（M/E比を含む），有核細胞数，巨核球数を参考に診断する
② 骨髄芽球の増加では特殊染色を追加して白血病を鑑別する
③ 3系統の形態異常を観察し，MDSを診断する
　＊**高齢者の貧血では安易に鉄剤を投与せず，積極的にMDSを鑑別すべきである**
④ 血球貪食像の観察は不明熱の鑑別に有用である
⑤ 低形成像の場合，骨髄生検の結果も参考にする
　＊腫瘍量が多い例や線維化が目立つ例（骨髄線維症）を経験する
⑥ 骨髄生検では，悪性リンパ腫やその他の癌の骨髄転移を診断する
⑦ 染色体検査，フローサイトメトリーの情報は肉眼的に同定できる腫瘍細胞が少ないとき，形態では鑑別が困難なときに特に有用である

＜Wright-Giemsa染色標本の作製＞（15分程度で作成でき，簡便である）
① スライド上にWright液を載せて，3分間染色する（細胞質の顆粒の染色）
② この間にGiemsa液：リン酸バッファー：水を1：1：9の割合で染色枚数分作成しておく（1枚あたり約5ml）
③ Wright液を洗い流すようにして調整Giemsa液を上掛けして，8分間染色する（核の染色）
④ 水洗し，乾燥させて鏡検する
　＊ドラフトのある部屋ないしは換気のよい部屋で行うこと

骨髄採取の適応

下記の疾患が疑われるとき，骨髄検査を実施する．

	増加	減少
白血球	白血病（**芽球の出現**），骨髄増殖性疾患，感染症（**類白血病反応を示すことあり**）など	白血病（**急性前骨髄性白血病や急性リンパ性白血病の一部**など），骨髄異形成症候群，悪性リンパ腫（肝脾腫やリンパ節腫脹），ウイルス感染，敗血症，**血球貪食症候群**，**膠原病**，薬剤性（まずは問診！）など
赤血球	多血症（二次性との鑑別），骨髄増殖性疾患など	再生不良性貧血，溶血性貧血，巨赤芽球性貧血（高齢者の萎縮性胃炎），薬剤性貧血，**慢性炎症に伴う貧血**（炎症所見があり，フェリチンが高い場合には骨髄検査を急がない），赤芽球ろう（伝染性紅斑の合併症としても注意），多発性骨髄腫（Mタンパクの検出）など
血小板	骨髄増殖性疾患，悪性腫瘍など	特発性血小板減少性紫斑病，膠原病，**播種性血管内凝固（disseminated intravascular coagulation：DIC）**など．肝硬変に伴う血小板減少が疑われる場合は，画像診断も合わせて慎重に判断する（C型肝硬変では血小板が減少するが，アルコール性肝硬変ではあまり減少しない）．EDTAやヘパリンなどの抗凝固薬による**偽性血小板減少症**は盲点である

*骨髄検査は侵襲的な検査であるため，その適応は慎重に判断すべきである．まずは末梢血で十分に鑑別診断を行い，血液専門家へ検査を依頼するのが望ましい．特殊染色や染色体検査のみならず，フローサイトメトリーや特殊な遺伝子検査のオーダーが必要な場合があり，不十分な検査では再検が必要となるため，検査項目にも要注意である

第3章　基本的検査と診断

02　病理診断（提出法）・病理診断の基本

下　正宗

病理診断（病理組織学的診断）は「final diagnosis：最終診断」と呼ばれることがあるが，腫瘍診断においては確定診断を提供するものである．また，その他の炎症性疾患や変性疾患においても本診断が治療に直結している．しかし，組織の条件やその他の制約で確定診断に至らない場合もあることを理解しておいてほしい．これを最小限にするのが，主治医（担当医）と病理医との連携である．病理部門とのコミュニケーションも重要なテーマである．また，検体は患者から採取されることになるが，採取は通常侵襲的な行為となるために，十分に患者・家族とインフォームドコンセントをとってほしい．本項では，病理組織学的検査に関して一連の流れを辿りながら，主治医（担当医）としてどのような配慮が必要かについて述べる．

◆ 1．必要性の判断・病理医とのコミュニケーション

病変から組織を採取することは被検者に侵襲を加える行為である．特に，深部よりの組織採取では，採取手技自体に危険を伴うことがある．検体を採取することによるメリットとデメリットを十分に考える．また，採取された検体が組織診断に耐えうるもので，より精度の高い情報が得られる可能性があるかどうかを十分に**病理医と相談**すべきである．採取が決定したら，採取検体の病理検査室への提出方法についてアドバイスをうける．

◆ 2．申込書の記入　→ⓐ

- 患者氏名，年齢，性別などの基本情報に関しては必ず確認する
- 臨床的に考えられる診断名，これまでの病歴，臨床検査データ，画像データなどをできるだけ詳細に記載する
- 組織を採取する予定の部位を記載しておく

◆ 3．患者・家族とのインフォームドコンセント　→ⓑ

病理組織学的検査を行うことのメリット，デメリットを十分に

ⓐ 年齢，性別により同じ組織像でも診断名の異なる疾患がある（例：未分化胚細胞腫と精上皮腫）．
既往歴，職業歴，居住歴，生育歴，渡航歴なども組織診断上重要な情報となる（例：石綿暴露，日本住血吸虫感染，過去の悪性腫瘍の手術歴）．
画像所見，肉眼所見が主で組織診断が従である疾患もある（例：クローン病の生検）．

ⓑ 病理組織学的検索は最終診断につながる医療行為ではあるが，確定診断に至らない場合も発生することがありうることを常に念頭においておくべきである．

説明し，納得してもらうことが重要である．また，検体採取に関わる合併症，その対応策などについても十分に説明しておく．

◆4．検体の採取・固定・提出 ➡︎ⓒ

自ら実施する場合と外科医などの専門医に依頼する場合があるが，依頼する場合には必ず採取現場に立会い，確実に目的とする病変が採取されたかを確認する．場合によっては，病理医にも立会いを求めるとよい．採取された組織は，通常は施設ごとに準備されているホルマリン溶液（10〜20％緩衝ホルマリン溶液）に浸漬するが，大きい組織やリンパ節（図1）など特殊な扱いが必要な組織に関しては，汚染に注意し，乾燥しないように配慮して病理検査室に届けるのが無難である．なお，固定に必要なホルマリン溶液量は組織の10倍程度である．

ⓒ 皮膚など採取量に余裕がもてる部位では正常組織も含めた採取が診断の助けになる．病理検査室がなく常勤の病理医がいない施設では，ぜひ，診断を依頼する施設の病理医や近隣施設の病理医に検体の扱いについてアドバイスをもらってほしい．

◆5．申込書の点検

- 採取部位，採取の際の状況，採取組織の大きさ，肉眼所見の記載を行う
- もう一度基本事項を確認する ➡︎ⓓ

ⓓ 割を入れる際には，病理医の指導のもとに行うか，取扱い規約があるものでは，規約に則った処理を行うように心がける（図1）

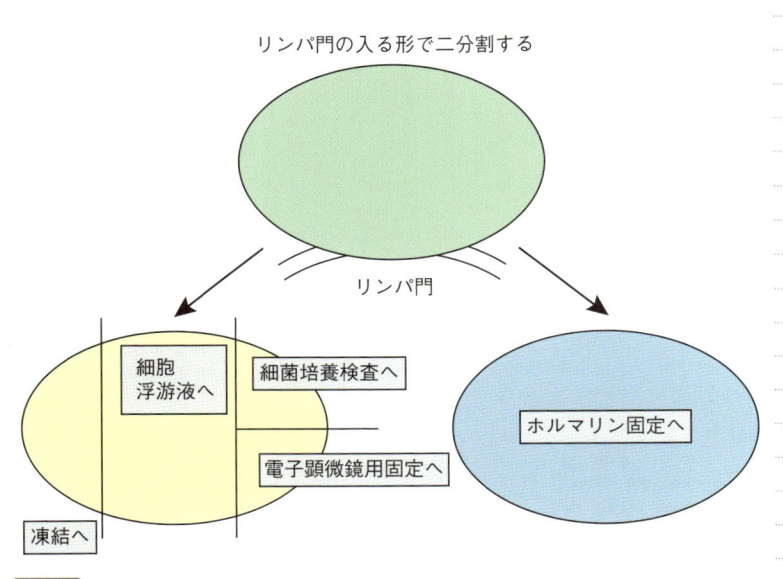

図1 リンパ節処理の例

リンパ節生検は，可能であれば，被膜を含めて丸ごと摂取することがのぞましい．それをリンパ門が入るように二分割して，上記のように，各検査にまわす．この際の**肉眼所見**も重要である ➡︎ⓔ

ⓔ 結核の乾酪壊死，癌の転移は肉眼所見で判断できる場合も多い

◆6. 診断書ができ上がるまでと病理診断書の読み方 →f

　通常はHE染色が最初に作成される．小さな組織であれば翌日観察が可能になっているはずである．大部分の病変はここで最終診断となるが，病変によっては特殊染色，免疫染色などが実施されていく．こまめに病理医と連絡をとり，検索の進捗状況を確認していくべきである．

◆7. 患者・家族へのフィードバック →g

- **最終診断**がついた場合にはこの診断に基づき治療に進む
- **確定診断がつかない場合**はその旨を告げ，再検査を行うか，治療的診断で治療を開始するかを相談する
- **経過観察例**では，その必要性について十分説明し納得を得る
- 家族から**セカンドオピニオン**の依頼があった場合も前述と同様の手続きをとる

◆8. 病理医へのフィードバック →h

　病理組織学的診断の結果，治療あるいは経過観察が開始されるわけであるが，予後に関しては必ず病理医に報告してほしい．個別の報告の他に，生検のカンファランスが行われている施設では，定期的に報告を行うとよいだろう．

◆9. 細胞診 →i

　細胞診は大きく分けて，体表面あるいは排出された細胞を対照とする**剥離細胞診**と，腫瘍の存在を前提にこれを侵略的に採取する**穿刺吸収細胞診**がある．

　剥離細胞診は非侵略的な検査であるので，スクリーニング検査の検診項目として広く利用されている．

　穿刺吸引細胞診は腫瘍の質的診断に用いられるが，生検に比して侵襲が軽いために，深部臓器の病変も含めて対照になる．

---

f 特殊な病変や難解症例では，病理医からそれぞれの専門分野の病理医にコンサルテーションが行われることがあり，報告書のどこかにそのメッセージが記載されている．病理組織学的診断名だけでなく，病理組織学的所見も含めて診断書のすべてに必ず目を通す習慣をつけてほしい．セカンドオピニオンを求める場合には必ず診断書に署名した病理医の承諾を得て相談にだすこと．

g 最近では，患者家族に対して説明を行う"病理外来"を実施している施設もある．結果説明に関するアドバイスは是非もらうとよいだろう．

h 特別な症例に関してはきちんとまとめを行い，できる限り症例報告という形で適切な場所で報告するようにする．

i 代表的な剥離細胞診は子宮頸部，体部，喀炎，尿である．細胞診に関わる技術者として，スクリーニングを担当する**細胞検査士**と**細胞診専門医**（細胞診指導医と言われたときもある）がある．細胞診専門医には病理医の他に各臓器ごとにトレーニングを受け，資格認定をうけた医師がいる．

◆ 10. 細胞診の報告書について

これまでは，パパニコロウにより発表された**クラス分類**が広く用いられてきたが，具体的な所見の判断基準がないために，現在では，さまざまな記載方法が提唱されている．各腫瘍の取扱い規約を参照してほしい．

<文献>

1) 下 正宗 他：病理との付き合い方 病理医からのメッセージ．medicina, 42（4）～，医学書院，2005/04～（中堅病理医で連載中）
2) 「臨床医，初期研修医のための病理検査室利用ガイド－病理検査の依頼からCPCレポートまで」（笹野公伸 他 編），文光堂，2004

病理診断における補助診断 の予備知識

組織標本観察の際の最も基本的な染色はヘマトキシリン・エオジン（hematoxylin-eosin：HE）染色であるが，さらに組織の特徴を詳しく観察するためのさまざまな特殊染色法，組織内の特定の物質を同定するための免疫染色法，さらに，遺伝子や染色体の分析が行われるようになってきている．それぞれの目的のために，検体をどのように扱うかを必ず病理医にコンサルテーションして間違いのない対応をしてほしい．以下，代表的なものを記す（**表1〜3**）．

表1 特殊染色の種類と目的

	代表的染色法	目的	染色する組織・病変
膠原線維染色	マッソン・トリクローム染色	膠原線維の増生の有無，筋組織の変化	肝，腎，肺，筋，皮膚
弾性線維染色	EVG染色	弾性線維の証明，膠原線維の有無	血管壁，腫瘍組織，肝，肺
細網線維染色	渡銀染色，PAM染色	細網線維の証明	肝，腫瘍組織，腎，骨髄
多糖類染色	PAS染色	グリコーゲンの証明，粘液の証明，真菌，赤痢アメーバ，基底膜の観察	肝，腎，皮膚，消化管，肺，腫瘍組織
酸性粘液多糖類染色	アルシアン青染色	酸性粘液，軟骨基質の同定，中皮細胞の確認	粘液産生腫瘍，漿膜
脂肪染色	ズダンIII染色	脂肪の同定	脂肪塞栓，脂肪肉腫
内分泌顆粒染色	グリメリウス染色	神経内分泌顆粒の同定	神経内分泌腫瘍，カルチノイド
アミロイド染色	コンゴ赤染色	アミロイドの同定	アミロイド沈着を疑う組織
血液細胞染色	ギムザ染色	血液細胞の同定，細菌の同定	骨髄，消化管，皮膚
病原体の染色	グロコット染色	真菌，カリニ原虫の証明	皮膚，消化管，肺
	チール・ニールゼン	抗酸菌の同定	肺

EVG：elastica van gieson, PAS：periodic acid-Schiff base
PAM：periodic acid-methenamine-silver stain

表2　各種染色の組合わせ例

胃生検	PAS，アルシアン青，ギムザ，EVG
腸生検	PAS，アルシアン青，ギムザ，EVG
肺生検	EVG，PAS，マッソン・トリクローム，グロコット，ギムザ，チール・ニールゼン
肝生検	PAS，消化PAS，銀，EVG，マッソン・トリクローム
リンパ節生検	PAS，ギムザ，銀，チール・ニールゼン
骨髄吸引生検	ギムザ，PAS，銀，鉄

表3-1　免疫染色で検出できるもの

	（例）
癌関連遺伝子	RB（retinoblastoma）遺伝子，p53，サイクリン，サイクリン依存性キナーゼ，サイクリン依存性キナーゼ阻害因子，TGF-β，bcl-2，EGFR，HerⅡ
細胞増殖関連抗原	PCNA（proliferating cell nuclear antigen），Ki-67，topⅡα（topoisomeraseⅡα）
その他	ステロイドホルモン，糖タンパク，プロテオグリカン，糖脂質，ペプチドタンパク

表3-2　免疫染色で応用されているマーカー

	抗原名	性状	分布
上皮性マーカー	EMA	上皮細胞膜タンパク	上皮細胞
	CAM5.2	サイトケラチン	上皮細胞
	AE1/AE3	サイトケラチン	上皮細胞
非上皮性マーカー	vimentin	間葉系の中間径フィラメント	間葉系細胞
	desmin	筋の中間径フィラメント	心筋，骨格筋，平滑筋
	smooth muscle actin	平滑筋αアクチン	平滑筋，筋上皮細胞
	S-100	グリア，シュワンタンパク	グリア細胞，シュワン細胞
	NSE	神経細胞解糖酵素	神経細胞，神経内分泌細胞
	CD34	血管内皮細胞表面抗原	血管内皮細胞
	LCA	リンパ球表面糖タンパク	リンパ球
	L-20	B細胞表面抗原	B細胞
	CD3	T細胞表面抗原	T細胞
リンパ球マーカー	CD2，CD3，CD5，CD7	T細胞表面抗原	T細胞
	CD19，CD20，CD22，CD79a	B細胞表面抗原	B細胞
	CD15	表面抗原	ホジキン細胞

第3章　基本的検査と診断

03　胸部画像診断

坂東政司

胸部において用いられる画像診断法を**表1**に示す．
近年，胸部画像診断は多列検出器CT（multi-detector CT：MD-CT）による三次元的画像診断やPET（positron emission tomography）による機能画像診断が可能となってきている．しかし，あらゆる呼吸器疾患のスクリーニング検査として，胸部単純X線検査が最も基本かつ重要であることには変わりない．本章では，ポストレジデント期の日常臨床においても胸部画像診断の中心的役割を果たす胸部単純X線検査を中心に解説する．

◆ 1．基本事項

　胸部画像検査の選択手順は，胸部単純X線写真で全体的な観察・評価を行い，異常所見の有無をチェックする．その後，CT検査にて病変の性質，存在部位，進展形式などの詳細な評価を行い，必要に応じ，MRIや超音波検査，造影検査，核医学検査などを施行する．→ⓐ
　読影をはじめる前に必ずフィルムやモニターに記載されている患者の氏名，年齢，性別，撮影年月日，撮影条件や方法，体位を確認する．
　読影にあたっては，フィルム観察器（シャウカステン）は十分明るいものを用い，読影前に汚れの有無を確認しておく．また，余分な照明は消して，部屋の明るさもやや暗くした方が読影しやすい．
　胸部画像読影は今後フィルムレスの方向に進み，computed radiography（CR）撮影後にデジタルデータ化された画像情報のモニター上での読影が中心になるものと思われる．→ⓑ，ⓒ
　比較読影を心がける．面倒でも，以前のフィルムが入手可能である場合には取り寄せる．特に肺門部の病変などでの微細な変化を検出するためには不可欠である．

◆ 2．胸部単純X線検査

■ 方法，目的および適応

　1枚の胸部X線写真に現れる多くの因子を読影するためには，基

ⓐ 胸部画像診断に関する教科書やアトラスは[1]〜[4]，日常臨床でその異常所見や鑑別診断の面で疑問が生じた場合に，その都度該当する項目や典型的所見を参照し，有効に利用することをお勧めする．

ⓑ 読影中の心理学的な落とし穴として，病変を1つ見つけると他の病変を見落としてしまうこと（error of satisfaction）に留意する〔例：特発性肺線維症・塵肺症・慢性閉塞性肺疾患（COPD）などと肺癌との合併など〕．

ⓒ 可能な限り，複数の医師による二重チェックを行う．

表1	胸部画像診断法
1．	胸部単純X線検査
	① 正面像
	② 側面像
	③ その他
2．	胸部CT検査（単純，造影）
3．	胸部磁気共鳴（MRI）検査
4．	核医学検査
	① PET
	② 肺血流シンチグラフィー
	③ 肺換気シンチグラフィー
	④ ガリウムシンチグラフィー
	⑤ タリウムシンチグラフィー
	⑥ 骨シンチグラフィー
5．	肺血管造影検査
6．	超音波検査

表2	胸部X線写真読影のチェックポイント
①	左右胸郭の形，軟部組織，骨の異常の有無 特に肺尖部は鎖骨や上位肋骨が重なり合うので，詳細に確認する
②	肺の輪郭 肋骨横隔膜角，心横隔膜角，中心陰影（右第1，2弓，左第1〜4弓）を確認する 左第1弓から連続的に左下行大動脈左縁を確認する
③	肺野の明るさの左右差，肺内の異常影 シャウカステンやモニターから少し離れて読影（左右差確認）することも重要
④	縦隔内の気管，左右主気管支，右上幹，右中間気管支幹，左上下幹の偏位，狭窄，閉塞の確認，肺門の高さや濃さの左右差確認 特に喘鳴を聴取する患者では気管，気管支の透亮像の確認は重要
⑤	肺区域の確認 毛髪線の位置および形，肺内血管の走行パターンを観察し，容量変化の有無を確認
⑥	横隔膜ドームの背側（下方），心臓の背側の異常の有無の確認

本知識と正常像の読影法を十分に修得しておくことが必須である（たかが胸部単純X線，されど胸部単純X線である）．

胸部単純X線立位正面像のシェーマおよびチェックすべきポイントを**図1**，**表2**に示す． ➡**d**

主な目的は異常陰影の検出とその局在診断である．しかし，救急外来で迅速に撮影・読影すべき場合（鑑別診断と救急対応の検討が重要）と，肺癌検診などで詳細に撮影・読影すべき場合（すべての異常所見のスクリーニングが重要）では，その読影目的は若干異なる．

肺癌の存在を見落としやすい状況を**表3**に示す．見落としやすい部位の存在を常に意識する習慣を身につける．

胸部単純X線読影においては，その限界を知っておくことも重要である．単純X線写真で検出できない肺癌が存在することも事実である[5)〜7)]．

正面像以外の撮影体位が有用であると考えられる状況を以下に示す．

① 側面像：正面像の盲点である心臓背側や横隔膜ドーム背側の病変確認，少量の胸水確認，心・大血管，縦隔などの解剖構造の立体的評価などに用いる
② 側臥位正面像：患側を下にし，少量の胸水の存在や移動性の有無を検出する
③ 肺尖撮影：肺尖を見上げるような方向で撮影し，肺尖部の異常を疑う場合に用いる
④ 呼気時の撮影：気胸，気道異物や腫瘍による気道閉塞が疑わ

d 読影手順は各自が自分にあった一定の順序でのチェック法を確立することが大切である．

① 気管
② 右主気管支
③ 左主気管支
④ 右下肺動脈
⑤ 左肺動脈
⑥ 右上肺動脈
⑦ 右上肺静脈
⑧ 左上肺静脈
⑨ 右下肺静脈
⑩ 大動脈弓
⑪ 心辺縁
⑫ costphrenic angle（肋骨横隔膜角）
⑬ cardiophrenic angle（心横隔膜角）
⑭ hair line（毛髪線）
⑮ 鎖骨
⑯ 左鎖骨下動脈
⑰ 胃泡

（文献8より引用改変）

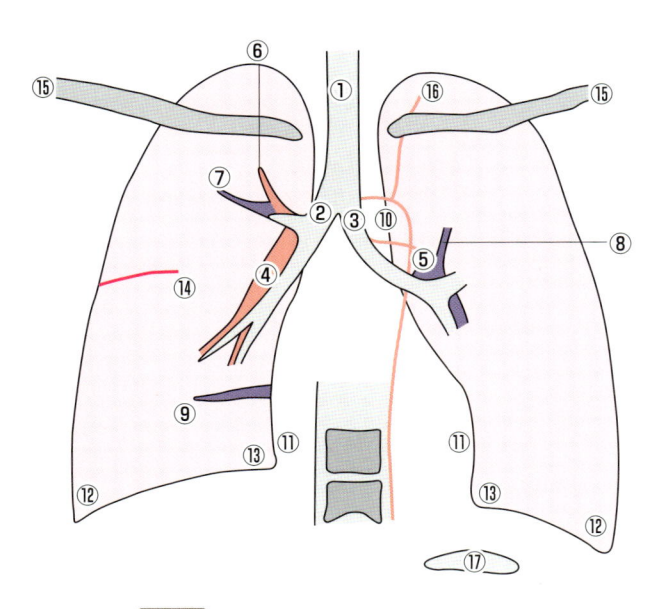

図1 胸部X線立位正面像のシェーマ

表3 肺癌を見落とさない胸部X線写真読影

1．写真の質が悪いと見落としやすい
2．腫瘤のサイズ：小さいと見落としやすい
3．他の陰影との重なりがあると見落としやすい：肺尖部，鎖骨，肋骨・肋軟骨，心・縦隔陰影，肺門，横隔膜，乳頭，ペースメーカーなどの異物
  ① 肺尖部にある陰影
  ② 鎖骨に重なる陰影
  ③ 肋骨・肋軟骨に重なる陰影
  ④ 縦隔（胸部大動脈）に重なる陰影
  ⑤ 縦隔（気管）に重なる陰影
  ⑥ 縦隔（心陰影）に重なる陰影
  ⑦ 肺門に重なる陰影：肺門の高さと濃さに注意する
4．腫瘤の辺縁が不明瞭だと見逃しやすい
5．結節の濃度が低いと見逃しやすい：淡い陰影は見えにくい

れる場合に用いる
⑤ ポータブル撮影：ICU入室者など重症患者が対象となる．撮影体位や条件が不十分なことが多く，一般に心胸郭比は55％までを正常と判断する． ➡ⓔ

2 読影時のポイント

上級医がフィルムを見なくとも，その表現のみで異常所見がスケッチできるようなプレゼンテーションを心掛ける．
異常陰影の読影法として，いくつかのパターン分類（**表4**）で捉えると，読影すべきポイントを理解しやすい．

ⓔ 吸気状態や換気状態により肺野濃度は変化するため，経時的変化を比較する際には注意を要する．

表4　異常陰影の読影におけるパターン分類

	『パターン分類』による分類
I	病変が胸腔内にあり，X線透過性が正常より亢進したもの（気胸）
II	病変が肺内にあり，X線透過性が正常より亢進したもの（肺気腫，空洞，嚢胞，肺塞栓など）
III	病変が胸腔内にあり，X線透過性が正常より低下したもの（胸水貯留，胸膜肥厚，胸膜腫瘍）
IV	病変が肺内にあり，X線透過性が正常より低下したもの 　A. 肺胞腔の病変 …………… 1. 硬化（consolidation），2. 無気肺 　B. 肺間質の病変 …………… 1. 肉芽腫性病変，2. 線維化病変 　C. 肺胞性間質性病変 ……… 1. 肺門型（肺水腫型），2. 辺縁型（逆肺水腫型） 　D. 結節性陰影 ……………… 1. 単発性，2. 多発性 　E. 輪状陰影 ………………… 1. 空洞，2. 嚢胞 　F. 異常線状陰影 …………… 1. 気管支病変，2. その他 　G. 肺門陰影の増強 ………… 1. 肺門リンパ節腫大，2. 血管陰影の腫大 　H. 石灰化陰影 　I. 縦隔内異常陰影

（文献9より引用改変）

　異常所見を表現するときに重要な用語（誤って表現しやすい用語）を以下に示す．
① **空洞と嚢胞**：空洞とは元々あった充実性病変の内部が気管支と交通し，含気を認めるもので，壁の厚さは通常2mm以上である．一方，嚢胞とは気管支上皮や肺胞上皮で覆われた気腔拡張で，壁はきわめて薄く，ブラとは肺胞性限局性気腫性嚢胞（肺胞の破壊空間）である
② **巨大嚢胞と気胸**：嚢胞が巨大になると気胸と間違いやすい．通常，気胸はその境界部（胸膜）が肺門を中心とする円弧状のライン（外側に凸）を呈するが，巨大嚢胞では円弧状のラインの中心が末梢側に認められること（内側に凸）が鑑別点である
③ **浸潤影とすりガラス影**：ある広がりを示す肺野濃度上昇域を意味するが，その濃さの違いにより浸潤影とすりガラス影とに分ける．浸潤影とは既存の肺野血管影を透見できない濃い濃度上昇で，すりガラス影は中を通る血管影がみえるようなより濃度の低い陰影をいう
④ **肺胞性パターンと間質性パターン**：肺病変の主座が肺胞の内腔にあるか，肺間質にあるかを読影することは，その鑑別疾患を考えるうえで重要である（**表5**）．肺胞性パターンの特徴的所見はエア・ブロンコグラムで，間質性パターンの陰影としては線状影，輪状影，網状影，粒状影などがあげられる．

表5 肺胞性パターンと間質性パターンとの比較

	肺胞性パターン	間質性パターン
分布の形態	限局性,多発性	びまん性,散布性
既存構造との関係	細葉,肺区域,肺葉に一致することが多いが,一致しないこともある	気管支,血管,リンパ管の走行に一致しやすい.あるいは胞隔,二次小葉間隔壁に一致する
陰影の形態	細葉結節影,斑状影,塊状影	線状影,輪状影,網状影,粒状影,網状粒状影,結節影,蜂巣状陰影
陰影の辺縁	陰影の大小にかかわらず辺縁不鮮明	鮮明なことが多い
融合傾向	著明	少ない
陰影の変化	速いことが多い	遅いことが多い
その他の特徴的X線像	気管支含気像(エア・ブロンコグラム)蝶形陰影(butterfly shadow)	気管支壁肥厚像(tram line, bronchial cuffing)気管支周囲結節像 カーリーA, B, C線 蜂巣肺(honeycomb shadow)
主な疾患	<急性>肺炎,肺水腫,肺出血,肺梗塞,急性呼吸促迫症候群 <慢性>肺胞タンパク症,肺胞上皮癌,悪性リンパ腫,肺胞微石症,結核,肺真菌症,サルコイドーシス,器質化肺炎	<急性>非細菌性肺炎,間質性肺水腫,過敏性肺炎,粟粒結核,敗血症性膿瘍 <慢性>気管支炎,気管支拡張症,びまん性汎細気管支炎,サルコイドーシス,塵肺,膠原病肺,ランゲルハンス細胞組織球症,転移性腫瘍,特発性肺線維症,癌性リンパ管症,悪性リンパ腫

(文献7より引用改変)

比較的大きさの揃った多数の小輪状影を蜂巣肺(honeycomb lung)という.→ f

⑤ エア・ブロンコグラム:肺胞腔内が液体や組織で置換される病態で,気管支含気像が描出されることをいう

⑥ 無気肺とシルエット・サイン:肺組織が含気を喪失した状態を無気肺といい,容積減少を伴った肺野濃度上昇域として認められる.閉塞性無気肺と非閉塞性無気肺とに分けられるが,原因として最も重要なのはその中枢側に発生した肺癌である.**無気肺の認識や病変の局在部位を推定するうえでシルエット・サインが重要である**.シルエット・サイン陽性とは,X線写真にて心臓や横隔膜,下行大動脈などの構造の辺縁を明確に追跡できない場合で,空間的に病変が隣接していることを示す.→ g

⑦ 結節(影)と腫瘤(影):円形,類円形の濃度上昇域を意味するが,一般に結節は3cm未満,腫瘤は3cm以上と使い分ける.3mm以下は粒状と表現することが多い.その際には,存在部位や数(単発・多発),辺縁の性状(整・不整),周辺

f 実際の臨床では病変がどちらか一方のみに存在することは少なく,両者が混在する.また,すりガラス陰影は肺胞性および間質性のいずれの病変でも呈しうる陰影である.

g 左下葉無気肺では下行大動脈左縁がシルエット・サイン陽性となるが,見落としやすい.

との境界（明瞭・不明瞭），石灰化や空洞の有無についても必ずチェックする

◆ 3. 胸部CT検査

■1 方法，目的および適応

胸部CT検査は肺結節性病変，悪性腫瘍，空洞性疾患，肺気腫を含む嚢胞性疾患，気管支拡張症，びまん性肺疾患などの**ほとんどすべての呼吸器疾患における詳細な形態診断および存在部位診断**などの面で有用である．最近のCT装置では1回の息止めで全肺野の撮影が簡単にできる．

造影剤を使用しない単純CT撮影と腫瘍性病変の血流や血管性病変を診断するための造影CT撮影とがあり，検査目的に応じ造影検査の必要性を十分検討する．

CTの画像表示には一般に，**肺野条件**と**縦隔条件**の2種類を用いる．

肺野条件：ウインドウレベルを−700程度，ウインドウ幅を1,500程度とする表示である．肺野条件のCT検査では，末梢肺野，気管支，肺血管を読影する．主にびまん性肺疾患の鑑別診断や肺野結節性病変，気管支・細気管支病変の評価を行う

縦隔条件：ウインドウレベルを20〜40，ウインドウ幅を300程度とする表示である．縦隔条件では，肺門・縦隔リンパ節腫大，大血管，心臓，胸膜・胸壁病変の評価を行う

■2 読影時のポイント

代表的なスライスでの正常構造物や肺区域の理解が異常CT所見読影の第一歩である．

肺結節性病変の良悪性の鑑別点として，**spicula**（癌放射），**notch**（分葉状切れ込み），**pleural indentation**（胸膜陥入像），**内部の濃淡，血管・気管支の末梢性収束像**が悪性疾患で出現頻度が多いことがあげられるが，良性疾患でも認めることもあるので注意が必要．

小葉中心性肺気腫の高分解能CT（high-resolution CT）所見として，小葉中心部の低吸収域（low attenuation area：LAA）が重要である．

びまん性肺疾患ではHRCTによる肺の基本構造である二次小葉を単位とした読影が行われている（p211，「**胸部画像診断のテクニック**」参照）．

＜びまん性肺疾患の分布パターンからみた鑑別診断＞
胸部単純X線写真のみでも評価可能であるが，CT検査を加えることによりその病変分布がより明瞭になる．

① 上肺野優位と下肺野優位：上肺野優位な分布を示す疾患としてサルコイドーシス，珪肺症，ランゲルハンス細胞組織球症などが，下肺野優位な分布を示す疾患として特発性および膠原病に伴う間質性肺炎などがある
② 肺門周囲優位と肺野末梢優位：肺門周囲優位な分布は肺水腫で，肺野末梢優位な分布は慢性好酸球性肺炎や特発性器質化肺炎（cryptogenic organizing pneumonia：COP），特発性肺線維症などがあげられる

4. 胸部MRI検査

1 方法，目的および適応 ➡ⓗ

　MRI検査は高い組織分解能やコントラスト分解能を有するため，主に肺癌の局所浸潤診断や縦隔腫瘍の性状診断などの限られた場合にのみ用いられている．具体的には，肺癌の縦隔・肺門部血管浸潤および心・大血管浸潤，Pancoast腫瘍などでの胸壁や腕神経叢への浸潤，縦隔嚢胞の鑑別，横隔膜近傍の病巣の診断などで有用である．
　造影MR angiographyが縦隔浸潤や肺門部血管浸潤の評価に用いられることもある．

2 読影時のポイント

　T1強調像で高信号を示す場合，多くは脂肪やメトヘモグロビン，高タンパク・粘液成分などであり，脂肪腫や過誤腫，亜急性から慢性の出血が考えられる．脂肪との鑑別には脂肪抑制を併用する．
　気管支嚢胞は，ムチンやタンパク成分を多く含んだ嚢胞であるため，T1強調像およびT2強調像で著明な高信号を示す．この点が肺癌との鑑別に有用である．
　軟骨性過誤腫では，T2強調像において軟骨成分が高信号となることが特徴とされ，有用な所見である．
　造影MRIを用いた孤立性肺結節の鑑別診断で，結核腫では結節内に血流の乏しい乾酪壊死部が存在するため，内部の造影効果がみられず，辺縁がリング状の被膜様の高信号域として認められる．

ⓗ 禁忌として，心臓ペースメーカー装着者や強磁性脳動脈瘤クリップをもつ患者などがあげられ，適応患者の選択において医療事故防止の面でも，注意が必要である．

5. PET（positron emission tomography）検査

1 方法，目的および適応

　PETとは陽電子放射断層撮影法を指し，非侵襲的に全身の代謝情報が得られる．

^{18}F-フルオロデオキシグルコース（FDG）を用いたPETは糖代謝能をPETスキャンで画像化する機能診断法で，一般に悪性腫瘍では糖代謝が亢進しておりFDGの集積が増加するため，肺癌診療において多用されている．最近では，PETとCTが一体型になったPET/CTが導入されている．

2002年4月にFDGを用いたPET検査が保険適応となり，肺，縦隔，心大血管領域では，2007年3月現在，肺癌と虚血性心疾患に保険適応がある．

肺癌診療では，①肺結節性病変の良悪性の鑑別，②病期診断（肺門・縦隔リンパ節転移，骨・腹部臓器などへの遠隔転移の評価），③治療計画への適応（放射線照射部位の決定など），④治療効果判定，⑤再発の有無の評価などでPET/CTの有用性が報告[5]されている．

2 読影時のポイント

FDGの取り込みの強さは，視覚的に評価する方法と定量的評価法があり，定量的評価としてはSUV（standardized uptake value）を用いる．SUVはRIが体内に均一に分布した場合を1として，それぞれの集積がその何倍に相当するかで示した半定量的指数である．一般にSUV 2.5以上で悪性を疑うことが多い．

＜文献＞

1) 堀 信一 他：「フェルソン 読める！胸部X線写真」，診断と治療社，2004（学生・レジデント時代に読んでない方は一読を）
2) Webb, W. R. et al.：High-Resolution CT of the Lung. Lippincott-Raven, 1996
3) Armstrong, P. et al.：Imaging of Diseases of the Chest（3rd ed.），Mosby, St. Louis, 2000
4) Parker, M. S. et al.：Teaching Atlas of Chest Imaging. Thieme, New York, 2005
5) Lardinois, D. et al.：Staging of non-small-cell lung cancer with integrated positron-emission tomography and computed tomography. NEJM, 348：2500-2507, 2003
6) The International Early Lung Cancer Action Program Investigators：Survival of Patients with Stage I Lung Cancer Detected on CT Screening. NEJM, 355：1763-1771, 2006
7) Quekel, L. G. et al.：Miss rate of lung cancer on the chest radiograph in clinical practice. Chest, 115：720-724, 1999
8) 足立秀治：単純X線写真．「呼吸器病 New approach 呼吸器疾患の画像診断」，Medical view, pp23, 2001
9) 松島敏春：パターン分類の考え方．「明解 画像診断の手引き 呼吸器領域編」，国際医学出版，pp2, 2003
10) 大場 覚：主要な異常所見読影の実際．「胸部X線写真のABC」，（日本医師会 編），pp124, 2001
11)「びまん性肺疾患の画像診断指針」（日本医学放射線学会胸部放射線研究会 編），医学書院，1998

ℹ グルコース消費の多い脳，心臓，FDGの排泄される尿路系，その他，肝，咽喉頭，大腸などでは生理的集積がみられる．

ℹ 糖代謝が亢進していない細気管支肺胞上皮癌や粘液癌では偽陰性となる．
糖代謝が亢進している活動性炎症性疾患（結核，サルコイドーシスなど）では偽陽性となる．

胸部画像診断 のテクニック

病変の存在部位の鑑別：HRCT（高分解能CT）による肺の二次小葉を意識した読影により，びまん性肺疾患の病変部位を推定できる（図2）

① **小葉中心性分布**：経気道的または肺動脈に沿った広がりを示す病変で，小葉の辺縁部からやや離れた部位に陰影を形成する．過敏性肺炎やびまん性汎細気管支炎などが代表的疾患である
② **広義間質分布**：気管支血管周囲（broncho-vascular bandle），小葉間隔壁などのリンパ路や間質を病変の主座とするもので，サルコイドーシスや癌性リンパ管症が代表的疾患である
③ **ランダム分布**：肺の二次小葉とは全く関連を示さない分布をとるもので，粟粒結核や塵肺症，癌の血行性転移などが代表的疾患である

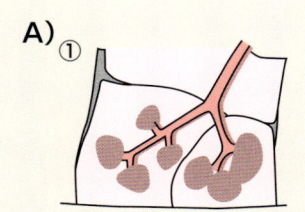

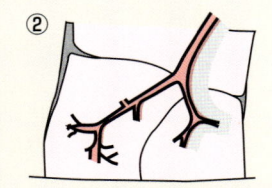

A) ①　小葉中心部主体の変化
　　② 気管支肺動脈束主体の変化

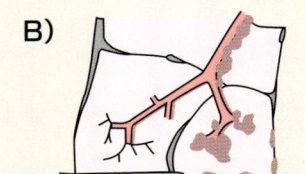

B) 気管支肺動脈束および小葉辺縁構造の両者の腫大 これらの構造に重なる結節

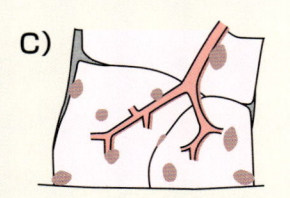

C) ランダムな分布を示す小結節

（文献11より引用改変）

図2 二次小葉レベルの病変分布の模式図

<メモ>

CTの世代：CTは英国EMI社のHounsfieldにより開発され，現在までに第4世代までに分類されている．第1世代CTとは細いX線ビームを1つの検出器で受けるもので，X線管と検出器が水平および回転移動をくり返してデータを収集する方式をいう．第2世代CTでは，X線ビームを扇状に広げ，検出器の増加と回転間隔を大きくしたため撮影時間が短縮された．第3世代CTとは，X線ビームがより広い扇状で検出器も約10倍以上増加し，X線管と多数の検出器がともに回転する方式をいい，撮影時間は2～5秒までに短縮された．第4世代CTは全周性に検出器が配列され，X線管球が回転する方式である

ヘリカルCT：スパイラルCT，らせんCTとも言う．寝台が移動しながらX線管球が連続回転し，連続撮影を行うものである．撮影時間の短縮と撮影範囲の延長が大幅に向上した

HRCT（高分解能CT）：スライス厚を1～2mm程度に薄くして，画像表示の撮像視野を小さく絞り，撮影したデータを高周波を強調したアルゴリズムを用いて再構成した検査法である．高い空間分解能を有するため，肺血管，気管支などの肺微細構造が明瞭に描出される

multidetector-row CT（MD-CT）：マルチディテクターCT，多検出器CTとも言う．ヘリカルCTが1列の検出器であるのに対し，検出器を4列，16列，64列と多列化することにより，撮影時間のさらなる短縮化に加え，多断面再構成法（multiple-planer reconstruction：MPR）により，矢状断像や冠状断像など任意の断面画像が得られる

第3章 基本的検査と診断

04 心超音波検査

安　隆則

〔ポイント〕
① 心超音波検査前に患者の臨床情報を入手しておく（検査依頼目的，心電図，過去の心超音波レポート，BNP値，そして忘れずに聴診）
② 心超音波に必要な解剖と基本的な断面の描出の仕方を習得する
③ 左室収縮能では左室局所の壁運動（16または17分画）と左室駆出率（EF）を評価する
④ 有意な弁疾患がなく左室駆出率50％以上で左房拡大，心肥大のある心不全例は拡張不全を疑え（心不全症例全体の約4割を占める）
⑤ 弁狭窄は連続波ドプラで圧較差（最高，平均）と弁口面積を算出，弁逆流はカラードプラで診断

心超音波検査は簡便かつ非侵襲的にベッドサイドで心臓のサイズ，壁運動，拡張機能，弁狭窄と逆流を評価できる有効な診断ツールである．毎年のようにup gradeされる機械側の進歩のおかげで（ハーモニック画像など）10年前なら達人と呼ばれるような人しか読みとれなかった情報でさえ，6ヵ月間くらいみっちりと修練を積めば研修医でも読みとることが可能な場合も多い．また最近は重さ2kg程度の携帯型超音波装置が普及し，救急外来や心臓カテーテル検査室で頻回に利用されている．緊急時には「優先順位の高い順に情報を得る」という臨床の鉄則にしたがって手早く心超音波検査を行う．たとえばⅠ型解離や急性心筋梗塞で心電図モニターは洞調律にもかかわらず突然血圧が低下して意識が低下すれば，心タンポナーデを疑ってプローブを当て，心膜液の有無とそれによる右房や右室の圧排所見（**図1**）と下大静脈の拡大をチェックし，数十秒以内に診断から治療にとりかからなければ救命できない場合もある．ここでは基本的な考え方と手技上の注意点を説明したい．詳しくは成書や動画（教育用ビデオやDVD）をひもといていただきたい．

◆ 1. 解剖と基本的な断面を知る

探触子（プローブ）を身体のどこにあてると心臓断面がどのように描出されるかを3次元的に頭に描けるようにする．障害物である肺や骨を避けて心臓を描出するには，胸骨左縁と心尖部からのアプローチが基本であり，さらに必要があれば肋骨弓下，胸骨上窩（大動脈弓部の描出）からのアプローチを加える．胸骨左縁からのアプローチでは，探触子を第3，4肋間胸骨左縁におき，長軸像（**図2**）と短軸像（**図3**：大動脈弁レベル，僧帽弁レベル，乳頭筋レベル），心尖部アプローチ（**図4**）では四腔像，二腔像，

三腔像を得る．最大呼気時で記録を行うが，症例によっては軽く吸気した後，呼吸を止めてもらった方がよい場合もあるので症例に応じて選択する．慢性閉塞性肺疾患患者では心窩部からのアプローチがよい場合が多い．

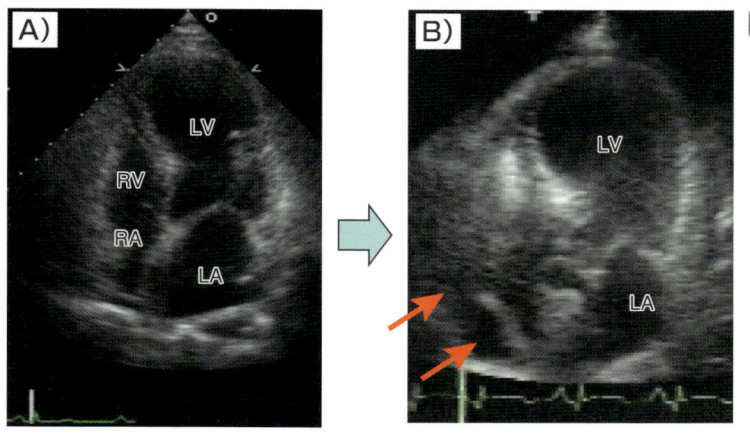

図1　心破裂前後の心尖4腔断層像

広範囲前壁心筋梗塞症発症数日後の心尖4腔断層像（A）と，その翌日急な胸痛と呼吸困難再発時の心尖4腔断層像（B）．Bで急に心膜液が増量し右房を圧排している（→）．下大静脈も拡張し呼吸性動揺もなく心タンポナーデに合う所見で緊急手術が施行された．心膜腔には新鮮な血液400 mLが貯留しており，心膜ドレナージを置き，心外膜側からの補強が施された

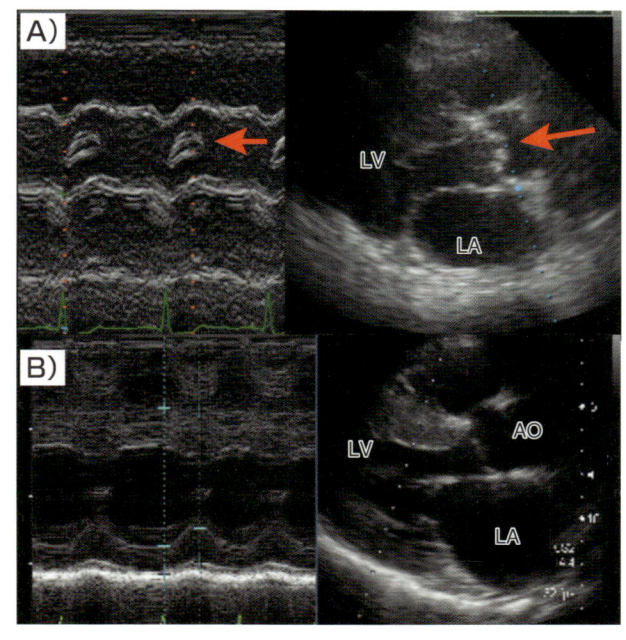

（LA：左房，LV：左室，RA：右房，RL：右室）

図2　Mモード画像記録のコツ

傍胸骨左室長軸断面像（第3～4肋間）は，右室，左室基部，大動脈弁，僧帽弁と左房を同時に観察可能な基本断面である．Aは大動脈弁狭窄症例の大動脈弁Mモードを示した．石灰化した大動脈弁の解放が制限されていることがわかる（→）．本症例のように，同時にMモードで大動脈基部の径と左房径の測定がしにくい症例に臨床ではよく遭遇する．その場合は，おのおのの斜め切りにならないようなBモード画像を選択して，別々のMモード記録をとり，測定した方がよい．左室心尖部から僧帽弁輪部までの長さを長径とし，長径を3等分し僧帽弁輪側1/3の部位（B）で，左室壁厚と内腔の計測を行う．注意すべきことは，Mモードビーム方向が左室長軸と直交するように断面を微調整することである

（AO：大動脈）

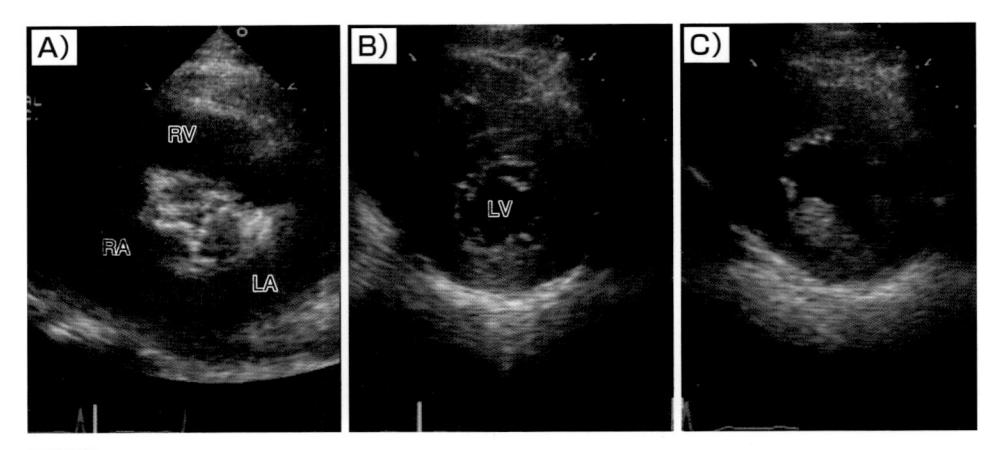

図3 傍胸骨左室短軸断面像（第3～4肋間）大動脈弁レベル（A），僧帽弁レベル（B）と乳頭筋レベル（C）

大動脈弁狭窄症例で3尖とも石灰化し，解放制限のある大動脈弁が描出された（A）．左室は求心性肥大を呈しているが壁運動は正常であった（B, C）

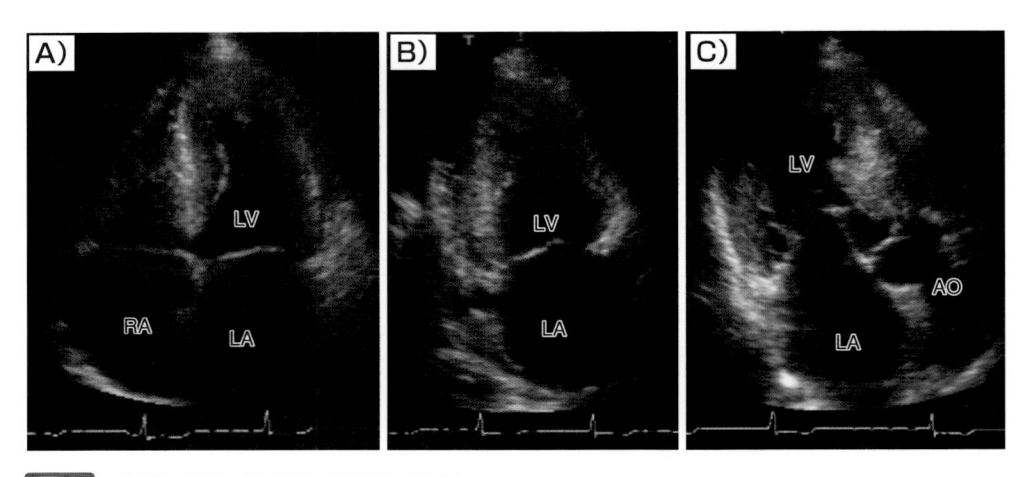

図4 心尖四腔像，二腔像，三腔の猫出像

心尖部を画面の扇の要の位置にもってくるようにして心尖部四腔断面図（A）を描出する．そこから反時計方向にゆっくり回して右室が消えたところが心尖部二腔断面図（B）で，さらに90°反時計方向に回すと心尖部三腔断面図（C）が得られる

◆2．超音波装置の使い方を知る

　心臓の観察には主に3.5 MHzの周波数のプローブを用いる．最新の機械には，周波数帯域の広いプローブで組織用のハーモニックモードも標準配備されている．→ⓐ

　患者によって多少次にあげる装置の調整を必要とする．
　① ゲイン：ディスプレイの明暗を調整するもので，ノイズが出ずに必要な構造物がきちんと見え，心内膜面の描出が明確にできるように設定する．深さごとのゲインを調整するのがSTC（sensitivity time control）やTGC（time gain compen-

ⓐ 肥満や筋肉量が多く超音波ビームの入りにくい症例では低い周波数に切り替えると，画像は粗くなるが通過性は改善される．また組織用のハーモニックモードを用いるといわゆる「抜けのよい画像」が得られる．心内膜面の描出には力強い味方である．

図5 心エコーによる心機能評価

表1 心エコー正常値

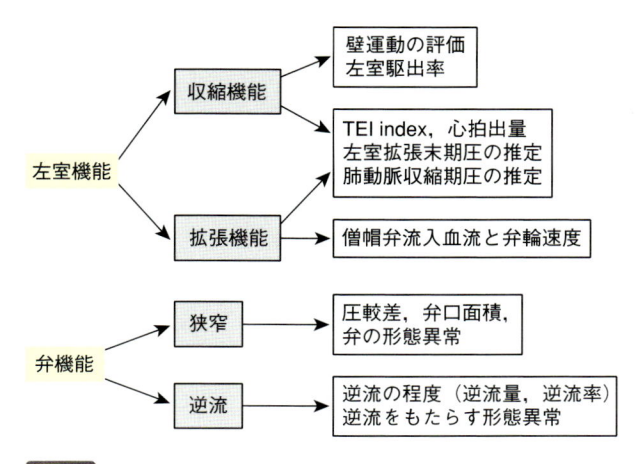

・大動脈径（AOD）	16〜28 mm
・左房径（LAD）	18〜40 mm
・中隔壁厚（IVST）	7〜11 mm
・後壁壁厚（LVPWT）	7〜11 mm
・左室拡張末期径（LVDd）	40〜50 mm
・左室収縮末期径（LVDs）	30〜45 mm
・左室駆出率（EF）	50〜80%

sation）で一般に近距離ではエコー信号が強いのでゲインを下げ，遠距離ではゲインを上げる

② 深度（ディプス）：観察対象に応じて変える．ディスプレイから観察対象全体がはみださず，ディスプレイ全体を有効に使うことを心がける

③ フォーカス位置：特に注目している観察対象に合わせてフォーカス点を移動させる

カラードプラについては，以下の調節が必要となる．

① 最適なドプラゲイン：ノイズのでない最大のゲイン

② フレームレイト：1秒間の表示枚数で低くするとぎこちない動画となる．カラー表示範囲を狭くしたりくり返し周波数を上げるとフレームレイトは上がる

③ 流速レンジ：表示可能な流速を超えると折り返し（aliasing）が起きてモザイク血流パターンとなるのでその場合は適正なレンジに変更する

弁狭窄は連続波ドプラで圧較差（最高，平均）と弁口面積を算出し，弁逆流はカラードプラで診断する．

◆ 3．心機能の評価の仕方を知る

図5に心エコーによる心機能評価を示す．
表1に各パラメーターの正常値を示す．

1 収縮能

左室局所の壁運動を16分割してそれぞれの区分の壁運動状態を5段階表示（1：正常，2：低下，3：無収縮，4：奇異性運動，

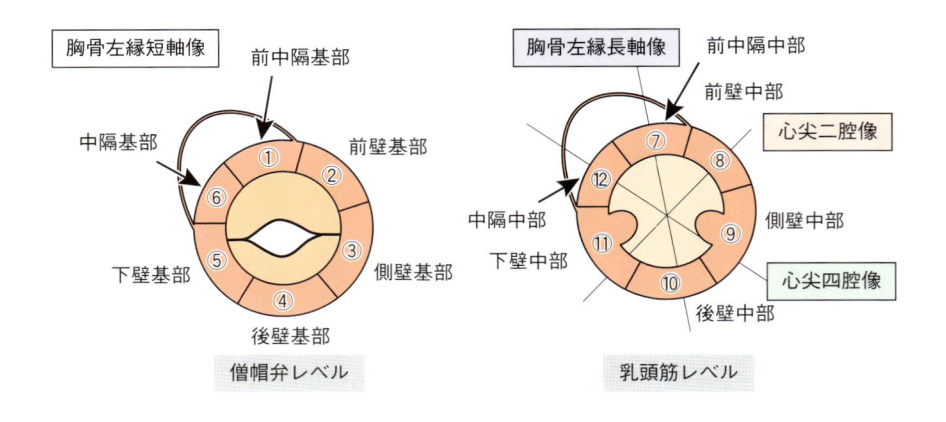

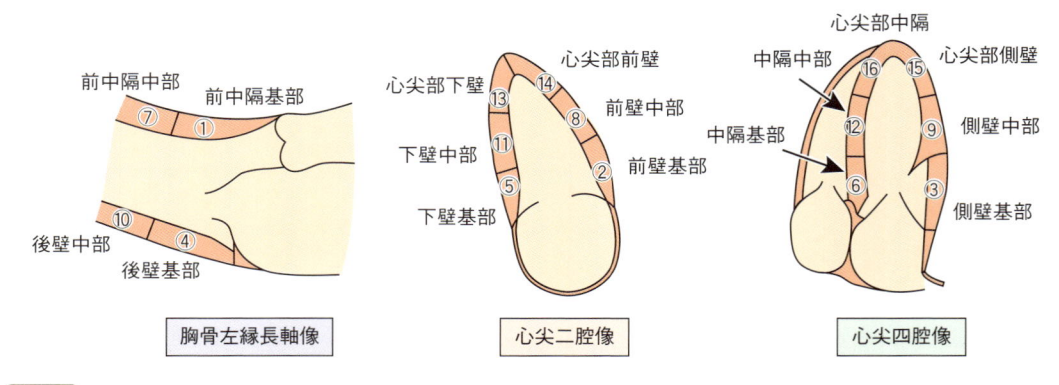

図6 左室局所壁運動評価
左室短軸像で心尖部は4領域に，左室基部と中部はそれぞれ6領域に分割し，合計16領域について各々壁運動を評価する

5：心室瘤）して評価し（**図6**），左室駆出率（ejection fraction：EF）を算出する．壁運動評価は心内膜面をきれいに描出し，その内方運動と壁厚増加で評価するが，慣れないと意外に難しいので熟練者や左室造影所見と比較して腕を磨いてほしい．

EFは，50％未満のときに収縮不全と判断され，この場合全例で拡張不全を合併する．大まかに軽度の収縮不全はEF 40〜49％，中等度の収縮不全はEF 30〜39％，高度の収縮不全はEF 29％以下と分けて報告する．

米国心エコー図学会は，左室壁運動異常のある症例でも精度よく計測できることから心尖部二腔断面および四腔断面の2断面を用いたdisk summation法によってEFを計測することを推奨している．左室をn個の回転楕円体と仮定して計算するもので，modified Simpson法とも呼ばれている（**図7**）．

この方法で大切な点は，**正確な心尖部二腔断面および四腔断面を描出すること**（左室長軸長が2つの断面像で同じ長さになることを確認すること）と**良好な心尖部画像が静止画で得られない**と

> **左室駆出率**：左室拡張末期容積から左室収縮末期容積を引いた値（1回拍出量）を左室拡張末期容積で除したもの

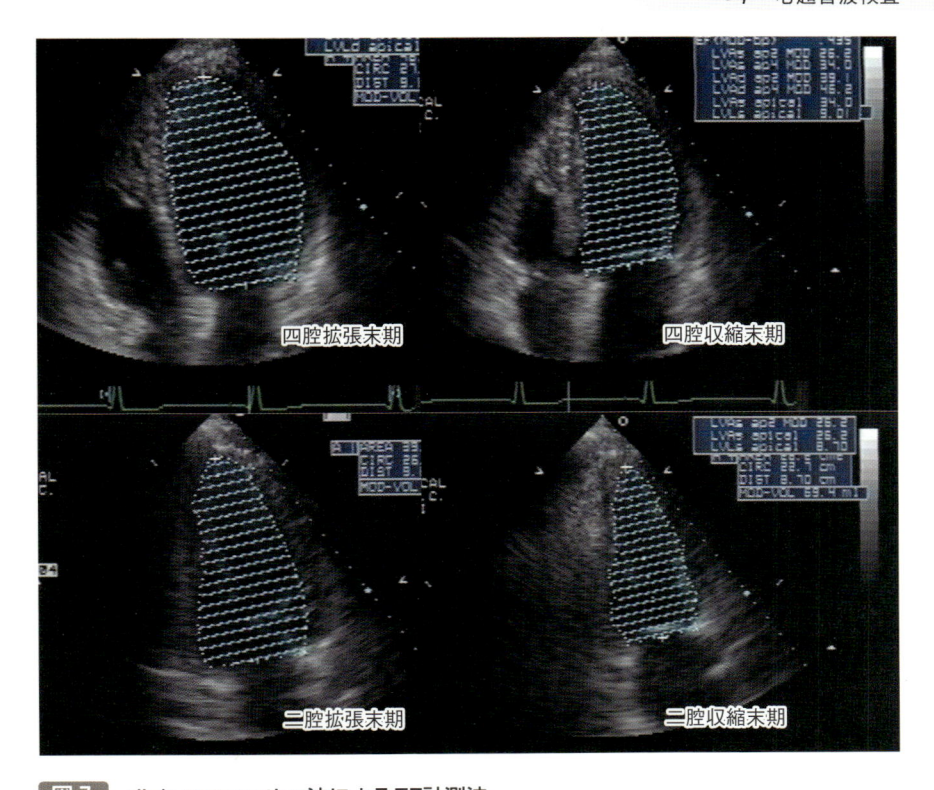

図7 disk summation法によるEF計測法
　心尖部二腔断面および四腔断面の2断面で左室を描出し，マニュアルトレースとdisk summation法を用いてEFを計測

きにはこの方法に固執しないことである．→ⓑ
　内膜面のトレースにはマニュアルトレースとacoustic quantification（AQ）法によるオートトレースがあるが，現時点ではAQ法の限界を考慮し，マニュアルトレースの方が無難である．壁運動異常のない症例に限れば，Teichholz法（Mモード法）でもおおよそのEFは推定できる．ほとんどの心超音波機械に標準で自動計算するソフトが組込まれており，簡便である．EFの計測の際には，胸骨左縁からのアプローチで長軸像を描出し，断層画像を参照しながら超音波ビームが中隔壁と後壁に対して垂直で，さらに左室の中央（乳頭筋をはずす）を通ることを確認しながらMモード記録を行い計測する（図2）．垂直にビームが入らないときにはBモードで左室拡張末期径と左室収縮末期径を計測すべきである（Teichholz法にしたがいおおよそのEFを算出できる）．臨床で経験のある心超音波検査技師や医師による5％刻みの肉眼の測定法（eye-ball EF）は，欧米では受け入れられてきたこともあり[2]本邦でも市民権を得てよい評価法である．

ⓑ 正確な心尖部画像を描出するための工夫として，セカンドハーモニック画像（探触子からの送信周波数の2倍の周波数の信号を受信する）で心尖部の内膜面をきちんと描出する，息止め（呼気止めにするか軽い吸気止めにするかは症例ごとに判断する），左側臥位のままで心尖部画像が得られるようにエコーベッドやエコーマットを利用するなどがあげられる．

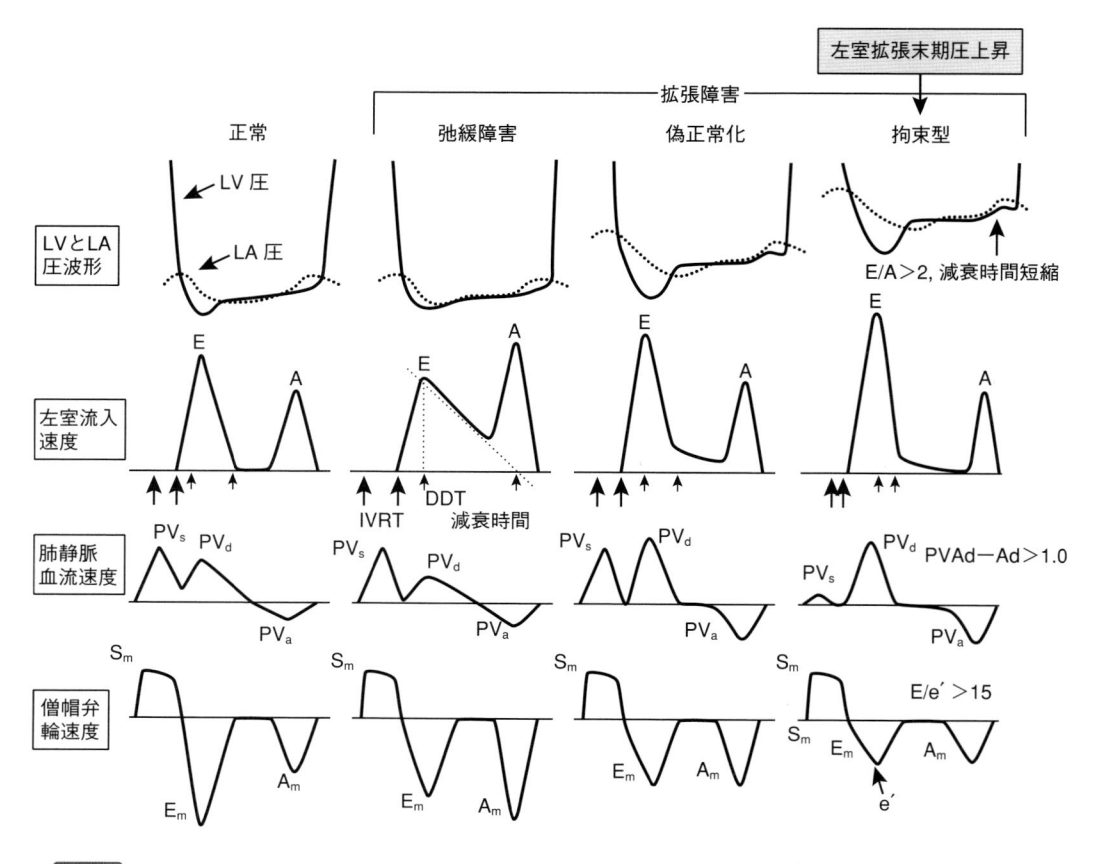

図8 拡張機能障害とドプラパターン

1つのみのドプラ指標で拡張機能を評価することはできない．したがって複数のパラメーターを駆使して，拡張機能ならびに左室拡張末期圧を推測することが臨床的には求められる．サンプルボリュームを計測する位置は，左室流入速度測定時には僧帽弁弁尖，肺静脈速度測定時には左房から5mm以上肺静脈側が望ましい．正常の左室流入速度波形と偽正常化したものとの鑑別には等容拡張時間（iso-volumetric relaxation time：IRT），減衰時間（deceleration time：DT），組織ドプラによる僧帽弁輪速度（e'，E/e'），肺静脈逆流持続時間－心房収縮持続時間（PVAd－Ad）が役に立つ

2 拡張能

　拡張能のみを評価する心超音波パラメーターはないので複数のパラメーターで総合的に評価していくことが薦められている（**図8**）[2]．左室流入速度を測定するときには，心尖部三腔断面あるいは五腔断面で，血流方向とビームの角度差をなるべく少なくし，サンプルボリュームは僧帽弁弁尖におく（**図9**）．E/A（拡張早期最大血流速度/心房収縮期最大血流速度）は加齢に伴い低下し，40～55歳を境に拡張不全パターンへと変化し，弁膜症や補液や心拍数などの影響を受ける．拡張障害が進み左室拡張末期圧が上昇してくると，心房収縮による左室への流入が制限され，E/Aは偽正常化してくる．➡ⓒ

ⓒ 鑑別のポイントとして，E波の減衰時間（deceleration time），組織ドプラを用いての僧帽弁輪の拡張早期速度（e'），肺静脈血流波形があげられる．

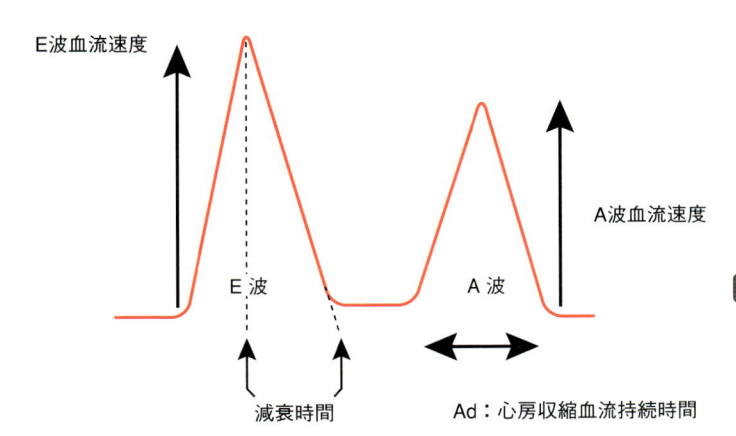

図9 僧帽弁流入血流速度の解析

僧帽弁流入血流速度は僧帽弁弁尖の位置で測定する．正常値はE/A＞1.0，減衰時間は150〜250 m秒である

　拡張不全は左室拡大がなく，有意な弁疾患がなく左室駆出率50％以上にもかかわらず心不全症状を示すときに疑われ，多くは心肥大，左房拡大を伴い，左室心筋がなんらかの原因で「硬く」なり，広がりにくくなっているために起こってくる．→ⓓ

ⓓ 加齢，高血圧，虚血による線維化やアミロイド沈着は左室心筋を「硬く」する．

4．心疾患の基本的なことを知る

　できるだけたくさんの症例を経験し，理解度の低い症例に遭遇したときには，上級医や熟練した技師にためらわずにポイントを教えてもらう．その後で教科書を確認する習慣を身につける．

＜文献＞

1) Taireja, D. et al.：Efficient utilization of echocardiography for time assessment of left ventricular systolic function. Am. Heart. J., 139：1036-1041, 2000
2) Ommen, S. R. et al.：Clinical utility of Doppler echocardiography and tissue Doppler imaging in the estimation of left ventricular filling pressure：A comparative simultaneous Doppler-catheterization study. Circulation, 102：1788-1794, 2000

心エコー開始前の予備情報

　心超音波検査をはじめる前に必ず患者の臨床情報を入手しておくことは重要である．依頼者の検査依頼目的，心電図と過去に心超音波を施行していればそのレポートをチェックすることは最低限行うべきである．患者には上半身裸，左側臥位で，左上肢を挙上してもらい肋間を広くさせる．エコーマットや心超音波ベッドを用いると左側臥位のままきれいな心尖部画像をとることが可能となるのでぜひ薦めたい．自分で聴診を行ってさらなる情報を仕入れてから，心超音波検査を開始するようにしていただきたい．

第3章 基本的検査と診断

05　上腹部超音波検査

藤井康友

> 腹部超音波検査は，非侵襲的（患者さんにそれ程不快を与えることもなく），かつ簡便な（探触子を腹部に当てれば何かしらの画像は得られる）検査法であるためか，腹部疾患の診療において今や必要不可欠なtoolである．一方で超音波検査は，その「敷居の低さ」ゆえに機能をフルに発揮しないまま，「安かろう，悪かろう」的なmodalityとして「とりあえず」用いられていることも少なくないのが現実であろう．
> なぜ超音波の機能をフルに発揮できないのか？ 超音波装置の使い方に不慣れであったり，超音波工学の基礎知識（医者になって今更，数式や物理を勉強するのはいやなものでしょうが）が不十分であることもその一因であろうが，超音波検査の「特殊性」に対する認識の欠如が最大の原因ではないかと筆者は考えている．
> 本稿では超音波の機能をフルに発揮するうえで留意すべき点およびコツについて，超音波検査の「特殊性」を踏まえながら，検者側因子，超音波診断装置因子，非検者因子に分けて述べる．

◆ 1．検者側因子

1 超音波検査は「能動的」な検査法である

　超音波診断の最大の特徴は，「画像をつくりながら診断する」点であり，「与えられた画像をもとに診断する」CTやMRIとは全く異なるmodalityなのである．あんぐりと口を開けて待っていても何も与えられない．超音波検査とは，「検者自ら情報を収集・分析を行い，そこから新しい情報を構築する作業」なのである．

2 腹部解剖の知識を深めよ

　超音波は，**任意方向の断層像が得られる**，という他のmodalityにない特徴を有するが，この特徴を生かすも殺すも正確な解剖学的知識にかかっている．解剖学的知識が不十分な場合，部位および臓器の同定が困難なため「病変の部位や範囲を把握できない」といった問題が生じ，第三者に正確な所見を伝えることができず検査の客観性が損なわれることになる．一方で，立体解剖に精通していれば病変に対してさまざまな方向からの走査が可能となり有用情報が得られることも少なくない．→ⓐ

3 検査目的や臨床経過を理解して臨め

　たとえば，健常者を対象とする検診でのスクリーニングと慢

ⓐ たとえば，膵尾部は正中走査では観察不良となることが多いが，左側腹部走査で脾臓を音響窓とすると良好に描出されることがしばしばである（図1）．このようにまずは腹部の立体解剖に精通するように努める必要がある

05 上腹部超音波検査

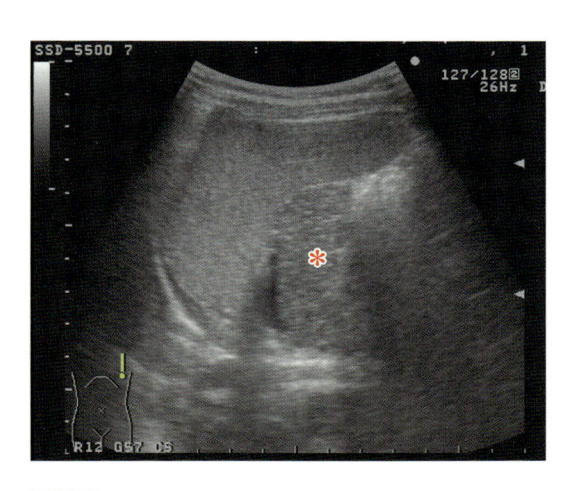

図1 左側腹部走査による正常膵尾部（＊）の描出

ウイルス性肝炎による肝腫瘍のスクリーニングではその目的は異なっており，走査上のポイントも同じではない．また臨床経過の把握は，鑑別疾患の手助けになる．上腹部痛を主訴とする症例であっても，発症して間もない場合であれば急性虫垂炎が鑑別疾患の1つとしてあがり，疼痛部位だけでなく右下腹部の走査も必要となる．

4 自分なりの走査手順を確立せよ

目的地に迷うことなく正確にたどり着くには地図が不可欠である．同様に，走査手順が決まっていれば手際よく見落としの少ない検査が可能となる． ➡ⓑ

5 画面の辺縁を意識せよ

われわれがディスプレイ画面を注視するとき，画面の辺縁部は中央部と比較して注意が払われていないことが多い．たとえば，原因不明の腹痛症例で，後から超音波写真を見直すと腹直筋の血腫がしっかりと描出されていた，などということは珍しいことではない．つまりわれわれは，走査した範囲をすべて認識できているわけではないのである．そのことを常に認識して検査に臨むべきであろう．言い換えれば，「己を知れ」ということであろうか．

6 鑑別疾患を思い浮かべながら走査せよ

超音波診断はリアルタイムであり，遡及性が乏しい検査なので「その場で勝負」しなくてはならない．つまり，立体解剖や疾患の病態生理を駆使し，その場で得られた個々の超音波所見と臨床所見とをくり返し対比させ有機的に結びつけ，鑑別疾患を絞り込んでいく必要がある． ➡ⓒ

7 病理所見や他のmodalityとの対比は必須である

超音波検査に限らず，画像診断の目指すものは「病理診断との

ⓑ 一般的に肝臓から走査する場合が多いが，なにも肝臓から開始しなくてはならないわけではない．ちなみに筆者は，「的」の小さい左腎および脾臓の走査から開始し，「的」の大きい肝臓は後から観察している．この手順では，肝臓をより丁寧に観察できるだけでなく，ゼリーによる衣服や探触子シールドの汚染を最小限に抑えることが可能である．

ⓒ 特に急性腹症など有症状の症例ではそのようなアプローチが必要であり，漫然と走査したのでは有用な所見を得ることは難しい．

3章 基本的検査と診断

診察・検査 ● 221

「一致」と言っても過言ではない．そのためには「やりっぱなし」ではダメで，「答え合わせ」と「復習」が重要となってくる．「あたった」，「はずれた」と一喜一憂するのではなく，その診断プロセスについてレビューすることにより診断力を高めてゆかなければならない．

◆2．超音波診断装置

1 探触子は用途により使い分けよ

探触子によりその得意とする中心周波数や焦点領域は異なるため，同じ周波数でもたとえば，コンベックス型とリニア型では得られる画像はまったく異なる（図2）．また，コンベックス型では体表との接着面が小さい肋間走査の場合，セクタ型を用いることにより死角を最小限に抑えることができる．このように，探触子の選択には「病変との相性」を考慮することが重要である．

2 ゲイン設定は，走査時は比較的高めに，写真撮影では低めに行え

実質臓器では低エコーを呈する病変が多いため，「いかにして低エコー病変を発見するか？」が超音波検査の最重要課題と言っても過言ではない．比較的高めのゲイン設定の方が，低エコー病変を発見しやすい．一方で病変をみつけたら，ゲインを少し下げて白黒のコントラストをやや大きくすることにより，「硬め」でシャ

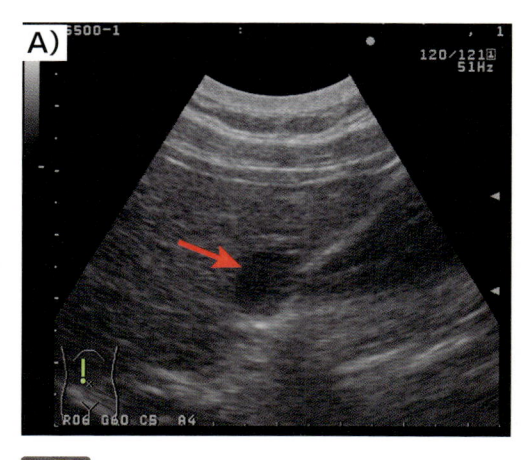

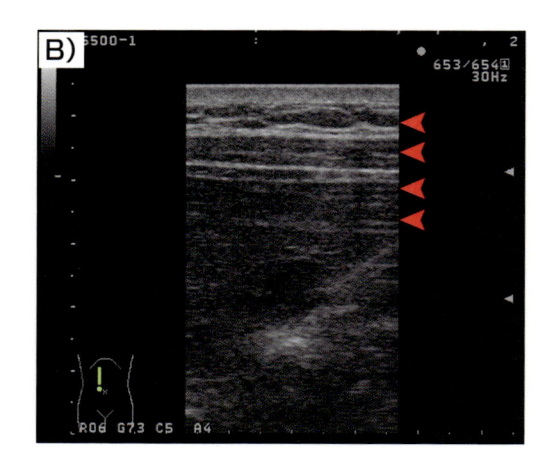

図2 肝嚢胞の超音波像

A）コンベックス型探触子，B）リニア型探触子：いずれも，10 MHzの中心周波数の探触子を用いた肝嚢胞の超音波像であるが，コンベックス型の方が病変を明瞭に捕らえている（→）．一方でリニア型は，嚢胞より浅い部位を明瞭に描出している（▶）のがわかる

05 上腹部超音波検査

ープさに富む画像を撮影する．シャープな画像はより説得力に富むものである．

3 カラードプラでは2種類の「ゲインつまみ」がポイントである

カラードプラでは，カラーゲインとB-modeゲインの2種類のつまみ調節が重要となる．まず，カラーゲインを最大限に上げてカラーノイズを出し，その後徐々にゲインを下げながらノイズが出なくなる最大のゲインに調節する．この設定でドプラ信号の感度を適正化する．また，B-modeゲインをやや低めに設定した方がカラー感度のよい画像が得られる．図3は門脈の狭小化によるcavernous transformationのカラードプラ像であるが，同じ走査部位で同じカラーゲイン設定であるにもかかわらず，B-modeゲインをやや低めに設定した画像の方が，カラー信号の「ノリ」が良好であることがわかる．

4 診断装置に愛を！

探触子の劣化は漏電の原因となり危険なので，探触子は丁寧に扱い（落下厳禁），検査が終了したらゼリーをきれいにふきとる．また，機器本体および探触子の劣化が進まないように，必要時以外ではフリーズボタンを押しておく．正確な診断を行うために機器のメンテナンスは不可欠であり，愛情をもって扱っていただきたい．

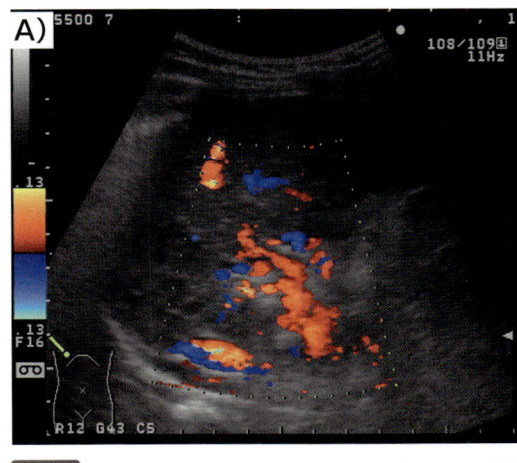

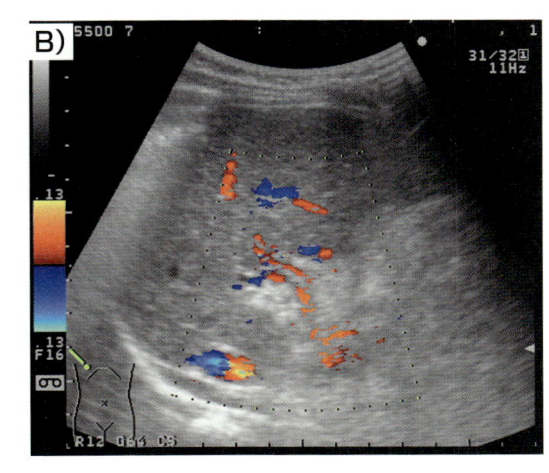

図3 cavernous transformationのカラードプラ像
A) B-modeゲインをやや低めに設定した場合，B) B-modeゲインを高く設定した場合：同じ走査部位で同じカラーゲイン設定であるにもかかわらず，B-modeゲインをやや低めに設定した画像の方が，カラー信号の「ノリ」が良好であることがわかる

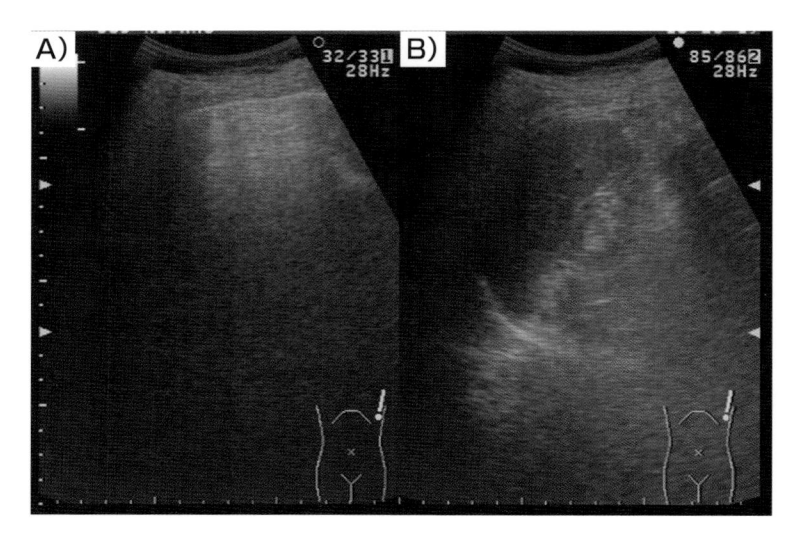

図4
正常脾臓の超音波像
A) 吸気時，B) 呼気時：呼気時には見えなかった脾臓が，吸気時には明瞭に描出されている

◆ 3. 被検者因子

1 被検者の呼吸を有効にコントロールせよ

患者さんにむやみやたらと深呼吸を強要（？）する必要はない．第一，数分間もの間深呼吸をくり返し行う方はしんどくてたまったものではない．要は良好な画像が得られればよいわけで，患者さんの体形などに応じて適宜指示すればよい．深呼吸を全く必要としないことも珍しくはないのである．→ⓓ

ⓓ 脾臓などは深呼吸で肺がかぶりむしろ観察しづらくなることもある（図4）．

2 体位変換を積極的に使え

体位変換により臓器の可動性を利用して，臓器の死角を補う．特に，慢性ウイルス性肝炎による肝腫瘍のスクリーニングでは，死角の多い変形した肝臓を相手にすることが多いので必須の手技であろう．また，消化管ガスを目的臓器から遠ざけることで，良好な音響窓を得ることや，サイドローブアーチファクトの軽減を図ることが可能である．さらには，胆嚢の隆起性病変と結石の鑑別や肝血管腫のカメレオンサイン[*1]（図5）など，病変そのものの変化をリアルタイムに捉える際に利用する．

[*1] **カメレオンサイン**：肝血管腫において，体位変換によりそのエコーレベルやエコーパターンが変化すること

3 疼痛部位の走査は最後にとっておけ →ⓔ

好物は最初に食べるか？それとも最後までとっておくか？超音波では後者をお勧めする．いきなり疼痛部位の走査にとり掛かると他の部位の走査がおろそかになり，局所の所見に固執してしまう可能性が高い．よって，まずは平常心で腹部全体を観察し，最後に疼痛部位の走査にとり掛かる手順が望ましいと考える．

ⓔ 疼痛部位以外の部位に意外な合併症や間接所見が観察され，主病変の診断に役立つこともしばしば経験するものである．

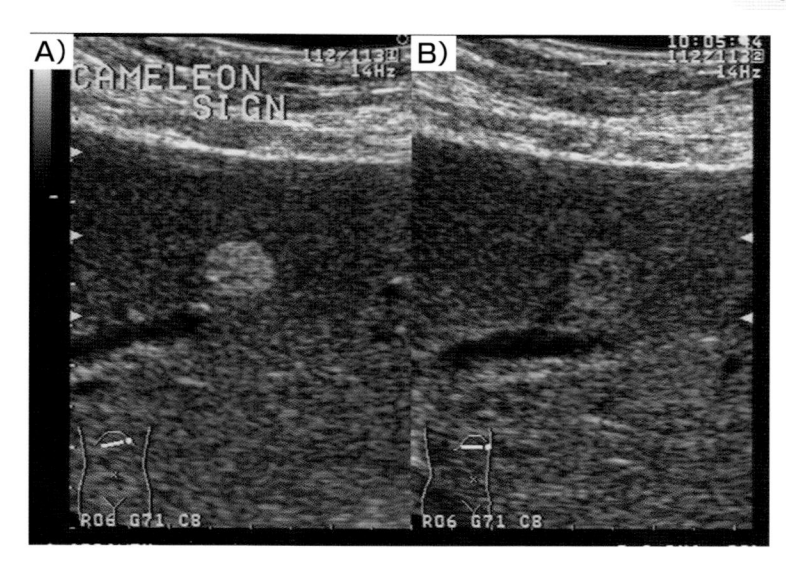

図5

肝血管腫のカメレオンサイン像

腫瘤は，仰臥位（A）で高エコーを呈していたが，左側臥位（B）に体位変換するとその輝度が低下している

◆4．おわりに

　以上，私見を含めて腹部超音波検査における留意点について述べた．超音波工学に関する知識や各疾患の超音波像については成書を熟読して再度確認していただきたい．

　超音波診断はとかく「腕自慢」的要素が強いと言われる．しかし言い換えれば，超音波検査は検者の「腕」によってその情報量が10倍にも100倍にも（言い過ぎか？）なりうる，検者として喜びの大きい検査法であるということではないだろうか．超音波検査から得られる情報量がより多ければ，他の侵襲的な検査を省略できる可能性もあり，患者にとっても大きな福音となるはずである．拙稿が，超音波診断に携わる読者の「腕自慢」に役立てていただければ幸いである．

<文献>

1) 畠　二郎：腹部超音波スクリーニングの進め方．「超音波エキスパート2　腹部超音波スクリーニング－見落としをしないコツ」，pp7-15，医歯薬出版，2004
2) 紺野　啓：腹部エコー検査の実際（1）基本編．レジデントノート，5（4）：21-30，2003

カラードプラ法 の予備知識

カラードプラ法には，速度モードとパワーモードの2種類がある．

① **速度モード**（**図6A**）：ドプラ信号の強度をそのまま画像化したもので，「カラードプラ法」と言った場合，一般にはこちらを指す．探触子に対して近づく血流は暖色系の，遠ざかる血流は寒色系の色で表示される．さらに，速度はその色合いに（速いと明るく，遅いと暗い）反映されることから血流の方向および速さを直感的に判断できる

② **パワーモード**（**図6B**）：ドプラ信号の強度を流速について積分した量を画像化したものであるため，血流と超音波ビームが直交しても血流表示が可能である．暖色系の色調のみで表示され，血流方向の情報はないことが多い（一部の機器では血流方向の情報も表示可能）．さらに，速度モードと比べてノイズに強いため，よりドプラのゲインをあげることができ，速度モードでは到底検出できないような微細血管まで検出が可能である

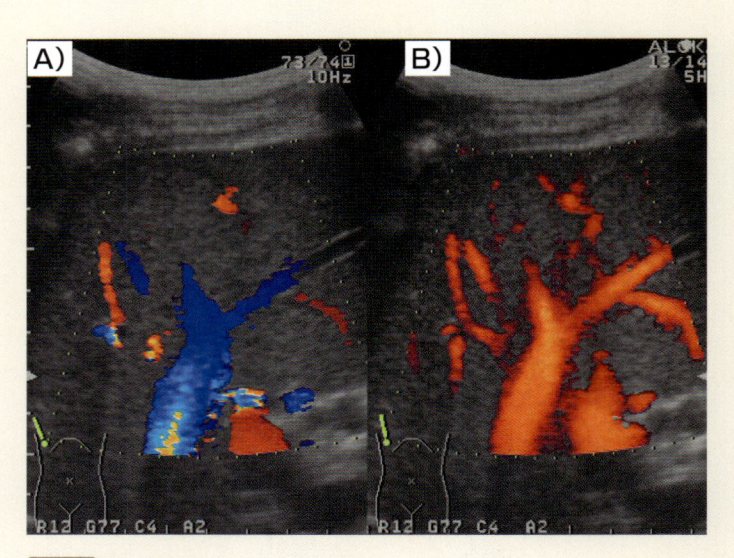

図6 正常肝のカラードプラ像
A) 速度モード，B) パワーモード：速度モードと比較してパワーモードの方がより微細な血管が病出されている

第3章　基本的検査と診断

06　下腹部超音波検査

倉澤剛太郎

　日常診療を行ううえで，受診者の性別を問わず，下腹部，特に骨盤腔内の愁訴に対応できることはその頻度からみてきわめて重要である．妊娠中の胎内の評価や，経腟超音波，前立腺などを観察する経直腸超音波検査は，産婦人科や泌尿器科の専門医が行うことが多いだろう．しかし，経腹的な超音波検査はポストレジデントであれば第一に自分自身で施行し，判断できる検査である．
　まずはプローブを当てること，それだけで診断，治療方針が決定することが少なくない． したがって，下腹部超音波検査を用いた診療で独り立ちするための基本的なアドバイスとしては，**なにより普段から下腹部にもプローブを当てる習慣をつくることである**[1]．ついでは，臓器の立体的な位置関係をイメージできることである．骨盤腔内には観察対象となる臓器も少なく，解剖学的な理解も困難ではない．しかしそれぞれの臓器が近接し，また連続している臓器もあることより，**1つの所見から隣接する臓器への影響を考え，さらなる所見を観察し，そのうえで判断することが重要となる．** このステップをクリアすることが，すなわち下腹部超音波検査をマスターすることだと考える．本稿では，それを踏まえたうえで，下腹部，特に骨盤腔内に重点を置いた超音波検査について記載する．

◆1．被検者への対応

- 十分な観察範囲の確保のためにも，恥骨直上まで下着を下ろしてもらう．このため，被検者の羞恥心に十分に配慮をする ➡ⓐ
- 若い女性では，女性看護師などを検査に同席させることも必要である
- 何を目的にこの検査をするのかをしっかりと説明する
- 何を見ているのかがわかるように，モニターを被検者もともに見られる位置にする ➡ⓑ

ⓐ ペーパータオルを下着の裏側にまで折り込み，ゼリーが下着につかないようにし，膝上からペーパータオルの上までバスタオルをかけることを薦める．
ⓑ 被検者の右側に立ち，被検者が右に首を傾けてもらうことでモニターが見える高さに調節するのがよい．

◆2．実際の進め方

1 画像の表示方法

　基本的な観察断面は横断面と縦断面であるが，表示方法にはルールがあり，絶えずそれにしたがって描出することで，誰が見ても後からわかる画像となる．**横断面では被検者を下から眺めあげ**

たように，画面の左が被検者の右側となるように画像を表示させる．縦断面では被検者を右側から眺めたように，画面の左が被検者の頭側となるように画像を表示させる．

2 膀胱充満

　膀胱が充満していると，膀胱により腸管が頭側にもちあげられるため，膀胱の下に子宮や卵巣，前立腺などがよく観察される．充満が不良であると，子宮や卵巣，男性では前立腺などは腸管の陰になって観察が不十分となる．**したがって，十分な観察をするには膀胱のある程度の充満が必要である**．スクリーニングやドックなどにおいても排尿前に検査を施行し，その後に排尿してもらうようにする．排尿後では，前立腺，子宮などの描出自体が困難となり，病変を見落とすことになる．その一方，尿閉などにおいては，あまりに膀胱内の尿が多すぎるとアーチファクトが出現することや，前立腺が恥骨の下に入り，かえって描出が困難な場合もある．　➡ⓒ

3 観察手順

　上腹部も含めたルーチン検査の流れのなかでは，上腹部の観察後，大動脈から総腸骨動脈分岐部，その下へと脈管の観察を行いながら，下腹部の観察に入るのが通例である．

　一方，最初から下腹部超音波を行う場合，尿閉，血尿，あるいは婦人科急性疾患などの目的があって施行する場合が多いと思われる．こうした場合，つい自ら観察する範囲を狭め，結果として正しい診断に至らないケースがあることも忘れてはならない．

　下腹部全体を網羅的に観察するには，まず横断面から観察をはじめる．恥骨直上にプローブを当て，恥骨の裏面を探るようにして腟管，子宮頸部，子宮体部，前立腺などを観察する．後に，膀胱腫瘍などの有無を観察するため，膀胱三角部から底部に向けてプローブを頭側に移動していく．続いて，縦断面をくまなく観察する．縦断面においては，特に正中では膀胱や周囲臓器の立体的な関係が理解しやすい．子宮の向き，卵巣囊腫の位置，前立腺の膀胱への突出具合などが観察できる．　➡ⓓ

◆3．臓器別観察における留意点

　解剖の理解と病態を想定した骨盤内臓器の注意深い観察が必要である．

1 子宮

1）中央の前後方向に扁平で高エコーに見える子宮内膜を探す

　子宮内膜は，閉経以降は萎縮して経腹的には観察は困難である．

ⓒ 尿閉時に前立腺の評価が困難な場合，導尿をしながらプローブを当てて観察していると，途中から前立腺の評価が容易となる．

ⓓ 下腹部は観察範囲も少なく，すぐに全体が観察できるような気にもなるが，婦人科急性疾患では腹腔内出血の評価のため，モリソン窩や脾周囲の血液貯留の有無を，また尿管結石では膀胱入口部の結石像の確認と同時に，水腎症の評価や腎盂外溢流の有無をチェックするような幅広い観察を怠ってはならない．

逆に，閉経以降で6mm以上子宮内膜があれば，子宮体癌などの悪性疾患，さらには子宮留膿腫なども念頭におく必要がある．　→ⓔ

2）子宮筋腫，子宮腺筋症などは，子宮筋層内に充実性で不規則な低エコー像として描出される

　子宮内膜は圧排されて見えることが多い．子宮筋腫は，その存在部位によって臨床症状が異なる．このため，通常のしばしば多発する筋層内筋腫なのか，あるいは筋腫核は大きくなくても貧血などの症状の出やすい粘膜下筋腫なのか，また症状に乏しくても巨大化することのある漿膜下筋腫なのかなど，可能な限り観察するようにしたい．この際，子宮内膜に注目することで部位の診断が可能となる．　→ⓕ

3）子宮内膜は月経周期により大きく変化する

　子宮内膜は月経期では薄いが，排卵期に向かって徐々に厚くなる．排卵期の子宮内膜では，中央が白く，その周囲が黒く，そして外側縁である基底部が白く描出され，木の葉状となって見える．黄体期になると，子宮内膜は白く肥大化したように描出される．したがって，子宮内膜より月経周期の推定も可能である．

2 卵巣

1）経腹超音波で卵巣は描出できないことの方が多い　→ⓖ

　卵巣が描出できることは，腹壁の薄い若年女性で観察できる卵胞期，黄体期などの正常卵巣を除けば，病的所見であることが多い．

2）卵巣腫瘍では腫瘍内のエコー像をよく知っておく　→ⓗ

　エコー像においては，均一で低〜無エコー像であれば漿液性嚢胞腺腫，同じエコー像でも隔壁があれば粘液性嚢胞腺腫，また低〜高エコー像が混在し音響陰影をひくようであれば，皮様嚢胞腫などを考える．腫瘍内部に，充実性の部分が混在するようであれば，悪性腫瘍なども考えなければならない．

3）卵巣嚢腫は5cm以上の腫瘤の大きさがないと捻転しない

　卵巣嚢腫茎捻転をきたすには，卵巣提索，卵巣固有靱帯や卵管などの軸となる部分が捻転するだけの大きさが必要である．腹腔内の癒着がないことも捻転の条件であり，漿液性，または粘液性嚢胞腺腫，皮様嚢胞腫などが多い．卵巣腫瘍内のエコー像に注目する．

4）卵巣出血は，まずは妊娠を除外してから疑う

　卵巣出血は，排卵などに関連し，卵胞や黄体から出血することで起こる．このとき，腹部超音波では，腹腔内液体（出血）貯留とともに，付属器に高〜低エコーの混在する腫瘤像を確認できる．同様に腹腔内出血を呈する子宮外妊娠を否定するために，妊娠反応を検査する．

ⓔ 子宮留膿腫は，破裂すると急性腹症から死亡に至るケースが多く，老年女性で帯下が続く場合には注意深い観察が必要である．

ⓕ たとえば，内膜面の変形や引き伸ばされている様子が確認できれば，粘膜下筋腫と考えられる．

ⓖ 経腹超音波では，萎縮した子宮と同様，卵巣も観察できないことが多い．描出するテクニックが足りないということではなく，少なくとも大きな異常はないと割り切ることも必要である．

ⓗ 日本超音波医学会超音波診断基準に関する委員会案の，「卵巣腫瘍のエコーパターン分類[2]」では，エコー像から推定される悪性の確率なども記載されているため，目を通しておきたい．

3 膀胱

1) 膀胱が充満していると1cm程度の膀胱腫瘍は容易に発見できる ➡ ⓘ

膀胱腫瘍などを検索しようとする場合，膀胱が充満していることが必要である．肉柱形成や憩室の有無も確認する．膀胱結石の存在も念頭に置く．

2) 残尿測定をする ➡ ⓙ

通常，排尿後に残尿は発生しない．したがって，自排尿後に残尿を調べることは，本人の残尿感の有無には関係なく，排尿状態の把握に有用である．残尿測定は，導尿や残尿測定器を使用することで可能であるが，下腹部超音波でも推定できる．膀胱の3方向径（cm^3）/ 2 ml（$= 4/3\pi r^3$）で近似する（**図1**）．特に**過活動膀胱（overactive bladder：OAB）**の診断に残尿測定は必要である．また，本人の残尿の訴えが乏しいのにかかわらず，多くの残尿を認めた場合，**慢性尿閉**と考えられる．本人の内服薬を確認するとともに，超音波では必ず腎臓にもプローブを当て，水腎症の有無を観察する．

4 前立腺

1) 安易に前立腺肥大症と判定しない

いわゆる前立腺肥大症〔benign prostatic hyperplasia（hypertraphy）：BPH〕とは，典型的な組織学的所見を示す用語であり，組織所見が不明の際には前立腺腫大〔(benign) prostatic enlargement〕とする[3]．

ⓘ 尿道留置カテーテルが挿入されているケースで突然起こる血尿などのため，膀胱内を検索しようとする場合，膀胱洗浄で血塊をなるべく除去した後，尿道から生理食塩水を注入し，カテーテルを一時的にクランプすることで膀胱内を充満させると観察は容易となる．この方法はCT撮影においても有用である．

ⓙ 抗コリン薬などの多くの薬剤が，医原性に尿閉を起こす可能性がある．
慢性尿閉とは，2002年に国際尿禁制学会にて新しく定められた用語[3]であり，膀胱痛などの症状がなく，排尿後に触診や打診で膀胱腫大がわかる程度の状態であり，慢性的に最低300 ml以上の残尿を認める状態と定義されている．尿失禁をしばしば認め，この尿失禁は従来，溢流性尿失禁と言われてきた．

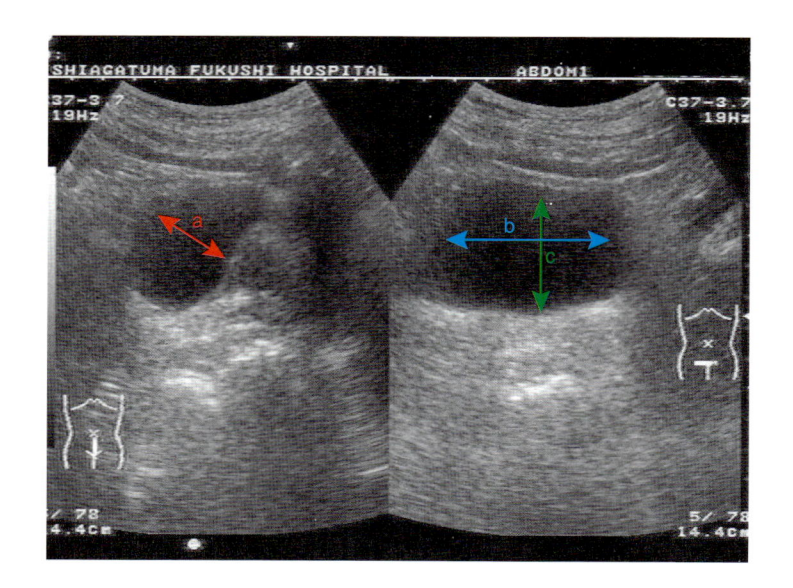

図1 下腹部超音波検査での残尿測定例

A）縦断像，B）横断像：残尿の計測は，矢印のようなa×b×c/2 mlで近似できる

2）前立腺腫大は左右の均等性，肥大結節の形，外腺の圧排像の有無などを観察する ➡ⓚ

前立腺は，peripheral（末梢），central（中心），transitional（移行）zone（域）の主要3部分に分けられる．良性の前立腺腫大は主に移行域から発生し，末梢域は圧排される[4]．エコー像では，上に凸の三角おむすびの形として描出される正常前立腺が，前立腺腫大においては左右均等な球形になる．また肥大した内腺により外腺が圧排されて観察できる（図2）．一方，前立腺癌はいわゆる外腺とよばれる末梢域から発生することが多く，同様の腫大であってもこれらの均等性や，内腺と外腺の皮膜が不明瞭となる．いずれにしてもエコー像からのみで良悪性の判断をすることは不可能である．

3）前立腺結石はありふれた良性所見である

前立腺の内部に認める白い高エコー像の結石像は，よく観察すると壮年期以上のほとんどの男性に確認できる．尿道内にある場合には排尿障害をきたすが，実質内にある場合，ほとんど症状はなく治療の必要はない．

5 腟

- 腟は，腟管が高エコー像，その前後の腟壁が低エコー像として認められる ➡ⓛ

特に幼児や性交渉のない女性などでは，腟まで超音波検査の観察範囲とすることが診断の頼りとなることがある．

6 陰嚢

精巣は，通常左右ともほぼ同じ大きさで，均一な低エコー像として観察できる．小児では，停留精巣，学童期では急性陰嚢症，成人では精巣上体炎，陰嚢水腫などの確認のため，体表用のプローブを用い，観察する．

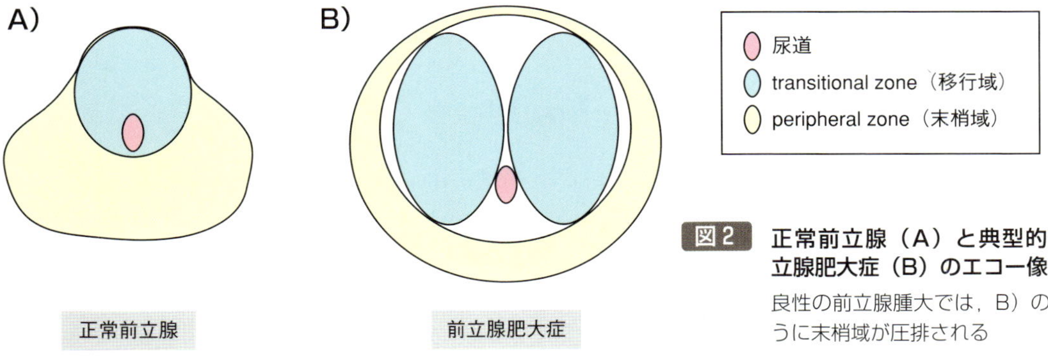

ⓚ 超音波のみから前立腺腫大として泌尿器科医にコンサルトするのではなく，積極的に直腸診も併用して前立腺癌を疑う．

ⓛ エコー所見で腟溜血腫から診断した処女膜閉鎖や，幼児の腟内異物もときとして経験する．

図2 正常前立腺（A）と典型的前立腺肥大症（B）のエコー像
良性の前立腺腫大では，B）のように末梢域が圧排される

凡例：
- 尿道
- transitional zone（移行域）
- peripheral zone（末梢域）

A) 正常前立腺
B) 前立腺肥大症

1）急性陰囊症では，ドップラーを当てる ▶ⓜ

急激な陰囊の痛みを呈する疾患を，急性陰囊症という．急性陰囊症では急性精巣上体炎や精索捻転を考える．特に精索捻転は6時間以内がゴールデン・タイムであり，疑ったら手術を考慮する必要がある．診断にはカラードップラーが有用であり，患側の精巣内血流が確認できればほぼ除外でき，特異度はきわめて高い．

2）陰囊水腫もよく出会う疾患である

陰囊腫大もよく経験する．入院中で看護介護スタッフから指摘されることもあるだろう．精巣腫瘍との鑑別のために，超音波検査を行う．水腫とその下に正常な精巣や精巣上体が観察できれば，陰囊水腫と診断できる．穿刺吸引をし，くり返すようなら手術も考慮する．

ⓜ 精巣内の血流が確認できなければ，泌尿器科医にコンサルトする．

◆ 4．おわりに

腹部超音波検査は，特定の臓器を診ることもできる非侵襲的で簡易な検査法の1つであるが，それゆえに上腹部のみ，または下腹部のみの観察に留まることもある．しかし，上腹部や下腹部に限定せず，一連の流れで検査を行うことが薦められる．普段から下腹部にもプローブを当てる習慣をつけることが大切である．

＜文献＞

1) 倉澤剛太郎：下腹部超音波の診療への活用．レジデントノート，5（11）：70-75，2004
2) 「新超音波医学4」（日本超音波医学会 編），医学書院，2000
3) Abrams, P. et al.：The standardisation of terminology of lower urinary tract function：Report from the Standardisation Sub-committee of the International Continence Society. Neurourol. Urodyn., 21：167-178, 2002
4) 「腎と泌尿器科超音波医学」（渡 辺決，大江 宏 編），南江堂，1995

過活動膀胱（overactive bladder：OAB）の予備知識

プライマリ・ケアでの対応が期待される疾患として，近年新たに提唱されたOABがある．OABは**「尿意切迫感を主症状とし，通常これに頻尿や夜間頻尿を伴い，場合によっては切迫性尿失禁をきたすもの」**と定義されており，これに加えて**残尿がなければ**自信をもって本症と診断を下せる．OABには，尿失禁を伴うwet OABと，伴わないdry OABがある．国内に推定810万人とも言われ，頻尿や切迫性尿失禁を訴える場合には本症を念頭におき，排尿後の残尿測定を行う．多くは抗コリン薬で改善可能であるが，処方前後で残尿測定を行い医原性の尿閉に注意する．2005年8月には日本排尿機能学会において過活動膀胱診療ガイドラインも策定された．

第3章 基本的検査と診断

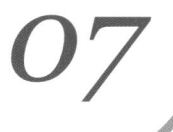

07 消化管超音波検査（特に虫垂炎診断）

越後宗郎，小谷和彦

実質臓器の超音波検査（以下US）に比べて，消化管のUSは管内のガスのために観察が難しく，長年敬遠されがちであった．しかし，現在では，機器自体の性能と先人医療者達の診断能の向上に対する努力により，消化管USも広く普及するようになった．本稿では，消化管USを行うにあたっての必要な知識と病変を含む消化管描出のコツについて記す．

◆ 1. 消化管USの心構え ➡ⓐ

消化管炎症性疾患の場合，被検者が「痛い」と訴えているそのとき，その部位の奥に病変が潜んでいることが多い．痛みの明確なときには，炎症や液体貯留などによってガスは排除され[1]，USの診断にとっては好条件となる．痛みの部位に積極的にプローブをあてることに努めてほしい．

◆ 2. 診断能を高める像を得る工夫

きれいで説得力のある超音波画像を得る方法として，以下のような工夫が知られている．

■1 圧迫法 ➡ⓑ
プローブによる圧迫は**実質臓器のときよりも強く押さえる．一度押さえたら結果を得るまで決して力を緩めない**．

■2 飲水法＋体位変換法
胃・十二指腸の観察においては，飲水と体位変換でガスが排除される．これにより，壁構造だけでなく**壁の伸展性（硬さ）**まで評価できる．

■3 呼吸法
患者さんの協力を得て，呼吸を調整しつつ観察する．胃・十二指腸は原則として吸気位で観察する．また，大腸弯曲部も吸気位で観察することにより連続性と明瞭な像を得ることができる．

ⓐ 消化管で小さな病変を見逃さないコツは，必ず長軸像と短軸像にて評価を行うことである．

ⓑ 検者が痛みに躊躇したりすると明瞭な画像が得られないことがある（検者のUS経験が浅いほどこの傾向は強い）．こうしたときには，被検者に"痛みは大丈夫ですか"とか"我慢できなくなったら言って下さい"などと声をかけながら圧迫していく．経験を積むと，ここまでの強い圧を加えても大丈夫であるということがわかってくるはずである．

診察・検査 ● 233

◆ 3. 急性虫垂炎のUS診断

急性虫垂炎の診断はポストレジデントの1つの到達目標ではないだろうか．USの有用性として，少なくとも以下の4点があげられよう．

① 虫垂の解剖学的位置に関する所見，特に臓器間の連続性を目で確認できる
② 層構造の評価ができる（これは，特に手術適応の判断につながる）
③ 虫垂周囲も同時に観察できる（炎症虫垂の全体像を把握することで手術創を小さくすることができる）
④ くり返しの検査が可能で，リアルタイムに経過観察が容易である

虫垂炎を見逃さないためには，回盲部の解剖はもちろん，虫垂の走行パターン（図1）も頭に入れ，回盲部を上下左右にくまなくくり返し走査する．

虫垂像が得られたら，ついで特に以下を観察する．

① 盲腸との連続性（根部），② 虫垂の先端（断端），③ 糞石の有無，④ 層構造とその連続性の有無，⑤ プローブの圧迫法による内腔の変化（長軸・短軸像），⑥ 虫垂間膜の肥厚の程度，⑦ 大網の集積の有無，⑧ 膿瘍形成の有無，⑨ 周囲のリンパ節の有無，⑩ 周囲の腸管の変化．

なお，④，⑤ ではリニア型プローブの使用による観察が必要で

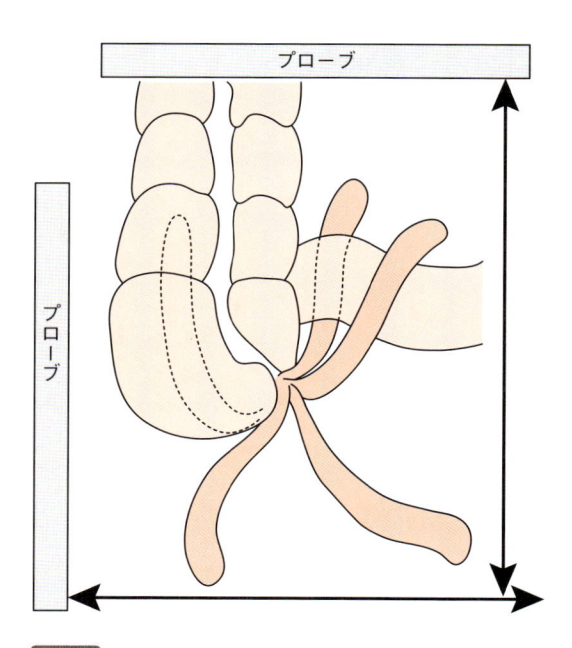

図1 虫垂の走行パターンとプローブ走査

ある．参考までに図2，3を示す．
　また，USに慣れてきた頃に虫垂炎診断に際して注意しておきたい点をあげる．
　まず，**体表に近い部位の腫大虫垂は見逃しやすい**ということである．虫垂炎を強く疑って，コンベックス型プローブでUSを実施しても腫大虫垂が描出できない場合は，迷わず浅い部位の虫垂炎を疑い，高周波リニア型プローブに持ち替えることを薦める．
　次に，**腫大した虫垂そのものをみつける気持ちを常にもつ**ということである．虫垂内腔閉塞後に，ある程度の時間が経ち検出が容易な，いわば明白な虫垂炎の場合には虫垂周囲の変化は著明であり，これをよりどころにすると診断に苦慮することは少ない．
➡ⓒ

◆ **4．その他の疾患特徴的US像**

　憩室炎と穿孔のUS像は，ポストレジデント期にぜひ勉強しておきたい．

■1 **憩室炎**
　憩室炎では，USで以下の所見がみられる．
　①限局性の筋層肥厚，②同部位の突出エコー（憩室そのもの），③同部位のピーク血流速の増加，④消化管内腔と憩室との交通部線状エコー，⑤憩室内の糞石エコー，⑥周囲脂肪組織の肥厚（内部にガスや液体貯留がないかも確認する）．
　特に③，④は，大腸癌との鑑別に重要である．参考までに図4を示す．

ⓒ しかし，こうした二次性変化だけに頼って診断してばかりいると，超急性期（二次性変化がまだ出現していない時期）の腫大虫垂をみつける感覚が鈍ることもある．**基本は，虫垂そのものをみつける気持ちで検査することである．**

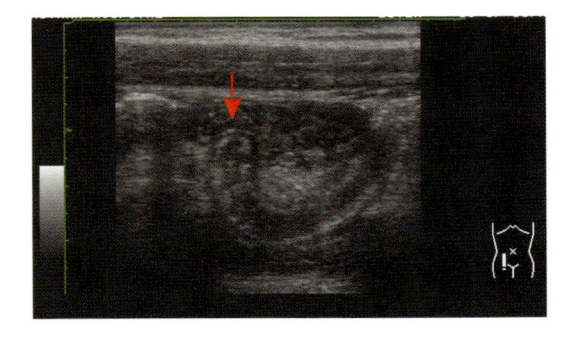

図2	後腹膜性虫垂炎

盲腸の背側を上行する腫大した虫垂像．虫垂先端が盲腸に癒着（➡）し，著明な浮腫がみられる

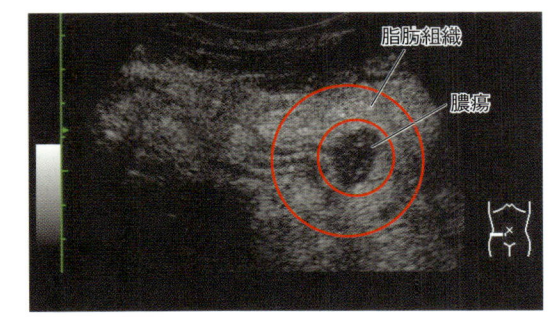

図3	膿瘍を形成した骨盤性虫垂炎

根部から約2cmの位置に限局性膿瘍を形成し，それより先端の層構造が不明瞭であった．炎症部をとり囲むように脂肪組織（highエコー部）が広範囲に描出されている

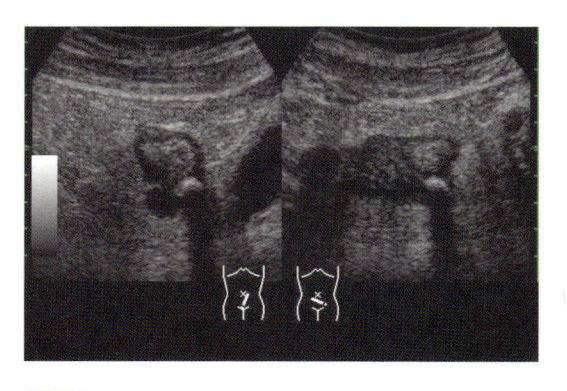

図4 S状結腸憩室炎＋限局性膿瘍像
憩室を示唆する突出，限局性筋層肥厚，憩室内の糞石，周囲脂肪組織の肥厚がみられる

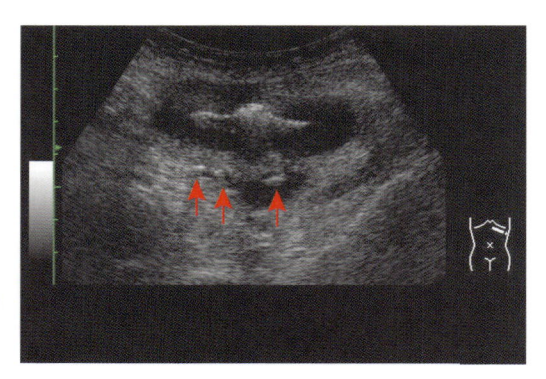

図5 大腸癌穿孔像
横行結腸にpseudo kidney signがみられる．腫瘍背側の消化管外に液体が貯留しfree air（→）もみられた

2 消化管穿孔

　消化管穿孔のUS診断のポイントは，病変部周囲の液体貯留とfree air（遊離ガス）をみつけることである．USではfree air（遊離ガス）の動きまでリアルタイムに観察できる．下部消化管穿孔の場合，上部のそれに比べて腹部身体所見に乏しい場合を経験する．こうしたときには，初発の痛みの部位を問診し，その部から観察を開始すると意義ある所見を見出せることが多い．参考までに，図5を示す．

＜文献＞
1）初瀬一夫 他：急性腹症の診断―超音波診断．消化器外科，22（7）：1063-1065，1999

消化管US の予備知識

① 病変の全体像や周囲の変化をみるのには，まずコンベックス型プローブを使用し，病変がみつかれば高周波リニア型プローブに持ち替えて画像を分析して評価する．例外として，虫垂炎を否定するために正常虫垂を描出するには，最初からリニア型プローブを使用する．リニア型を用いないと正常虫垂の描出は困難である

② 消化管の腫瘍性病変や炎症性病変において，病変部は非病変部よりlow echoicに描出されるため，まず**low echoに目がいく習慣**を身につけなければならない．しかし腸間膜や大網疾患ではhigh echoに描出されることが多いため，high echoを見つけるために目のスイッチを切り換える必要がある

第3章　基本的検査と診断

08　胃・食道造影

澤田幸久，工藤康孝，吉田行雄

胃・食道造影は，スクリーニングとして病変をみつけるためのルーチン検査と，すでに存在がわかっている病変の形態や範囲を診断するための精密検査に分けられる．
本項ではポストレジデントに理解しておいてほしいルーチンでの胃・食道造影法について解説する．以下に記載した検査の流れは1つのパターンであり，各施設により若干の手順の差があること，また，被検者によって手順や方法をフレキシブルに変更する必要があることは了解頂きたい．
撮影するときには，しっかり息止めをさせる．また，検査中に病変を認めたときには，正面と側面の2方向から撮影するようにこころがけること．2方向の像があれば，読影時に病変の形態を推定しやすい．上級者の検査手順をくり返し見ることで学ぶことは多い．うまく造影が得られないときには，すみやかに上級者に相談すべきである．
読影に関してはここでは詳述しない．所見判定に迷ったら専門医に依頼して1例ずつ学ぶこと．また，基本形である正常像や正常異形（正常像とは異なるが，病変に由来しない正常範囲内の変形）を，多数の写真を見て覚えることが大切である．異常所見を認めたときには，まず「それが何の疾患であるのか」を考えるのではなく，「それがどんな形をした立体であるのか」を検討する．先入観なく分析されたその形から，病名決定のための鑑別診断を行うのである．これ以上の詳細は参考文献を参照してほしい．

◆ 1．造影剤，発泡剤について

　フィルムを使用する旧システムでの撮影では，（100～）140 w/v％の硫酸バリウム（以下バリウムと略す）を200～250 ml使用している．アナログである旧システムでは，バリウム濃度が高くなくても，比較的良好なコントラストが得られる．

　現在多くの施設で使用されているデジタル撮影のもとでは，得られる画像のコントラストを強くするため，高濃度のバリウムが使用される．当センターでは1回の上部消化管造影検査に，200 w/v％濃度のものを（120～）150 ml使用している．一般的に，バリウムは濃度が高いものほど胃粘膜への付着がよい（のりがよい）と考えられている．そのため，バリウム製剤は粒子径の大きいものを含有させて，高濃度に調整しても低粘性となるように工夫されている．→ⓐ

　バリウムは腹腔内に漏れると重篤な腹膜炎を起こすため，消化管穿孔（疑いも含め）の患者には造影検査を行ってはならない．

ⓐ かつて高濃度低粘性バリウム製剤がなかった時代には，バリウム製剤を高濃度に調整すると高粘度になってしまい，とても飲めないバリウムになってしまった．

バリウムが停滞した場合，石状にかたまってイレウスや消化管穿孔を起こすことがあるため，検査後十分な水分の摂取を促し下剤投与（ラキソベロン®2錠）を行う．また，誤嚥すると肺炎や肺肉芽腫形成を引き起こす恐れがあるため，誤嚥の危険が高い患者には行わない方が無難である．

二重造影用発泡剤として炭酸水素ナトリウムと酒石酸から成る発泡顆粒を使用する．発泡に伴う消化管内圧の上昇により，迷走神経反射が誘発されることがある．それによる一過性の血圧低下から転倒などの事故につながる危険もあるため，投与に際しては十分な注意が必要である．

◆ 2．胃・食道造影の手順

副交感神経遮断薬（ブスコパン®1A）を検査5分前に筋注しておく．

1 食道造影 ▶ⓑ
正面向きの立位でバリウムのコップを持たせ，まずバリウムを一口含ませる．透視装置の撮影部を咽頭に合わせてセットし，「飲んでください」と声をかける．バリウムの流れに合わせて台を動かしながら，食道を全長にわたって観察する．咽頭部から上部食道にかけての部位と胃食道接合部は，膨らみが悪く二重造影が得にくいため，バリウムの通過する様子をよく観察しておく．また梨状窩の左右差の有無を確認しておく．

2 胃前壁造影（粘膜法）▶ⓒ
バリウムをもう一口飲ませた後，腹臥位にして台を水平まで倒す．左右に体を揺すって，バリウムをよく付着させて，胃粘膜ひだが明瞭にみえるようになったところで撮影する（図1）．ひだの走行異常の有無を確認する．

3 胃前壁造影（薄層法）
台を立て，立位にして発泡剤を内服させた後，再度腹臥位にして台を水平に倒し，撮影する．

4 食道二重造影
ウインドウを縦二分割とした後，バリウムを一口ずつ飲ませて，食道が膨らんだタイミングをねらい，上部食道の正面像を撮影する．次に第一斜位（右前斜位）をとらせ，透視で食道と椎体が重ならないことを確認する．その後にもう一口バリウムを飲ませ，上部食道斜位像を撮影する．再び正面に戻り，噴門まで入るように位置あわせをして下部食道正面像を，第一斜位にして下部食道斜位像を撮影する．

ⓑ 患者により"一口"の量が違うため，このときにその患者の"一口"の量を確認しておく．一般に患者は遠慮がちで，量の少ないことが多い．適量の一口量を指示する．

ⓒ 前庭部前壁の病変の描出には圧迫枕が有効である．

08 胃・食道造影

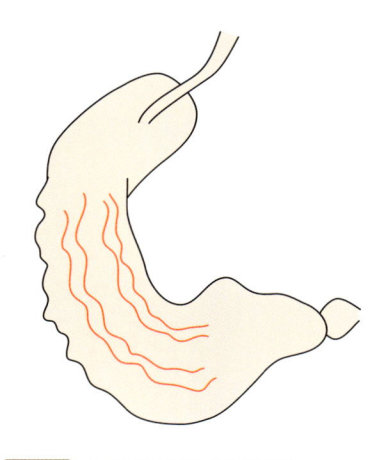

図1 胃前壁造影（粘膜法）
胃粘膜ひだの走行異常の有無を確認する

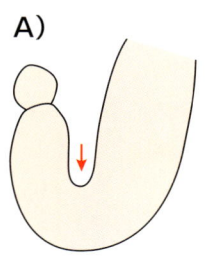

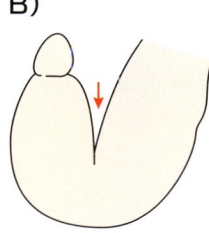

図2 胃立位充盈像
A）正面から捉えられた胃角は，滑らかな曲線を描く
B）体を正面に向けても，必ずしも胃角が正面から捉えられるわけではない．体の向きをかえて胃角を正面視する

5 胃立位充盈像 ➡ⓓ

　食道造影後に残ったバリウムを全部飲ませる．そのとき透視で見ながら，食道や噴門部でのバリウム通過を再確認しておく．その後ウインドウを大写しに戻して，立位のまま胃の正面像を撮影する．小弯側，大弯側全体をみる．小弯線や大弯線の凹凸，胃壁の伸展性（硬さ）をみる．

6 腹臥位充盈像

　左側臥位として透視台を水平に寝かせて，台を水平近く（前庭部がバリウムで満たされ，十二指腸にバリウムが流れ出ない程度）まで倒す．腹臥位にして軽い吸気で撮影する．

7 仰臥位二重造影

　腹臥位から右回りで仰臥位になり，直ちに1枚撮影．腹臥位直後で前壁にバリウムがよく付着した状態で，前壁の情報も得る．その後，体全体をローリングして，バリウムを粘膜に付着させてゆく．仰臥位から左側臥位→仰臥位→右側臥位→仰臥位→左側臥位→仰臥位→右側臥位→仰臥位→左側臥位と体位を変えた後，一呼吸おいて，バリウムを体部側に集めてからゆっくり仰臥位にして撮影する．➡ⓔ

　ローリング後，まず仰臥位で胃角を捉えて正面像を撮影する．次に，第一斜位で前庭部を中心に撮影する．前庭部小弯や体部大弯を正面視できる体位である．バリウムが穹隆部側と前庭部側に半分ずつに分かれる程度の第二斜位で，体部を中心に撮影する（図3）．その後，四分割のスポット二重造影撮影を行う．いったん左側臥位にして，少しずつ戻りながら，前庭部，胃角部，体部，噴門部の4ヵ所を撮影する．➡ⓕ

ⓓ 胃の正面像とは，胃角を正面から捉える位置での撮影である（図2）．必ずしも患者の体を正面に向けることが，胃の正面を捉えることになるわけではないことに注意．患者のなかには，稀に，残りを飲むよう指示すると，一気に残りのバリウムを飲み干す人がいる．勢いよく飲んで，バリウムが十二指腸に流れ出てしまうことがあるので，"穏やかに，すみやかに"飲んでもらう．

ⓔ 十二指腸や小腸に流れたバリウムは，胃の観察の邪魔になってしまうので，できる限り十二指腸へはバリウムを流さないこと．そのために素早く動いてもらう．素早く動ける患者であれば，右方向に2回転回り仰臥位に戻って撮影するローリング法もよい．

ⓕ 撮影だけに気をとられず，体の動きとともにバリウムが後壁を流れる様子を透視でよく観察しておく．流れに"ひっかかる"様子で隆起性病変を，"たまってよどむ"様子で陥凹性病変を検出する．
胃角小弯のⅡc病変は正面視できない．特に胃内の空気が

3章 基本的検査と診断

診察・検査 **239**

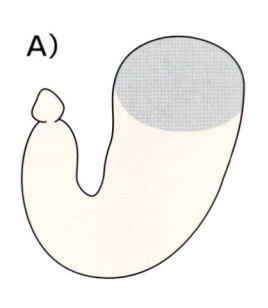

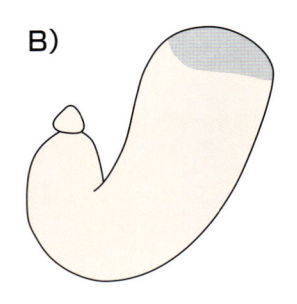

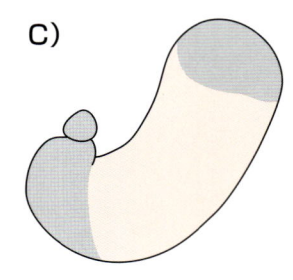

図3 仰臥位二重造影
A) 正面像．胃角をとらえて撮影する
B) 第一斜位像．胃角部，前庭部を中心に撮影する
C) 第二斜位像．体部を中心に撮影する

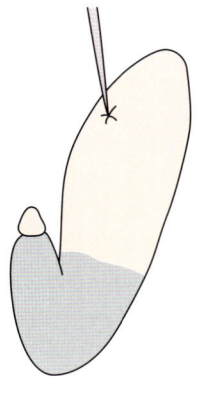

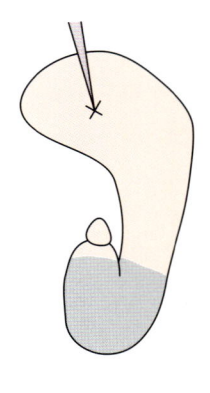

図4 半立位第二斜位二重造影
噴門部を正面から観察できるくらいの斜位で撮影する．胃壁が伸展不良の場合，発泡剤の追加も考慮する

図5 再立位第一斜位二重造影
穹隆部に空気を集めて，壁を伸展させて撮影する

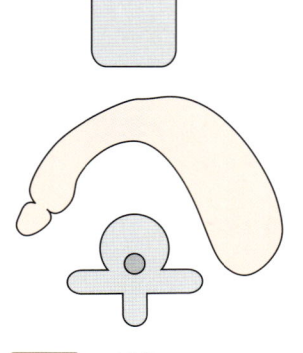

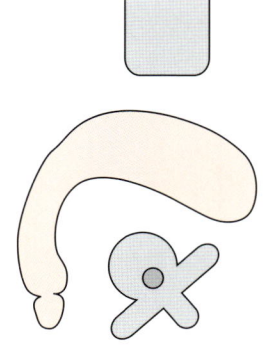

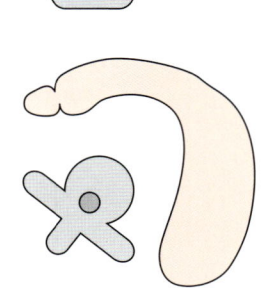

図6 圧迫像
観察する部位を圧迫筒と椎体とではさみこむように圧迫する

8 頭低位造影 ➡ g

腹臥位にさせて，透視台の頭側を30°くらい下げる．腰をひねって右半身を上げ，前庭部前壁の二重造影像を得る．この体位では，十二指腸下行脚部に空気がたまるため，同部の二重造影も得られる．

9 半立位第二斜位二重造影（Schatzki）➡ h

台を水平にして左側臥位をとり，バリウムを穹隆部にいったん集めてから，右側臥位にして穹隆部から流す．第二斜位をとりつつ，台を45～60°くらいまで上げる．十二指腸球部と胃体下部が重ならないような第二斜位をとり，呼気の息止めで噴門部を中心に撮影する（図4）．

10 再立位第一斜位二重造影（逆Schatzki）

台をさらに90°まで立て，穹隆部に空気を集めて，第一斜位（食道と胃体部小弯が一直線になるくらいの向き）で呼気の息止めで撮影する．穹隆部をみる（図5）．

11 圧迫像 ➡ i

立位の状態で，四分割として，体部，胃角，前庭部，球部を圧迫撮影する．隆起性病変や陥凹性病変の有無を確認する．圧迫の力を変えることによる病変の大きさや形の変化で，その病変の硬さをみる．ポリープや粘膜下腫瘍などの隆起性病変には，病変部だけでなくその周辺も丹念に圧迫し，茎部の有無や周囲の性状をみる．

<文献>

1）市川平八郎，吉田裕司：「胃X線診断の考え方と進め方」，医学書院，1998
2）斎田幸久，角田博子：「消化管造影ベスト・テクニック」，医学書院，1992

多く，胃壁が張っているときには検出しづらい．検査が進み，胃内の空気が減り，胃壁の緊張が低下してくると検出しやすくなることがある．また，小弯側，大弯側のⅡc病変もやはり正面視しづらい．それを正面からみられる強い側臥位をとらせ，病変の有無を観察しておく．

g 小さく呼吸させ，呼気で撮影すること．深吸気をさせると，胃穹隆部が横隔膜により押し下げられ，バリウムが前庭部に流れ込んできてしまい，二重造影でなくなってしまう．

h 第二斜位の程度は噴門部を正面から捉えられるくらいに．台は立て過ぎると穹隆部に空気が集まってしまい，病変の多い噴門部付近の胃壁進展が不良になってしまう．瀑状胃で穹隆部にバリウムたまりができてしまう人がいる．その際には台を起こす角度を変える，深呼吸をする，深くおじぎをしてもらうなどの動作で，たまったバリウムを肛側に落とすことができる．

i 圧迫筒と椎体とではさみこむように圧迫することが原則．体部の圧迫は，第二斜位，前庭部の圧迫は第一斜位をとるとよい（図6）．前壁病変を圧迫するためには，圧迫枕を使用する．

幽門側胃切除術後胃の撮影 のテクニック

幽門側胃切除術後の患者では幽門が存在しないため，立位のままバリウムを飲むと，バリウムは胃にたまらず十二指腸にすぐに流れてしまう．そのため，台を45°くらいに倒した左側臥位の状態でバリウムを100 mlほど飲んでもらう．台を水平に倒して2回左回りで回転してもらい，残胃にバリウムを付着させつつ，流れたバリウムで十二指腸を観察，吻合法を確認する．また，台を45°くらいまで起こし，発泡剤を飲ませて，さらにバリウムを追加で飲んでもらう．再度台を水平とし，左回りで回転させ，残胃にバリウムを付着させてから撮影する．胃十二指腸吻合部は通常残胃に対して右側やや腹側にあるため，右上げの体位をとると空気が逃げてしまう．そのためまず，左上げの体位から撮影していくこと．病変が最も多い吻合部を捉えて，さまざまな角度から撮影する．最後に残りのバリウムで食道の撮影を行う．

第3章 基本的検査と診断

09 小腸造影

垂水研一，古賀秀樹，畠　二郎，春間　賢

> 小腸は腹部全体に広がる長い腸管で，口からのアプローチでも肛門からのアプローチでも最も遠い部分に位置しているため，小腸疾患の診断は容易ではない．近年，ダブルバルーン法小腸内視鏡やカプセル内視鏡などの新しい小腸検査法が開発されたが，小腸内視鏡検査は長い検査時間と労力，特殊な機器が必要であり一般診療の場で行える手技ではない．一方，小腸造影検査はX線撮影システムがあれば可能であり，小腸疾患を幅広く診断できる有用な検査法である．適応となる疾患としては，小腸腫瘍，Crohn病などの炎症疾患，また原因不明の小腸出血などがあげられる．
> 小腸造影の検査法は比較的大きな病変の検出を目的とした経口法と，精密検査のための二重造影を目的とした経管法に大別されるが，本稿では外来でも簡便に施行できる経口法を主体に記す．

◆1．検査法

経口法小腸造影には，小腸のみを目的とした経口小腸造影検査と胃造影検査に引き続いた小腸造影検査がある．

◆2．禁忌

小腸造影の禁忌は腸閉塞と消化管穿孔である．しかし，腸管狭窄がみられても著明な腸管拡張がなく，排便が認められる症例では禁忌とはならない．

◆3．前処置　→ⓐ

小腸造影検査は検査当日の絶食のみで施行可能である．しかし，下部小腸に食物残渣が存在し，腸液が増加した状態では検査に支障をきたすため前日深夜の食事は避けるようにし，刺激物や多量のアルコールの摂取は禁止しておく．

ⓐ 便秘症の被検者には前日に下剤を服用させておくと盲腸への造影剤到達時間が短縮され，スムーズな検査が可能となる．

◆4. 検査手技

1 小腸のみを目的とした経口小腸造影検査

1）造影剤服用前のチェック

　透視下で鏡面像や遊離ガスがないことを確認する．他の検査で用いた造影剤が残存していないことも確認する．

2）造影剤（硫酸バリウム）の調整
- 濃度：50～100 w/v％ ➡ ⓑ
- 量：200～250 ml ➡ ⓒ

3）検査手順
- バリウム飲用後，胃からの排出を促すために被検者を右下側臥位にする
- 大まかに15分，30分，45分と15分～30分ごとに透視下で観察しながら撮影する

2 胃造影検査に引き続いた小腸造影

1）検査の前に

　胃造影検査は通常通りに行ってよい．抗コリン薬などの消化管運動遮断薬を使用しても小腸造影に大きな支障をきたすことはない．

2）造影剤（硫酸バリウム）の調整

　通常の胃造影検査で用いるバリウムの量では足りないこともあり適量の追加が必要な場合がある．

3）検査手順
- 胃造影検査終了後コップ1杯の水を飲用させ透視台を倒して，被検者を1回転させ胃内のバリウムと混ぜる
- 右下側臥位とし，胃からバリウムを排出させる
- 15～30分間隔でバリウムが盲腸に到達するまで観察し，撮影する

ⓑ 低濃度のバリウムを用いると通過時間は短く，早く盲腸に達してスムーズに検査ができるが，小腸粘膜のバリウム付着が悪くなるため診断能は低下する．

ⓒ 小腸の緊張や蠕動が低下している場合には300～400 ml程度必要なこともある．

◆5. 検査の実際

1 腸管の重なりをなくしブラインドを避ける
- 腹式呼吸で腸管を移動させる
- さまざまな斜位で観察する
- 圧迫円筒や放射線検査用グローブを着用し，用手圧迫にて丹念に腸管を分離する
- 腹臥位にして種々の大きさのフトンや丸めたタオルで圧迫する（**図1，2**）

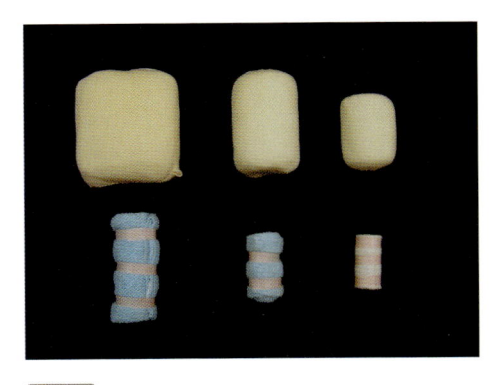

図1	圧迫用フトン
	腹臥位での圧迫には各種大きさのフトンや丸めたタオルを使用する

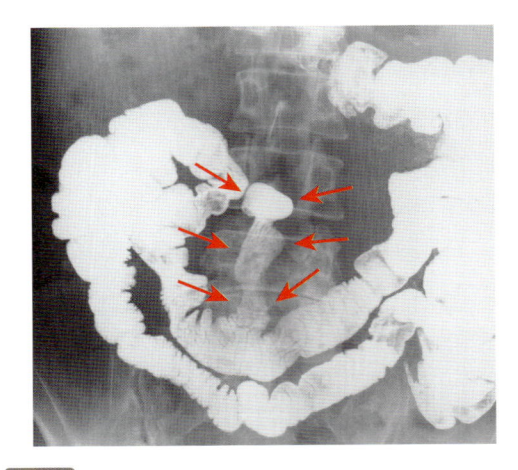

図2	重複腸管
	回腸の腸間膜側に細長い管腔様構造を認め，その先端は盲端となっている（→）．先天性奇形である重複腸管と考えられる．フトンを用いた腹臥位圧迫にて腸管の重なりが分離され，病変内の粘膜模様まで描出されている

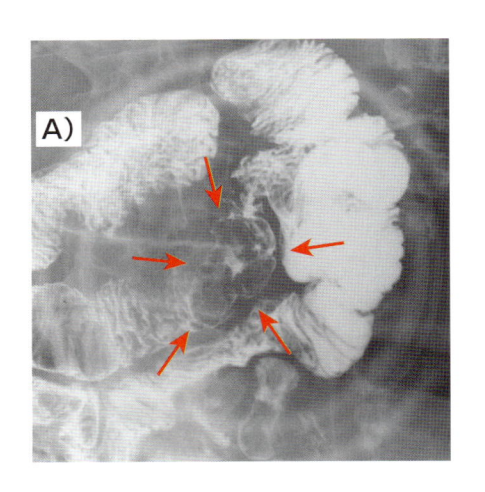

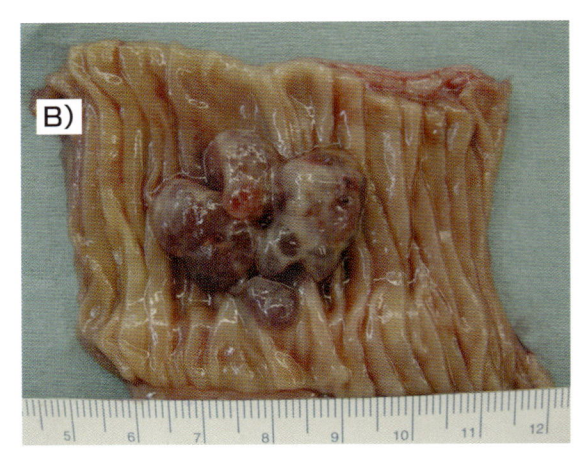

図3	小腸造影にて発見された小腸血管腫
	A）圧迫操作にて腸管を分離すると上部小腸に結節状隆起性病変が明瞭に描出される（→）
	B）病理診断は小腸血管腫である
	（さとう記念病院　木元正利先生より提供）

2 小腸の圧迫像，充盈像

- 隆起，陥凹を圧迫にて検索する（図3）
- バリウムを十分に充盈させ腸管の変形や浮腫を発見する
- 蠕動の途中で最も膨らんだタイミングを撮影する

3 回腸末端部の造影

　回盲部は腫瘍性疾患，炎症性疾患ともに多い場所であるため注意が必要である．造影剤が盲腸に達し充盈した後に，回盲弁付近

の腸管を圧迫・分離し観察する．その際，**抗コリン薬**などの消化管運動遮断薬（臭化ブチルスコポラミン：ブスコパン®など）を静注または筋注し，小腸を低緊張にすると良好な圧迫像が得られ診断が容易となる．ただし，前立腺肥大，緑内障，甲状腺機能亢進症，心疾患有する被検者には抗コリン薬は禁忌である．

◆6．造影剤遅滞時の対処

　バリウムの通過が遅れるとバリウムは変性・凝固する．また上部小腸に付着していたバリウムが流れてしまい下部小腸に集積するため，バリウムが均一に付着・分布した良好な画像が得られない．さらに長時間の検査は被検者に対する侵襲も大きくなる．

■ 骨盤内の小腸で停滞した場合
・骨盤腔は背側に奥行きがあるため腹臥位にすることでバリウムが移動することがある

■ 通過を促進させる方法 ➡ⓓ
・蠕動促進を誘発させる目的で冷水や牛乳を飲用させる
・塩酸メトクロプラミド（プリンペラン®）を筋肉注射し蠕動を亢進させる

<文献>
1）多田正大 他：「胃と腸ハンドブック」，医学書院，1992
2）八尾恒良，飯田三雄：「小腸疾患の臨床」，医学書院，2004

ⓓ 蠕動の促進，亢進を行えば当然ながら腸液の分泌増加や，腸管腔の運動亢進に伴う収縮狭小化も引き起こすため，診断能が低下することにも留意する．

ゾンデを用いた小腸造影 のテクニック

　ゾンデ法小腸二重造影検査は低緊張性十二指腸造影検査の要領に準じる．先端にバルーンがついたゾンデをトライツ靱帯付近まで挿入し（**図4A**，**B**），バリウムと空気を注入することで二重造影像の撮影が可能となる（**図5**）．同検査は小腸の精密検査としてきわめて有用であり，経口法では発見されにくい微細な病変も二重造影で描出することが可能である．呈示した症例は下痢，発熱の原因検索目的に施行された小腸造影である．経口法（**図6A**）では病変の指摘は困難であるが，二重造影法では小腸の縦走潰瘍に伴う偏側変形が容易に描出され，Crohn病と確定診断できた（**図6B**）．**図7**は非ステロイド性解熱鎮痛薬（NSAIDs）が原因と考えられた小腸潰瘍である．二重造影法ではこのような微細病変の指摘も可能である．

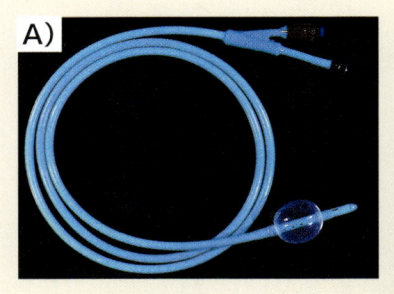

図4 ゾンデとゾンデを用いた造影像
A) 先端にバルーンがついた造影用チューブ
B) トライツ靱帯付近でバルーンを膨らませ，チューブを固定するとともに，バリウムが十二指腸側へ逆流するのを防止し，選択的に小腸を造影する

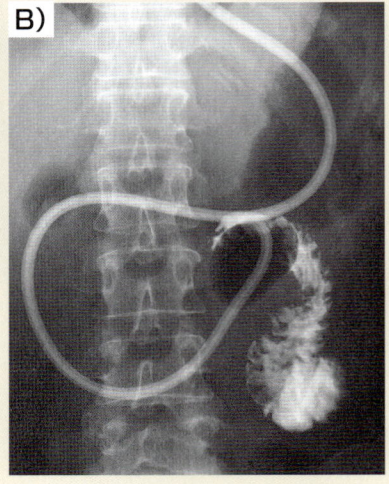

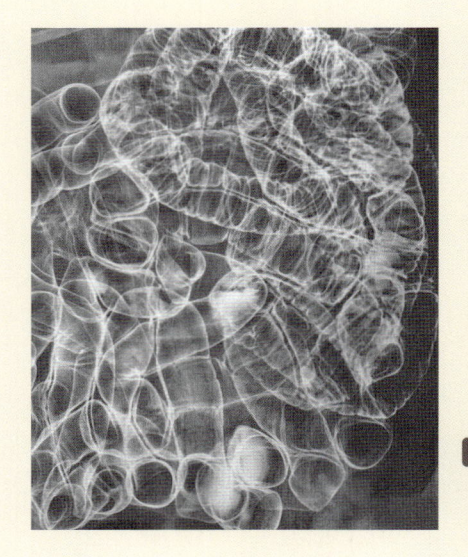

図5 健常者のゾンデ法小腸二重造影検査所見
ケルクリングすう襞の性状も良好に描出される

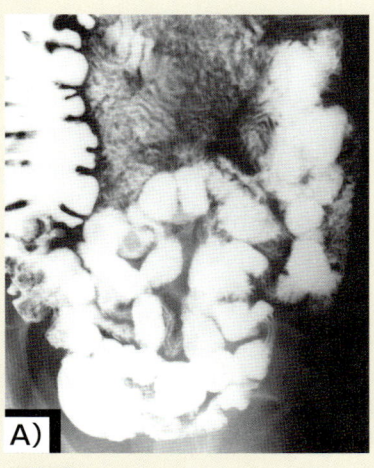

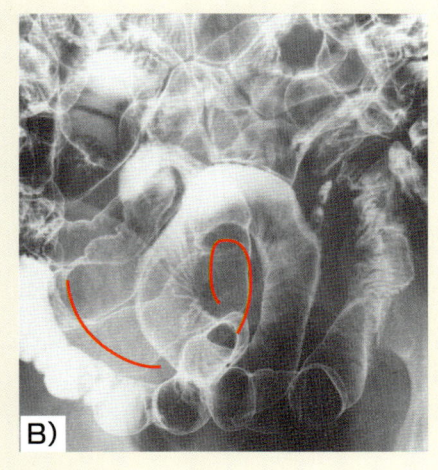

図6　経口法とゾンデ法二重造影の比較
A）経口法での充盈像では異常の指摘が困難である
B）ゾンデ法小腸二重造影検査で，赤線（──）で示した部位に回腸の偏側性変形が明らかとなり，容易にCrohn病と診断できる

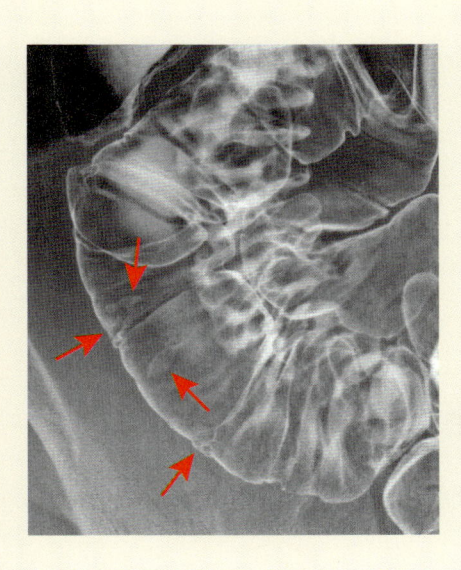

図7　NSAIDsが原因と考えられる小腸潰瘍
淡いバリウム斑として描出される多発性小腸潰瘍を認める（→）

第3章 基本的検査と診断

10 大腸造影

垂水研一,古賀秀樹,畠 二郎,春間 賢

近年,大腸癌やポリープ,炎症性腸疾患などの大腸疾患が増加し,大腸検査の重要性が増している.全大腸内視鏡検査の普及や挿入テクニックの向上,拡大内視鏡をはじめとする新しい機器の開発,内視鏡的粘膜剥離術の導入など,診断学や治療法も大きく進歩している.内視鏡検査の利点は病変に近接し微細構造まで観察できることにあるが,一方では病変を点として捉えることが中心であり,病変の全体像を客観的に評価できるような面として捉える検査法ではない.本稿で解説する大腸造影検査は,内視鏡では判断しにくい全体像を容易に把握でき,たとえば腫瘍性疾患や炎症性腸疾患における病変部位,病変範囲,経時的な変化,さらに周辺臓器や管外病変との位置関係の評価も可能である.また,腸管過長や開腹術後の高度腸管癒着などによる内視鏡挿入困難例のスクリーニングとしては大腸造影検査が望ましい.以下に代表的な大腸造影検査である注腸X線検査のバリウム注入から二重造影撮影に至るまでのポイントを記載する.

◆1.前処置 ➡ⓐ

注腸造影検査の前処置は非常に重要で,その優劣が検査診断能に大きく影響する.当施設で行っている前処置例を示す(**表1**).

ⓐ 高齢者では前処置のみで高度の脱水をきたす恐れがあるため,細胞外液補充液500 m*l* 程度を点滴する場合もある.

◆2.注入器と造影剤

注腸造影検査では,適切なバリウム量と空気注入および体位変換が重要である.イルリガートル(**図1**)や検査用の注腸パックが一般的に普及しているが,最近では機械的にバリウムと空気を注入できる自動注入器も使用されている(**図2**).

◆3.造影剤(硫酸バリウム)の調整

・濃度:60〜70 w/v% ➡ⓑ
  大腸粘膜表面構造(fine network pattern)を描出させるには上記の濃度が適当と考えられる.
・量:300 m*l* 前後
  前もって37℃に温めたバリウムを用いて,蠕動が誘発されない

ⓑ 70〜80 w/v%の濃度にするとバリウムの付着はよくなるが,変性も起こりやすい.

10　大腸造影

表1　注腸造影検査前処置

時　間		準　備
検査予約後 検査4日前		検査1週間程前から，繊維，脂肪分の多い食品はひかえて下さい．便通が毎日ない方は，お渡しした下剤を3日間1日1回就寝前に1〜3錠お飲み下さい（診察時医師が指示・処方します）
検査前々日	午後10時（就寝時）	下剤 ラキソベロン®2錠またはプルゼニド®2錠をコップ1杯以上の水でお飲み下さい
検査前日	朝　食	・検査食（NEWサンケンクリン®）朝食用
	午前10時	・コップ1杯以上の水をお飲み下さい
	昼　食	・検査食（NEWサンケンクリン®）昼食用
	午後1時	・コップ1杯以上の水をお飲み下さい
	午後3時	・コップ1杯以上の水をお飲み下さい ・検査食（NEWサンケンクリン®）間食用
	夕　食	・コップ1杯以上の水をお飲み下さい ・検査食（NEWサンケンクリン®）夕食用
	午後9時	下剤 マグコロールP® 50g，1袋を水150mlに溶かし，その中にラキソベロン®2本を入れ，お飲み下さい
検査当日	起床時	（食事はとらないで下さい） ・レシカルボン坐薬®を1個肛門内に挿入して下さい ・コップ1杯以上の水をお飲み下さい ・便意がありましたら排便して下さい ・以後，一切のものを口にしないで下さい

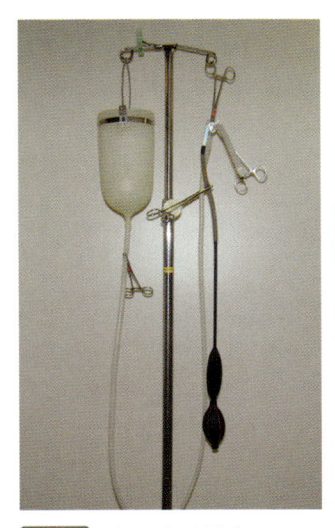

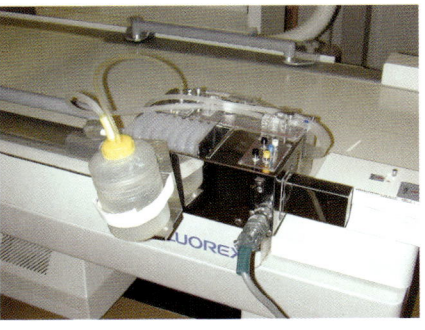

図1　注腸造影検査用イルリガートル

図2　注腸造影検査用自動注入器

ようにする．また，バリウム内には消泡剤のジメチコン（ガスコンドロップ®）を2～3ml加え検査中に撮影の邪魔となる気泡の発生を防止する

◆4．前投薬　→ⓒ

大腸の蠕動が生じるとバリウムの注入遅延，変性，腸管攣縮による病変の隠蔽などを引き起こし，不適切な検査となる．検査開始前には，できる限り消化管運動抑制薬である臭化ブチルスコポラミン（ブスコパン®）を筋注する．

ⓒ 前立腺肥大，緑内障，甲状腺機能亢進症，心疾患などが基礎疾患にあればグルカゴン（グルカゴンG®）を投与する．グルカゴンの禁忌は褐色細胞腫である．

◆5．検査手技

▉ 造影前

検査前に消化管ガス像，遊離ガス，石灰化像，他の検査で使用された造影剤の残り，などが存在しないか透視下の立位，仰臥位で確認する．また，直腸指診で肛門部の圧痛，腫瘤，出血の有無を確認してからエニマカテーテルを挿入する．→ⓓ

▉ 造影剤と空気の注入

注腸造影検査では二重造影が主体となる．良質な二重造影像を撮影するためには適切な空気量と良好なバリウムの付着が不可欠である．以下に述べる方法は筆者が行っているルーチン法であるが，これは1つの手法であり施設や検者によってさまざまなバリエーションがあることを認識していただきたい．

❶ 腹臥位で頭低位（約15°）にしてバリウムの注入を開始する．約150ml注入するとその先端はS状～下行結腸の境界部に達する →ⓔ

❷ 腹臥位→左側臥位の体位変換と50～100ml程度の追加注入でバリウムが脾弯曲部手前まで進むようにする．バリウムの移動が悪い場合は少量の空気を注入しながらバリウムを口側へ押し上げることもある

❸ 透視台を水平とし，下行結腸のバリウムを横行結腸へ移動させるため，背臥位→右側臥位→腹臥位と体位変換を行う（→ⓕ）．バリウムが横行結腸中央に移動するまで数回くり返す．このときも腹式呼吸は有効である →ⓖ

❹ 横行結腸中央部から肝弯曲部～上行結腸へバリウムを送り込むため右側臥位の状態で透視台を頭低位（約15°）にして深呼吸させる

ⓓ カテーテル先端に潤滑剤を塗り，やさしくゆっくり挿入する．直腸壁は予想以上に薄く，簡単に後腹膜へ穿孔することがある．また女性被検者の場合，膣へ誤挿しないように注意する．

ⓔ ゆっくりと腹式呼吸をさせると，よりスムーズにバリウムが進行する．また，バリウムが停滞する場合は骨盤部にフトンを置き被検者の下腹部を圧迫するとよい．

ⓕ 高齢者は素早く体位変換ができないだけでなく，脚力や握力が低下しているため強い逆傾斜をかけたり，急に立位にしたりすると透視台から転落する恐れがある．可能であれば介助者が検査室内に入り体位変換などの手伝いをすることが望ましい．

ⓖ 脾弯曲部の屈曲形態によっては左側臥位→腹臥位にすることもある．

❺ バリウムが上行結腸に達したら半立位（約45°）とし，盲腸へ落下させ全大腸に付着させる．同時に直腸に残った余分なバリウムはエニマカテーテルを通じて回収する
❻ 大腸全体にバリウムが付着した後に空気注入を行うが，被検者の状態（腹痛の有無）に注意しながらゆっくりと注入し，大腸全体がほぼ均一に膨らむようにする ➡ⓗ

ⓗ 回腸末端にバリウムや空気が若干逆流する程度の注入がおおまかな空気量の目安である．

3 撮影

筆者らが行っているルーチン注腸造影検査の具体的な撮影順序，部位，体位について**表2**に示す．また，以下に撮影時のポイントについて述べる．

・大腸全体を1枚の撮影フィルムに収めることはできない．そのため，大腸を区域ごとに分けた撮影が必要であり，最終的にはそれぞれの写真が連続性をもつようにしなければならない
・撮影の体位は正面一方向のみで終わるのではなく傾位や側面を追加し腸管の重なりを避けるようにする ➡ⓘ
・検査時間が延長すると腸管が攣縮し，大腸粘膜が造影剤内の水分を吸収することによる"ひび割れ現象"（**図3**）が発生してしまう．適切に診断するためには素早い検査が要求される
・直腸透視時には挿入しているカテーテル自身により死角が生じる．よって，カテーテルを抜去した後に撮影する必要がある．

ⓘ 特にS状結腸は走行が複雑なため，より多方向からの撮影が必要である．筆者は腹臥位，背臥位，左右斜位の計4枚をルーチンとしている．

表2 注腸造影おける撮影順序，部位，体位

直腸・S状結腸	上行結腸・盲腸
1．背臥位正面	12．背臥位正面　　（左右二分割）
2．背臥位第一斜位	13．背臥位第二斜位（左右二分割）
3．背臥位第二斜位	14．腹臥位正面
4．腹臥位正面	**回盲部**
下行結腸	15．背臥位正面
5．背臥位正面　　（左右二分割）	16．腹臥位正面
6．背臥位第一斜位（左右二分割）	**直腸**
脾弯曲部	カテーテル抜去後
7．半立位背臥位正面	17．左側臥位，側面（上下二分割）
8．半立位背臥位第一斜位	18．腹臥位正面　　（上下二分割）
横行結腸	19．右側臥位，側面（上下二分割）
9．背臥位正面	20．背臥位正面　　（上下二分割）
肝弯曲部	
10．半立位背臥位正面	
11．半立位背臥位第二斜位	

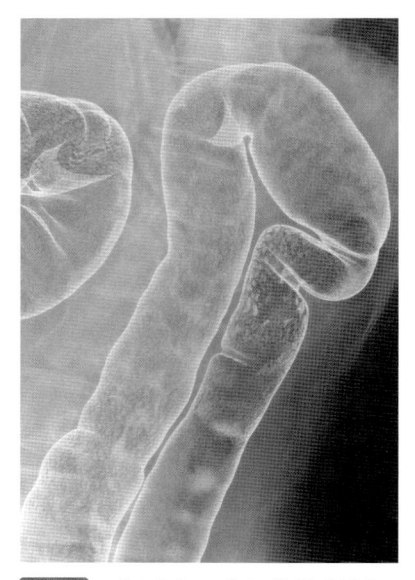

図3 バリウムの"ひび割れ現象"
検査時間の延長により生じたバリウムの"ひび割れ現象"が全体に認められる

　いつ抜去するかは検者によりさまざまであるが，筆者らは直腸以外の部位をすべて撮影し終えた後にカテーテルを抜去している．なぜならカテーテル抜去後，被検者は排ガスを我慢しなければならず，その時間を可能な限り短くするためである． ➡ⓙ

<文献>
1) 多田正大 他：「胃と腸ハンドブック」，医学書院，1992
2) 多田正大 他：「やさしい注腸X線検査」，日本メディカルセンター，2002

ⓙ ただし，高齢者で肛門括約筋機能が低下し，空気の保持が困難な場合はカテーテルを抜去しないで直腸の撮影を優先させることもある．その際にはバルーン部分の直腸指診は必ず行っておく．

炎症性腸疾患の大腸X線診断

　注腸造影検査は内視鏡検査でイメージしづらい大腸の全体像や腸管壁外からの変化を観察することができ，正確な病変部位や病変の連続性，経時的な形態変化も客観的に評価することが可能で，炎症性腸疾患の診断にはきわめて有用である．

　潰瘍性大腸炎の罹患範囲の決定（**図4**）やCrohn病の腸-腸瘻（**図5**）の診断も注腸造影検査によって正確に診断できる．Crohn病では慢性の経過により腸管の狭小化や狭窄が形成される．**図6**は10年間の経過を注腸造影検査で追うことができたCrohn病の症例であるが，このように経時的な形態変化を客観的に評価することもできる．

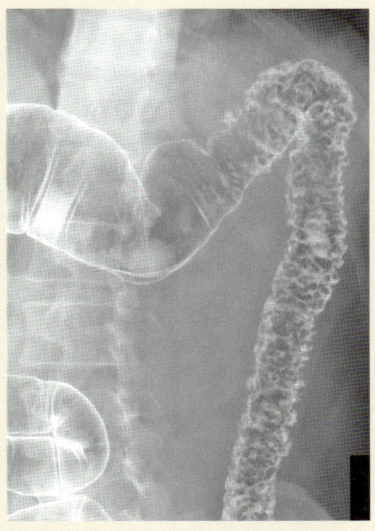

図4 **潰瘍性大腸炎の連続性病変**
大小の潰瘍が連続し，辺縁にはいわゆるカラーボタン様の所見を認め，活動性潰瘍性大腸炎と診断できる．脾弯曲部を越えた部位までの罹患範囲と診断できる

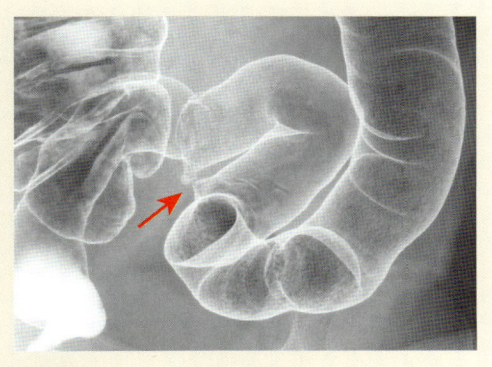

図5 **Crohn病の腸-腸瘻**
S状結腸の口側，肛門側間にバリウムが交通している．Crohn病の腸管合併症であるS状結腸-S状結腸瘻（→）が認められる

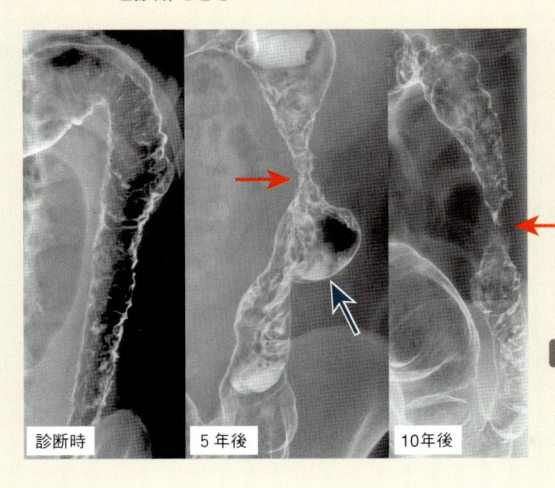

図6 **Crohn病の腸管狭窄，偽憩室**
Crohn病の下行結腸の経時的な変化を示す．腸管狭窄（→）や偽憩室（→）が客観的に評価できる

診断時　　5年後　　10年後

第3章 基本的検査と診断

11 上部消化管内視鏡検査

稲土修嗣

上部消化管内視鏡検査は消化器病領域で最も基本的な手技である．内視鏡を自在にコントロールすることが，早期癌の診断はもとより治療内視鏡〔EMR（endoscopic mucosal resection：内視鏡的粘膜切除術）や，さらに一歩進んだESD（endoscopic submucosal dissection：内視鏡的粘膜下層剥離術）など〕といった高度な手技を可能にすることは言うまでもない．初期研修中は診断に重点が置かれる傾向にあり，モニターに映し出される画像にばかり注意をとられがちで，基本であるべきスコープの挿入や操作法は軽視されがちである．挿入法に関してはこれまで系統的指導が行われることは稀で，実際に検査に携わってはじめて指導医の検査スタイルを模倣し，試行錯誤で我流のスタイルを獲得していくのが一般的であったのではないだろうか．しかし被検者に内視鏡検査はつらくて苦しいものといった印象を与えてしまっては，その後の内視鏡による恩恵の機会を奪ってしまうことにもなりかねず，非常に問題である．本項では内視鏡検査に必要な基礎知識や一般的な観察・撮影法などのイロハは他の成書に譲り，ポストレジデント時代に習得すべき一歩先の挿入・操作法のコツに重点をおき概説していく．

◆ 1．内視鏡操作上達のコツ

●余計な理論はもういらない！！

電子スコープが主流となった今日，従来からのファイバースコープの時代とは挿入法自体が大きく変化した（→ⓐ）．しかし，この点を意識した成書は少ないようである．電子スコープの登場により，モニターを見ながらの挿入・操作が可能となり，無駄なスコープの捻れが省かれたことで，不要な左右アングル操作なしに軽いアップ・ダウンアングル操作とスコープの捻り（シャフトの軸回転）のみでのシンプルな挿入が容易となったのである．

内視鏡操作の基本は**体外のスコープの直線化**を意識し，**被検者の身体の正中軸とスコープ軸を一致させた同一平面上での操作**が最大のポイントである．患者さんに安全で楽な挿入テクニックを習得するにはモニターではなく"上手な検査医の背中をみる"こと（筆者は研修中に指導医から言われ理解できませんでした）…剣術やゴルフでも"かまえ"や"スタンス"のとり方が重視されるのと同じで，内視鏡操作では検者の手や体の動きと体外のスコープの関係を知ることが上達の近道である．

ⓐ いわゆる覗きのカメラ：スコープのアングル操作部に接眼レンズがついていたため，検者の目の位置と被検者の口との間に高低差があった

◆ 2．挿入の実際とコツ

1 咽頭麻酔

1. 胃粘膜表面の消泡と粘液除去を目的に，常水で4倍に希釈したジメチルポリシロキサン（ガスコンドロップ®）を20 ml飲んでもらう ➡ⓑ
2. 塩酸リドカイン（キシロカイン®）ビスカスを5 ml，咽頭に5分間含んでもらう．その際，多少飲んでもいいので喉の奥にためて置くように指導する
3. 効果が不十分な場合には塩酸リドカイン（キシロカイン®）スプレーを追加する．この際は血中濃度の急上昇を避けるため息止めし，吸い込まないように指導する ➡ⓒ

2 挿入準備

1. 被検者に左側臥位に寝てもらいマウスピースを軽くくわえてもらい固定する ➡ⓓ
2. 被検者の頭側に被検者と適当な距離（50〜60 cm程度）をあけてスタンスをとり，検者の右手が被検者の口の位置になるよう被検者と並行に立ち，スコープは左右の手で被検者と同じ高さになるよう水平に保持する（図1）➡ⓔ

2 挿入

1）口腔まで

1. 挿入前はスコープ先端を被検者の顔に向けないよう気をつける ➡ⓕ
2. リラックスさせる：肩の力を抜いて強く目を閉じずに遠方をみてもらうようにし，無理に息止めしたりせず，ゆっくり呼吸をしてもらうようアドバイスする ➡ⓖ
3. 被検者に顎をややあげ気味にしてもらい，一声かけた後，画面を見ながら挿入していく（タッチ：肩や首に手をあててあげることも効果的 ➡ⓗ）

ⓑ 冷蔵庫で冷やしておいた方が飲みやすいようである．

ⓒ ごく稀であるがキシロカインショックによる死亡報告もあり，問診が不可欠である（以前に歯の治療で麻酔を受け，具合が悪くなかったか？など具体的に聞く）．キシロカイン®を喉の奥にためておくのが苦手な方には冷蔵庫の製氷器であらかじめ凍らせたものを口に含んでもらうといった工夫も有効である．

ⓓ 首が水平になるようタオルなどを利用して枕の高さを調整し，膝を曲げてリラックスさせる（強く噛むと自然に力んでしまうもの）．

ⓔ 同一平面上での操作を行うには，検査ベッドの高さを検者の体型にあわせて調節しておく（被検者の口の高さと，肘を直角に曲げ腕を下ろしてスコープを持った検者の手の高さを一致させる）ことや，スコープ先端に癖がついて弯曲している場合はスコープ先端を持って軽く引っ張るようにして癖をとっておくことも重要．

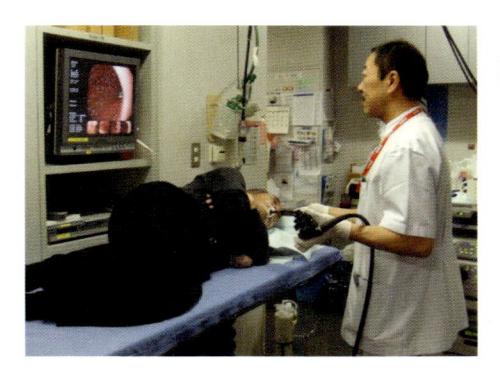

ⓕ スコープからの光に恐怖を感じている方が意外に多く，挿入前から緊張を強めてしまうため．

図1 上部消化管内視鏡検査の基本姿勢

1. 体外のスコープの直線化
2. 被検者の身体の正中軸とスコープ軸を一致させた同一平面上での操作
   ① 被検者の首が水平になるよう枕の高さを調整
   ② 検査ベッドの高さを検者の体型に合わせて調節
   ③ 右手が被検者の口の位置になるよう適当な距離をあけてスタンスをとる
   ④ スコープは左右の手で被検者と同じ高さになるよう水平に保持する

2）口腔から食道入口部（第一関門）

❶ 舌の正中線を12時方向にみえるよう左手首を捻ることでスコープ全体の軸を調整し口蓋垂を確認する（**図2A**）．左腕は水平なままに保つ

❷ 軽くアップアングルをかけ口蓋垂に接触しないよう，口蓋垂の左側（あるいは右側）を通過し喉頭蓋近傍までスコープを進める．唾液の貯留があれば誤嚥防止のために吸引する（嘔吐反射を誘発しないよう短時間で済ませるようにする）

❸ 左被裂の左側に左梨状窩を確認し（**図2B**）アングルをニュートラルに戻す

❹ 左梨状窩からスコープを右方向（時計方向）に捻ると食道入口が観察され（**図2C**），正中に滑らせるようにゆっくり挿入する．緊張が強く抵抗を感じるようなら，無理に挿入せず被検者に顎を引いてもらう（それでも困難なら嚥下してもらう）と同時にスコープを挿入するとうまく挿入できる

❺ 食道入口部を通過すると頸部食道が観察される．そこでスコープの捻れをとり水平方向に戻す ➡ ⓘ

3）食道でのスコープ操作 ➡ ⓙ

❶ 食道入口部から頸部食道は嘔吐反射が誘発されやすい．そのため，挿入直後は管腔を過伸展させず，粗大病変がないか確認する程度にとどめるのが無難である

❷ 切歯列から40cmで腹部食道を撮影する．食道胃接合部は胃へ

ⓖ 恐怖のために強く目を閉じる方をときどきみかけるが，何をされているのかわからず口腔内のスコープへの意識が高まり，自然に肩や首の緊張を強め挿入をさらに困難にしてしまう…当科では緊張がとれない方には必要に応じアロマ（香り）の利用や希望者には鎮静薬〔ジアゼパム（ホリゾン®）0.5〜1A静注〕を使用している（使用時はモニター監視とし，65歳以上では使用しないか減量する）

ⓗ スコープのアングルはすべてフリーの状態で，声をかけることで検査開始を伝え，心の準備をしてもらうことが重要．

ⓘ ここでのスコープの捻じり操作は，スコープを持つ右手でスコープ先端を捻じるのではなく，操作部を持った左手首の屈曲伸展によって**スコープ全体を捻じる**

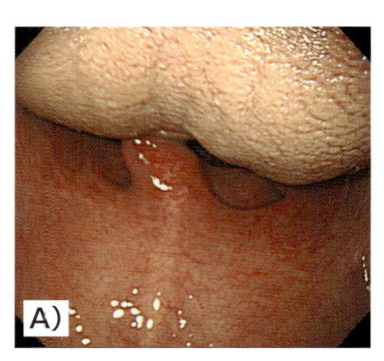

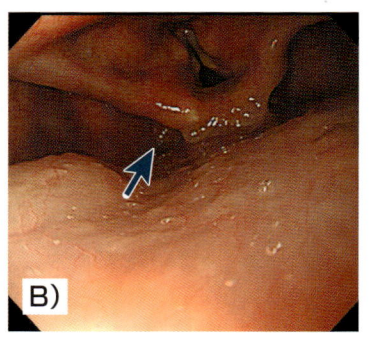

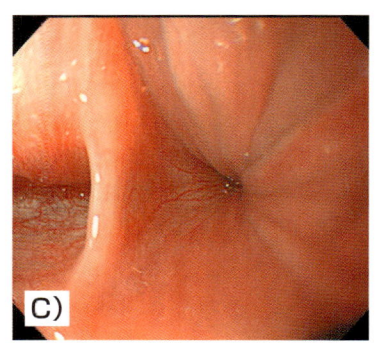

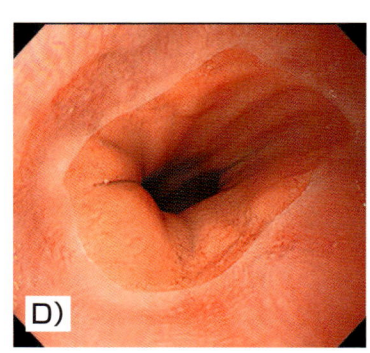

| 図2 | 口腔〜食道までの挿入 |

A）スコープ全体の軸を調整し口蓋垂を確認したらスタート
B）左被裂の左側に左梨状窩（→）を確認
C）食道入口部への挿入（画面右の食道入口部に向かって捻じって挿入する）
D）食道胃接合部の観察・撮影

挿入する前に撮影しておく（挿入後の観察では，嘔吐反射による出血などで修飾される可能性があるため）（**図2D**）．また被検者に吸気してもらうことで接合部の観察が容易となる

4）胃内でのスコープ操作

ⅰ）噴門から幽門輪まで ➡ⓚ

胃の観察は粗大病変がないか確認するにとどめ，まずは十二指腸への挿入観察を先に行う（p259，「**患者にゲーッと言わせない楽な検査のテクニック**」参照）

❶ 胃内のスコープ操作でもアングルは軽度アップ状態に保つのみで左右アングルはフリーの状態とし，左手首によるスコープの捻りを主体に画面を見ながら挿入していく

❷ 胃に挿入されたら，まず見下ろしで胃体部大弯のヒダの走行を目安に胃の軸を確認する（**図3A**）

❸ 噴門からまっすぐスコープを挿入すると胃体部前壁を正面視する位置にくるので，ここで左手首を用いてスコープを右へ捻じりながら進める．これでスコープは胃角部を見下ろす位置になる（**図3B**）

❹ 今度は左手首を元に戻し，軽くアップアングルをかけ，吸引するとともにスコープを左方向へ捻りながら進めることで幽門輪に到達する（**図3C**）

（シャフトを軸回転させる）ように行う．体外のスコープにたるみや屈曲があると左手の動きがスコープ先端に伝わらないため，**スコープの直線化に意識をもつこと**が重要．挿入に伴い無意識に被検者に近づき，体外のスコープが屈曲していないかチェックして，単純な弯曲を保つようにする．2回挿入を試みて成功しない場合には無理強いせず指導医に交代してもらう（相性の悪いこともあると気持ちを切り替えることが大切）か，患者さんの同意を得てから3回目にトライするようにする．

ⓙ 食道での挿入は右手でスコープを押し込むのではなく**スコープ全体を両手で固定し上体を水平に回転させて進める感覚**が大切．その際に被検者に近づかないよう

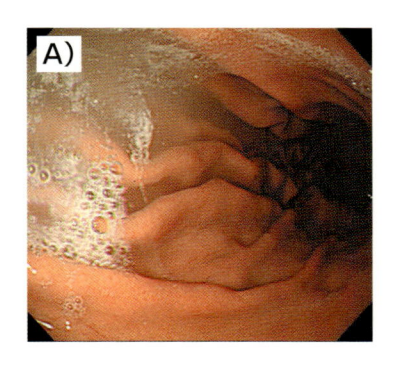

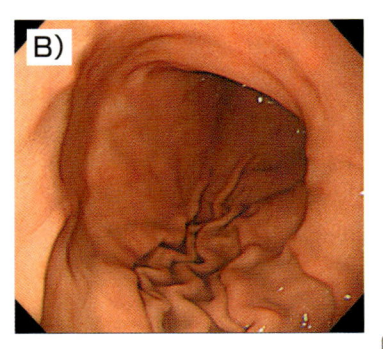

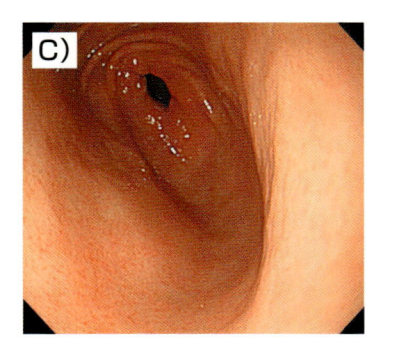

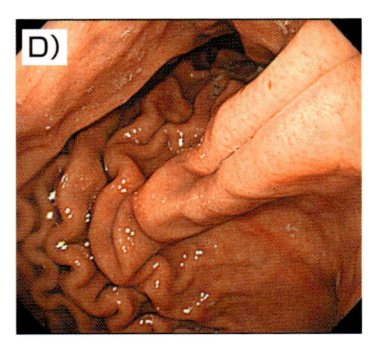

図3 胃内の挿入

A）噴門からの見下ろしで胃体部大弯のヒダの走行を目安に胃の軸を確認
B）右へ捻じりながら挿入し胃角部に到達
C）幽門輪への到達
D）爆状胃の対処法：挿入方向を見失ったらいったん噴門までスコープを引き抜き，胃のオリエンテーションがつく程度まで空気を吸引し再チャレンジ

ⅱ）幽門輪の通過 ➡ ❶

　幽門輪を正面視したらアップアングルを解除するとともにスコープを軽く右に捻じりながら押し込み，球部へ挿入する

5）十二指腸でのスコープ操作

❶ 球部挿入後はいったんスコープを幽門側に引き，球部全体を後面も含めて十分に観察する（**図4A**）．この操作で胃内のスコープのたわみをとることにもなる

❷ 画面の右側に上十二指腸角を見ながらアップアングルと右アングルをかけるとともにスコープを体の回転で大きく右に捻る（**被検者に背中を見せるような感覚**）（**図4B，C**）．

❸ 十二指腸下行部にスコープが入ると"ケルクリングひだ"が観察されるので，アップアングルと右アングルを解除する．右に捻った体の回転はそのままにして**スコープを引き抜いてくると，スコープが直線化されることで逆にスコープ先端は肛門側に進んでいく**．ここで捻った体を元に戻すと一瞬にスコープは球部ないし胃内まで抜けてくるので，十二指腸下行部の観察では体は右に捻った状態を保ったままで行う（ERCP：ストレッチ法には必要不可欠な操作なので体に覚えこませよう）．十二指腸乳頭（**図4D**）は直視鏡では正面視できることもあるが，接線方向での観察に終わることが多いので確実な観察には側視鏡を使用する．

6）胃内の観察から終了まで

　紙面の都合でまたの機会にするが，胃内の観察が終わったら胃内の空気はすべて吸引し，食道の観察後にスコープを抜去して終了となる．お疲れ様でしたなど**労わりの一声を忘れずに**．

に一定の距離を置き，左脇を締め上体を回転させる感覚を覚えよう．食道胃接合部から胃への挿入は正中からいったん右に，その後左方向へスコープを切り返す操作でスムーズに行える

k 瀑状胃の対処法（**図3D**）：胃穹隆部から胃体部への屈曲が強いと無理にスコープを押し込んでも穹隆部で反転ループをつくってしまい，挿入不可能となる場合がある．その場合はいったん噴門までスコープを引き抜き，胃のオリエンテーションがつく程度まで空気を吸引する．その後に胃体部大弯のヒダの走行を目安に小弯に沿って挿入を行う．それでも困難なら被検者に仰臥位になってもらうことで解決することがあるので試してみよう．

l 挿入されずに視野が逆に**遠ざかる場合はスコープにたるみが生じているので**，そのまま押し込むと胃壁が過伸展され苦痛を与えること

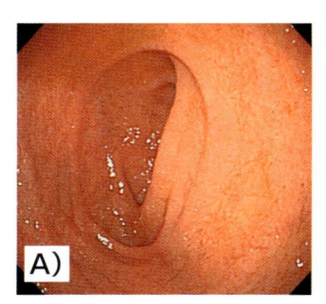

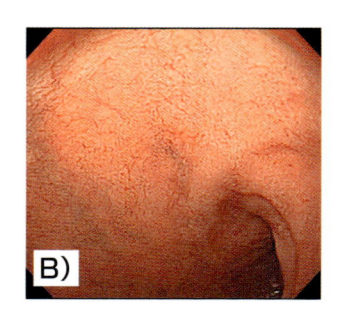

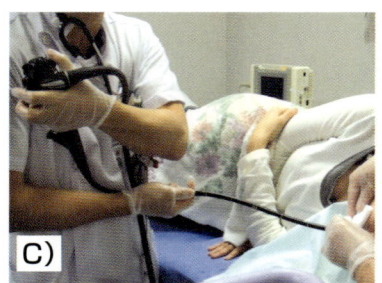

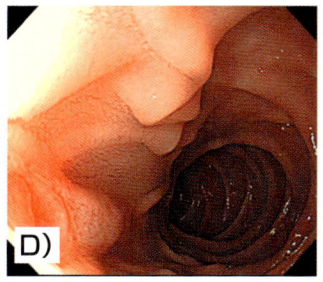

図4　十二指腸への挿入

A）球部全体を後面も含めて十分に観察
B）下行部へは上十二指腸角から右に捻じって挿入
C）下行部へ挿入した際の検査医のポジション
D）十二指腸乳頭の観察（直視鏡）

◆3. 最後に

　病変を発見したら診断は？　と考え込んでしまう研修医の方をよくみかけるが，疑ったら色素内視鏡やバイオプシーを追加するのか，撮影のみにするのかを**瞬時**に**判断**できる**トレーニング**を日頃からしてほしい．また撮影に際しては近接像だけでなく，胃内でのオリエンテーションがつくように，胃角や幽門輪など目印をいれた遠景像もとるよう注意する．時間を気にするあまりに病変を見逃すことは断じて許されないが，検査終了まで3～5分を目指そう（検査に集中するあまり時間を忘れてしまいがちだが，患者さんにとっては苦痛以外のなにものでもない．我慢にも限度があることを肝に銘じよう）．そして，患者さんには**自信**をもった**態度**で接し（あなたがオドオドしていたら患者さんはきっと逃げ出したいと思うでしょう），**あくまで謙虚**にわからないことはわからないと指導医に聞き，**またあの先生に検査してもらいたい**と患者さんから言われるような医師に成長されるよう祈っています．

になる．この場合は前庭部で胃内の空気を吸引し，胃をしぼめることでスコープの直線化を計った後，幽門輪直前で軽くダウンアングルをかけながら再度挿入を試みる．
　幽門輪が貝のように閉じている場合は軽く送気してやると開いてくることが多いようである．

患者にゲーッと言わせない楽な検査のテクニック

　挿入時には胃内に貯留した液は観察の邪魔にならない程度に吸引するが，不必要な送気・吸引は極力最低限に抑えた方が嘔吐反射を誘発せず，幽門輪の通過が容易となる．過剰な送気は胃を拡張させ，噴門から幽門までの距離を延長し胃角を鋭角化させるため，胃壁にスコープを押しつけて挿入することになり，被検者に苦痛を与えることになる．また過剰に吸引し胃をしぼめてしまうと，脊柱による圧排が強調され胃角から幽門への胃軸の捻れが増強され，球部への挿入が困難になる．十二指腸の観察を優先する理由は，胃の観察を先に行ってしまうと送気で十二指腸以深の腸管が膨らみ，十二指腸への楽な挿入ができなくなるためである．"**余計なものは足さない，引かない**"のが原則．
　胃の観察時も体部大弯のひだを伸展させて観察するとき以外は過剰な送気は慎むべきである．ゲーッと言わせないコツは，たえず**余分な空気は吸引しスコープの押しつけで胃壁を過伸展させないこと**である．

第3章 基本的検査と診断

12 下部消化管内視鏡検査

稲土修嗣

下部消化管内視鏡検査は，大腸がんの増加に伴い最近ではルーチン検査に位置づけられる気運にある．とはいえ大腸は上部消化管に比較して長く複雑に屈曲しているため，ただ押し込んでも挿入できず，熟練を要し，挿入時の穿孔など偶発症の頻度が高いことも問題となっている．初心者はS-D junctionを越えることもできず悩んでいる方が多く，挿入法に関する多数のマニュアル本が巷にあふれているのが現状である．挿入の基本は**大腸の走行（腸管の三次元構造）とスコープの直線化の意味を理解**することに集約される．しかしスコープの硬度（硬さは機種によって異なる）によって挿入パターンに違いを生じるため，どんなタイプのスコープを想定して書かれた本なのか確認して読むことが重要である．硬いスコープと軟らかいスコープにはともにメリット・デメリットがあり，初心者への指導理念（？）も反映して多くの流派ともいうべき挿入法が存在する．最近では硬度可変式スコープも登場したが，本スコープの利点を十分に活用するためにも**スコープの硬度の違いによる挿入法の特性**（p267，＊1参照）を理解する必要がある．まずは現在の研修施設で使用されている大腸鏡の機種を確認し，そのスコープにかなった挿入法に慣れることが最優先である．本項では内視鏡検査に必要な基礎知識や一般的な観察・撮影法などは他の成書に譲り，ポストレジデントのための苦痛のない安全な挿入・操作法の基本に重点をおき概説する．

◆ 1．前処置

1 検査前日

通常の食事（海草・キノコ・繊維や種の多い食材は避けてもらう）とし，中止可能な薬剤は中止してもらう ➡ⓐ
午後9時（検査の時間によらず）に下剤シンラック®（ピコスルファートナトリウム）2錠を服用．

2 検査当日

❶ 洗腸：マグコロールP®〔クエン酸マグネシウム（1包，50g）〕2包を冷水で希釈して全量1,800mlとし（等張液となり腸管吸収はなくなる．水分制限や量が多くて飲めないからといって希釈する水を減らしてはいけない），消泡液ガスコン®（ジメチルポリシロキサン）5mlを加えたものを検査開始6時間前から2時間程で飲用してもらう ➡ⓑ
❷ 鎮痛薬：検査30分前にペンタゾシン（ソセゴン®）15mg筋注

ⓐ 問診で便秘傾向のある方や以前の検査時に洗腸が不十分だった方では数日前から下剤で便通コントロールを図るようにし，必要に応じて前日昼から大腸内視鏡検査専用検査食（エニマクリンCS®）の併用なども考慮してもらう．

ⓑ 飲用中から歩行してもらうと洗腸効果が高まる．残便や残液を少なくすることが安全で苦痛のない挿入の前提条件．洗腸後の便性を観察し，最終（5～8回）の排便が黄色水様となれば検査可能で，有形～泥状便や残渣が多く混在するようであれば高圧浣腸（微温等湯）を適宜追加する．ただし癌性狭窄の存在などで

❸ 鎮痙薬：臭化ブチルスコポラミン（ブスパン®）10～20mg静注（検査後に腹部膨満感の訴えが多く原則使用しないが，30代までの若年者や大腸憩室保有者は腸管の緊張が強い方が多く，直前に投与する）
❹ 鎮静薬：以前の検査で苦痛があった方や検査に対する強い不安をもった方などには必要に応じジアゼパム（ホリゾン®）5～10mg静注（65歳以上では減量）→ ⓒ

◆2．挿入法の基本

　スコープの硬度の違いによって挿入のスタンスが異なり[1]さまざまな挿入法が存在するが，両者の特性を理解して慣れてしまえばどちらでもよい．しかしスコープの硬度とは関係なく知っておかなければいけない挿入のポイントがある．
　ちなみに筆者はルーチン検査には中間長（有効長1,330mm）とで標準径の硬度可変式スコープCF-H260ALI・CF-260AZI（Olympus）を使用し一人法で施行している．全例スライディングチューブ（ショート）を装着し，必要に応じて（透視下に）用いる．用手圧迫はほとんど必要ない．スコープの硬度は，挿入開始時は硬めに設定し，必要があれば屈曲部を越えるときに軟らかめに変更し，越えれば元に戻すようにしている（硬めと軟らかめの両方のスコープの利点を活用できる）．高度癒着例（ごく稀）を除けば，ほぼ全例で盲腸まで5分で挿入され，観察・処置を含めても20分程度で検査は終了する．

1 どこに立つのか？…検査医の構えが重要なキーポイントである → ⓓ
　左側臥位に寝てもらった被検者の背側でほぼ直角にスタンスをとり，検者の両手が被検者の肛門より足側に位置にするように検査終了時まで一定の距離（おおむね50～60cm）を保つ．肛門から体外に出ているスコープはなるべく直線に近いループを形成させ検査台に乗せ，左手はスコープの操作部を持ち被検者の肛門より足側で検者の胸とほぼ同じ高さに保つ．右手はスコープを被検者の肛門と同じ高さになるよう水平に保持し，肛門から30cm程の位置で持つ（図1）．

2 よくある挿入法の疑問と対処法（S-D junctionを越えるまでを中心に）→ ⓔ
　大腸の走行（腸管の三次元構造）とスコープの直線化と聞くと難しそうだが，簡単に言えば直腸と下行結腸は2点で固定され（固定点：奥には脾弯曲部・肝弯曲部・盲腸がある），その間に伸

排便状態が不良なこともあり腹痛を訴える場合は腸管穿孔の危険もあり無理をしないように注意する．

ⓒ ❸，❹は血管確保ルートからまず半量を投与し，必要な場合に追加投与する．鎮静薬の使用についての考え方はさまざまだが，初心者では患者さんの負担軽減のため上手に使用しよう（効きすぎないようにモニター監視も忘れずに）．

ⓓ 当たり前じゃないかと思われるであろうが，スコープを挿入しているうちに知らず知らずに検者自身（特に操作部を持つ左手）が被検者に近づくものである．**被検者と一定の距離を保っていないと体外のスコープが蛇行し複雑なループをつくり，いくら操作してもスコープの先端に力が伝達しなくなる．スコープを直線化する重要性**（上部消化管内視鏡検査の項でも触れたが）は頭で理解していても，体外のスコープの直線化（単純な弯曲状態）には無頓着な初心者が多い．

ⓔ 送気はしない方がいい？管腔の走行を確認する程度の送気は必要である．しかし送気で腸管がパンパンに張ってしまっては腸の畳み込み（短縮化）はできなくなる．いったん深部に入った空気を後で吸引しようとしても不可能（スライディングチューブ[3]を用いれば，ある程度可能）であるから，スコープを進めひだを越える都度に小まめに吸引をする．

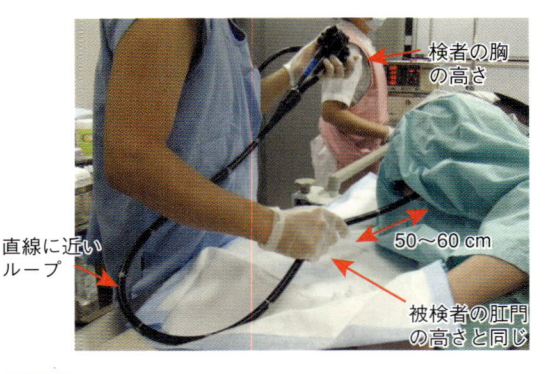

図1	大腸内視鏡における検査医の構え
	スコープの直線化（腸管内だけでなく体外のスコープも）に意識をもった構えを

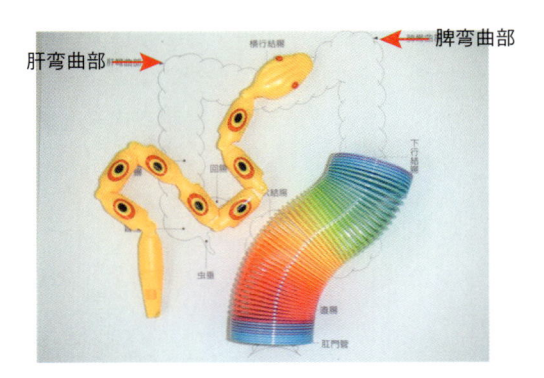

図2	腸管とスコープの関係（イメージ）
	2点の固定点の間に介在する伸びやすく捻れた腸管（アコーディオン）と，その中に曲がりやすいスコープ（ヘビのおもちゃ）を挿入するイメージをもつ

びやすいS状結腸（アコーディオン）が背側から腹側に向かってぶら下がっており，その中に曲がりやすいスコープ（ヘビのおもちゃ）を挿入するイメージをもつとよいだろう（図2）．固定点から固定点（直腸からS-D junction）にはスコープの特性に応じた手法で挿入できるが，次の固定点へ行く前に手元のスコープを直線化しておかないとその後の挿入が困難になる（盲腸に到達した時には7の字に挿入される）と考えたら理解しやすいと思う．そして特に硬めのスコープではスコープをなるべく直線化して曲げずに（ループを形成したら適当な箇所で解除し直線化する），腸管は膨らまさず（伸ばさない）捻りを調整することで短縮（畳み込む）し，最短距離で挿入していく（工藤らが提唱する軸保持短縮法[2]）のが基本である．

いずれにしても安全で苦痛のない挿入のコツは過剰な送気やスコープの押しつけで**腸管を過伸展させないこと**，**患者さんの痛みの訴えを見逃さないこと**につきる．

◆3．直腸への挿入

❶ 直腸指診後にゼリーを塗布したスコープに右人差し指をそえて，肛門からRb（仙骨に沿って背側に向かう）にやさしく挿入する
❷ 残液や空気は管腔の方向が確認できる程度に吸引し，アップアングルを軽く（90°以内）かけ，シャフトを左に捻ると管腔が見えるので，プッシュしてひだを越える ➡ ❻
❸ ひだを越えたら吸引し，管腔をとらえながらスコープ（アッ

❻ むやみに吸引しても粘膜を吸引してしまい，うまくいかない．スコープの吸引孔の位置を知っておき（通常は視野の右下）その位置に残液をもってくるようスコープをコントロールし，軽く送気しながら吸引すると効率的（図3）．

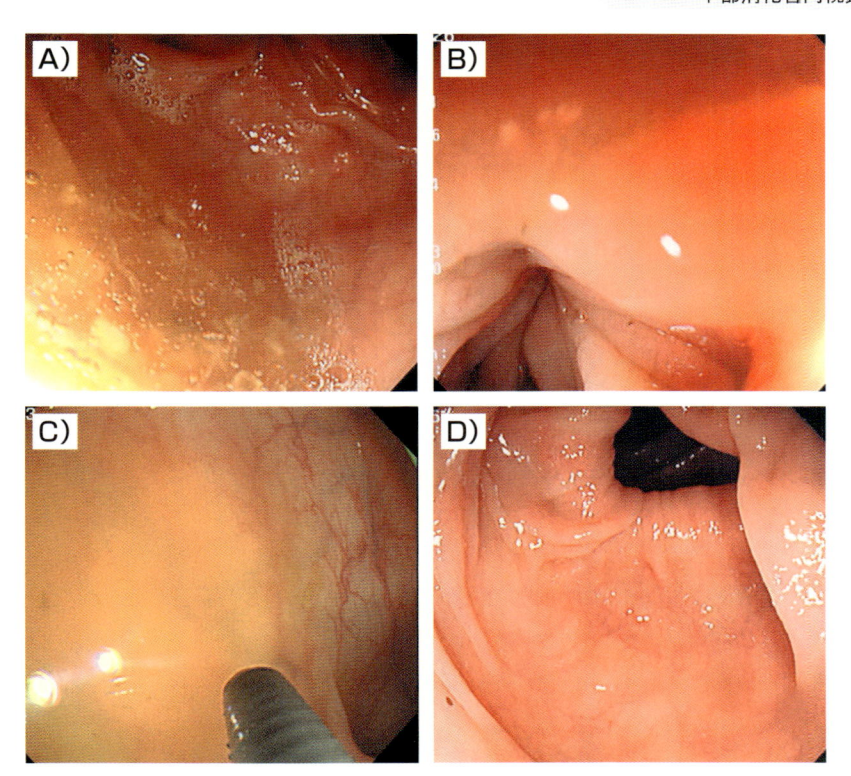

| 図3 | **上手な吸引法**
A）洗腸後も便や洗腸液が残存している方（特に高齢者や憩室保有者）は多いもの
B）スコープの吸引孔がその機種の視野でどの位置にあるのか知らずに漫然と吸引すると視野を見失いかねず粘膜を吸引してうまくいかない
C）あらかじめ吸引したい場所へ吸引孔（スネアを通して示す）をもっていき軽く送気しながら吸引する
D）上記の方法が吸引ダコもつくらず視野を見失わない効率的な吸引を行うコツである

プアングルはそのまま）を引き戻してから次のひだを確認し，管腔の方向に捻りプッシュして挿入する．以後この操作をくり返す（hooking the hold[4]と呼ばれている）．直腸の挿入では左右アングルは補助的に使うことはあっても積極的には使用しない

❹ RbからRa・Rs（Raからは腹側に弯曲していく）では通常，左→右→左と捻ることでS状結腸に挿入できる
→ ⑨

4. S状結腸からS–D junction

・直腸同様に順々にひだを越えていく．S状結腸の長さや位置は個人差が大きいのだが，上下左右アングルを使い管腔を捉え

⑨ 大腸内視鏡は引きのテクニックと強調されるが，押さなければスコープは進まない（引きを意識しすぎない）．プッシュした後，引き戻してたわみを解消し（スコープの捻りと出し入れのくり返し），直線化することでス

るとともにおおむね右へ右へと捻りながら挿入することで短縮され，S-D junction（S状結腸下行結腸移行部）に到達する
- 管腔が真っ直ぐにみえるからと喜んでプッシュしてはいけない．腸管が伸びきってしまい，その先の屈曲部（Sトップ）が鋭角化して進めなくなる．腸管内の空気を吸引し，虚脱させることで短縮化しながら進むことがS-D junctionを越えるための最大のポイントなのである（図4）
- 赤玉は屈曲部で腸管壁に近づきすぎ，視野が真っ赤になり管腔を直接観察できない状態のことである．管腔の方向が推測される場合に，スコープ先端を一部接触させながら粘膜をすべらせて，腸の鋭角に屈曲した部分を越えるテクニック（slide-by the mucosa technique[4]）もあるが，粘膜の色調が白くなったら，スコープが粘膜を直角に圧迫しており穿孔の危険があるので，直ちにスコープのアングルを保ったまま（アングルを固定していないとただ抜けてしまう）ゆっくり引き戻し，管腔の方向を再確認し挿入すべきである（図5）
- スコープを進めても逆に視野が遠ざかるときはスコープがたるんでいるか，ループを形成している可能性があり，そのまま力で挿入すると患者に強い苦痛を与え危険である
  → 吸引しながらスコープを引き戻しループの解除を図って再挿入しよう ➡ⓗ
- 硬いスコープでは絶対ループをつくってはいけないという感覚が要求されるが，軟らかいスコープではたとえループをつくっていても，患者さんがほとんど痛がらずスコープの抵抗もなければ，そのまま挿入することができ，ループをつくらないで挿入することの方が難しくなる ➡ⓘ

コープは進んでいく．
スコープを捻じるにはスコープの手元から先を右手首で力まかせに…と誤解している初心者が多いようだが，スコープの捻りは左手の役割も大きいことを認識しよう．軽くアップアングルをかけたスコープ先端の捻りは，左手も動員してスコープ全体を捻じる（シャフト軸を回転させる）ことで行うのである．そのためには体外のスコープの直線化にも意識をもつことが重要なのである！

ⓗ せっかくここまで挿入したので引きたくない？ 挿入困難になった場合はアングル操作だけで頑張ってみてもまず解決は望めないので，もったいないと思わないで引いてみる．一度，挿入した腸管は畳み込まれているので再度挿入するときは容易なものである．

ⓘ Nループ・αループ・逆αループ・γループ…？
初心者ではループは意識してつくるものではなく結果としてできるものと思おう．ループの解除の方法を身につけよう．

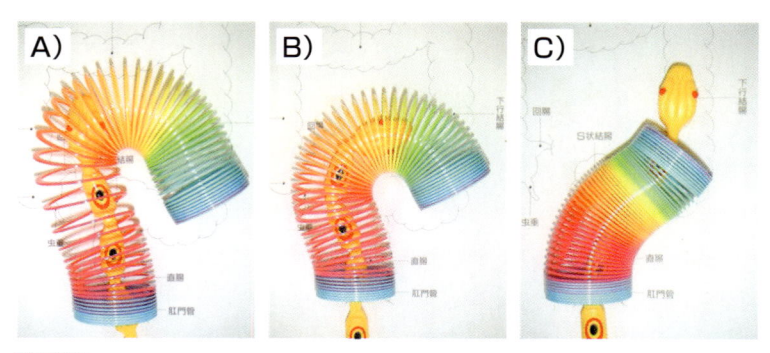

図4 屈曲部の通過（イメージ）：S-D junctionを越えるための最大のポイント
A) 管腔が真っ直ぐにみえるからとプッシュすると腸管が伸びきってしまい，その先の屈曲部が鋭角化して進めなくなる
B) 腸管内の空気を吸引し虚脱させ，スコープを引き戻すことで手前の腸管を短縮化する
C) 次の管腔を確認しその方向に捻りながらスコープを進める

◆5. S-D junctionから下行結腸
（初心者にとって最も難関な部位）

❶ 右アングルをかけS-D junctionを越えたら，管腔を見ながらスコープを引き戻した後にスコープを時計方向に強く捻ることで下行結腸に挿入する（right turn shortening technique[4]）と呼ばれるが，あまり意識して行うものではない）．S-D junctionを楽に越えられるかどうかは，実はS状結腸をいかに上手に（短縮化して）通過できたかにかかっている ➡ⓙ

❷ 下行結腸に挿入され抵抗がなければ（スコープが容易に軸回転し手元操作が先端に伝われば），そのまま脾弯曲部に進む．抵抗を感じ，スコープが進まないようなら仰臥位にし，透視下にループの有無を確認する．ループを形成していれば解除し，直線化すれば下行結腸は通常問題なく通過できる

・透視は使わない方がいいの？
透視不要論がベテランの先生方の間で当然のように提唱されているが，挿入テクニックが上達するまでは透視下〔あるい

ⓙ 左側臥位から仰臥位になってもらうことで通過しやすくなることもある．同じ挿入をくり返し断念するのではなく，体位変換や用手圧迫（スコープを直線化してから用い，強く押してはダメ）などいろいろ試してみてほしい．

検査開始後5分頑張ってもS-D junctionを通過しないようならテクニックの問題か，挿入困難例と思われる．粘りたいだろうが指導医と交代しよう．

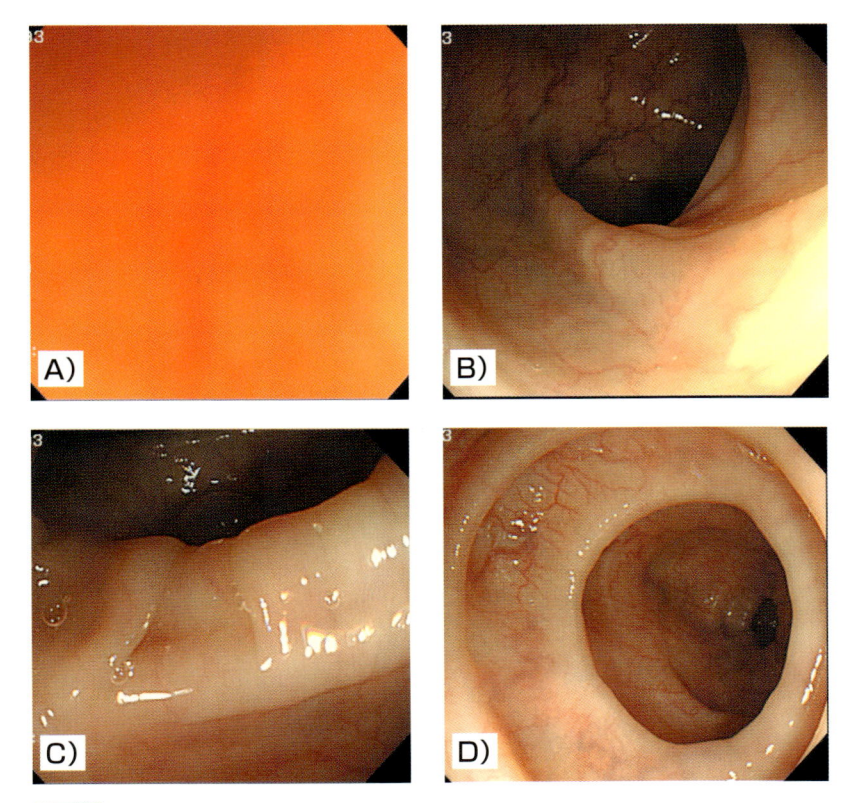

図5　赤玉になったときの解決法（内視鏡像）
赤玉（A）になったら直ちにスコープのアングルを保ったまま，ゆっくり引き戻し（B），管腔の方向を再確認し（C），挿入し直して屈曲部を通過する（D）

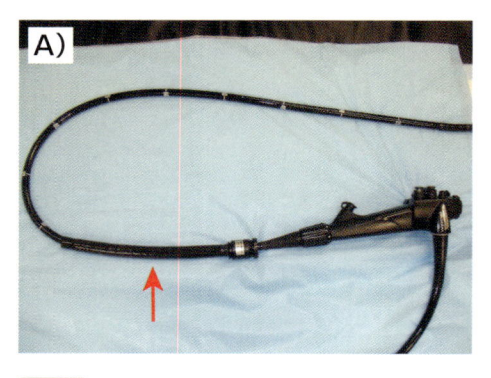

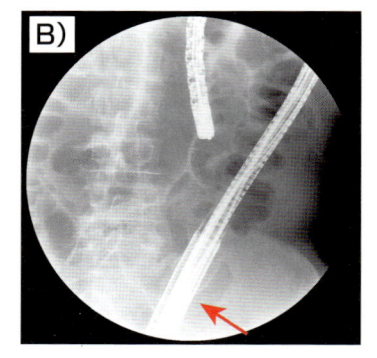

図6 スライディングチューブ使用の実際

A）スライディングチューブ（→）は検査開始前にスコープを通して手元に装着しておく．B）スコープがS-D junctionを越え下行結腸まで挿入された時点でS状結腸に形成されたループを解除し，直線化する．スコープに沿ってスライディングチューブ（→）を肛門から挿入する．これで肛門から下行結腸までが留置されたチューブで直線化され，スコープがたわむことが防止され，深部への挿入がきわめて容易となる

はUPD（endoscope position detection unit：挿入形状観測装置）下〕にスコープの走行やループを確認しながら解除する方が安全で早く上達する道だと思う
・腸管が長く，再度ループを形成しやすい・たわみやすいと思えばスライディングチューブ（図6）にゼリーを塗布し，スコープに沿って透視下に左右に回転させながらゆっくり挿入留置する．抵抗を感じたら絶対無理せず中止する ➡ k
・脾弯曲部から盲腸までの挿入にも，いくつかのコツがあるが基本的には同じである（紙面の都合で省略する）
・検査開始から盲腸まで5分での挿入を目指してほしい．しかし早く挿入することではなく安全で苦痛のない挿入を心がける．検査の目的は診断にあることを忘れないでほしい

＜文献＞

1) 工藤進英 他：大腸内視鏡検査法：座談会；大腸内視鏡検査の基本—挿入法．早期大腸癌, 1：87-106, 1997
2) 工藤進英：「大腸内視鏡挿入法-ビギナーからベテランまで」, 医学書院, 1997
3) 牧石英樹 他：スライディングチューブを用いた新しい大腸ファイバースコープ挿入法の考案. Gastroenterol Endosc., 14：95-101, 1972
4) Shinya, H.：Colonoscopy-Diagnosis and treatment of colonic diseases. Igakushoin, Tokyo, 1982
5) 光島 徹：細径スコープによる一人法大腸内視鏡挿入法．消化器内視鏡, 12：147-152, 2000
6) 岡本平次：「プラクティカルコロノスコピー—挿入手技から治療まで」, 医学書院, 1995

---

k スライディングチューブは危険？

過去に穿孔例の報告があり"なくてもできる"との認識から使用しない施設が多いのだろうが，断然"あった方が便利"である．筆者は20年以上使用しているが，穿孔を経験したことはない．偶発症のアンケート調査では30％ぐらいの人が穿孔を経験しているといったデータがあり，しかも大半は内視鏡挿入時に起こっていることが知られている．スライディングチューブの使用に慣れれば強力な味方になってくれるだろう（p267, **「＊2 スライディングチューブ」** 参照）．

＊1　スコープの硬度（硬さ）による挿入テクニックの違い

- 硬いスコープは，腸管を伸展させたりループをつくると痛みを生じやすく，穿孔の危険も高い．特にS-D junctionを越えるにはright turn shorteningなど基本に忠実なテクニックが要求される（直線化しながら挿入すれば苦痛はない）．ただし脾弯曲部までを直線化してしまえば横行結腸の通過は短時間で，盲腸までの挿入はわりと容易（針穴に糸を通すには腰の強い糸の方が通しやすい）
- 軟らかいスコープは直線化を意識せず多少プッシュで挿入しループをつくっても，あまり苦痛なくS-D junctionを越えることができる．欠点としては，たわみやすく深部への挿入は直線化を保つことが困難で用手圧迫など補助手段を要することが多いことがあげられる[5), 6)]．
  → 脾弯曲部より深部への挿入には（特に軟らかいスコープ）スライディングチューブ（ショートタイプ）の使用をお勧めする．ショートタイプであればスコープの有効長は確保され，挿入に支障をきたすことも稀で有用である

＊2　スライディングチューブ

利点
① 直腸-S状結腸-下行結腸移行部を直線化することでS状結腸のたわみを防止し，脾弯曲部以深へのスコープ挿入が容易となる
② 送気しすぎた空気や残液を排除できる
③ 右側結腸におけるポリペクトミーの際，回収が容易

欠点
① 安全な挿入のためにはスコープが直線化されているのをX線透視下で確認する必要がある（UPDなら不要）
② 肛門やS状結腸に明らかな狭窄があると挿入できない
③ 無理に挿入し粘膜損傷や穿孔を起こす危険が報告されている（筆者らは20年以上使用しているが穿孔の経験はない）
  → 癒着例や憩室多発例など直線化が困難・挿入時に抵抗を感じるような症例では使用を中止する

大腸内視鏡検査をはじめた先生方へ

　内視鏡検査全般に言えることであるが，挿入理論を理解できてもすぐに上手くなるものではない．100例200例ぐらいでうまくいかないなどと悩む必要もない．盲腸に80％以上到達できるようになるには少なくとも300例〜500例経験する必要があるとも言われている．なぜなら挿入する際には単に管腔を見てスコープをアングル操作して出し入れすれば挿入できるものではなく，スニープに加わる抵抗を知覚しながらスコープの捻じりとスコープの押し込み，あるいは引くといった協調動作を身体に覚えこませるしかないからである．大腸内視鏡の挿入は挿入術と言ってもよく，技を会得するには修練が必要である．筆者の経験でも症例数を重ねれば直線的に上達するのではなく，500例経験するごとに突然視界が開け技術がステップアップしていくというのが実感である．健闘を祈ります．

第3章 基本的検査と診断

13 ERCP

平田信人

ERCP（endoscopic retrograde cholangiopancreatography：内視鏡的逆行性胆管膵管造影）は膵胆道系疾患の診断，治療に必要な手技である．しかし内視鏡を用いた手段であるため，患者に応じた上手な鎮静を行わないと苦しませたり呼吸抑制をきたすなどの合併症を起こすことがある．また透視室は薄暗いので，患者をよく監視して検査を進める必要がある．さらに十二指腸乳頭開口部での手技であるために，カニュレーションの成功失敗は患者の体動に左右されることも多い．したがって，上手な鎮静は必須事項である．さらに急性膵炎の合併症が多いので，深追いをせずに止める勇気や上手な人に代わってもらう勇気も必要である．「自分のもっている手がこれ以上ない」と思ったときが交代の時期である．MRCPの発展により造影のみのERCPが行われることは少なくなっており，細胞診，生検，管腔内超音波検査，内視鏡的乳頭切開術などの目的であることが多い．したがって，胆管内，膵管内に処置具を入れられるようになることが肝要である（100例程度の経験で感触がつかめる）．本項では検者，患者にとって「楽な検査」，「スムースな検査」が遂行できるよう，技術的なコツを中心に解説する．

◆1. 監視装置と体位 ➡ⓐ

ⓐ 監視係の看護師または医師がいれば理想的である．

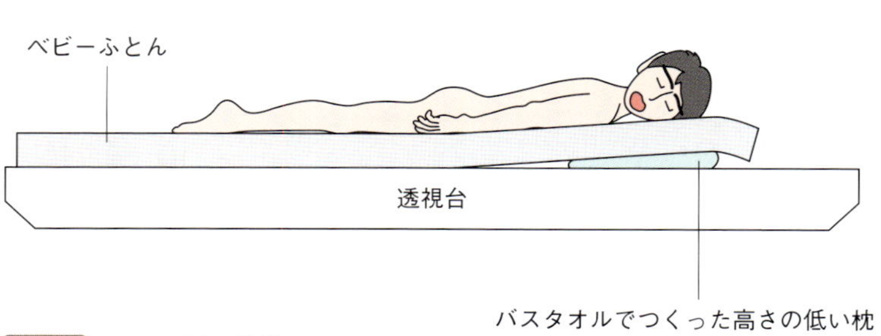

　呼吸循環モニター，自動血圧計，心電計を装着する．自動血圧計はなるべく短時間（3分くらい）で計測するようにする．患者の体位は腹臥位で腕は「気をつけ」の姿勢とし，顔は右を向かせる．頸部から頭部にかけてはなだらかな隆起を形成するようにベビー用布団やバスタオルを利用する（**図1**）．決して患者を冷たい透視台に直接寝かせないような配慮が必要である．また患者の頭部が術者から遠くなるように斜めに寝かせると自分の意思通りに内視鏡をコントロールできなくなる．患者の頭部は若干術者の近

ベビーふとん
透視台
バスタオルでつくった高さの低い枕

図1 ERCP時の体位

くにくるような配慮が必要である．あまり近すぎても内視鏡を安定させられなくなる（後述）ので「ほどほどの間合い」は大事である（**図2**）．

◆ 2．鎮静薬 ➡ ⓑ

検査中に患者の体動があると十二指腸乳頭も動くので，円滑に検査を遂行できなくなる．適度な鎮静は必須である．鎮静薬の使用量は年齢，体格，病状，みかけ（みかけは重要である）によって変える．通常，ペチジン35 mgをベースとして，ミダゾラム1 mg単位で使用量を考える．強い呼吸抑制が起こることなど，ミダゾラムが過剰になった場合の拮抗薬としてフルマゼニル製剤を準備しておく．

ⓑ ミダゾラムは呼吸状態や全身状態を見ながら1mgずつ追加で使用する．

◆ 3．ERCPの実際

1 咽頭の通過 ➡ ⓒ

後方斜視鏡の左右アングルを固定してアップアングルをかけながら舌の上を沿わせて挿入していく．梨状窩ではアップアングルを少しダウン方向に戻すようにし，スコープを軽く右に捻って（回転をかける）やると通過しやすい．

ⓒ どうしても通過しにくいようであれば，患者の右肩をもちあげてやると通過しやすくなる．通過後は元に戻す．

2 胃の通過

ピンク色の食道粘膜を確認しながら胃に入る．ここでスコープ

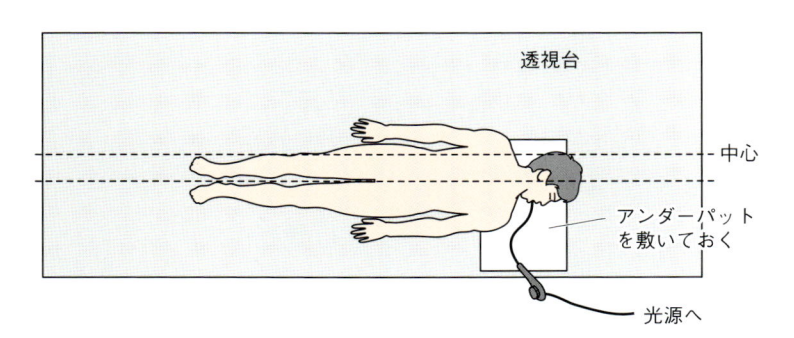

図2　内視鏡を安定させるための患者のポジション
・中心よりも若干術者寄りに患者の頭が位置するようにする
・内視鏡安定化のコツ
　① 内視鏡は術者の左にカーブさせておくこと
　② アングルを固定しておくこと
　①の目的のために「ほどほどの間合い」が必要となる

を捻って穹窿部側と幽門側を確認する．スコープを幽門側に向くように捻ると同時にアップアングルをかけて押し進める．初心者は穹窿部でとぐろを巻いて患者を苦しめることがあるので注意が必要である． ➡ⓓ

幽門輪の通過に関しては内視鏡をそのまま押してもよいが，幽門輪をやぶにらみの状態で確認して軽くアップアングルをかけるようにすると通過しやすい．

3 十二指腸下行脚への挿入 ➡ⓔ

幽門輪を通過すると粘膜の色調が変わる．少し押し進めて上十二指腸角を通過後に，右アングルとアップアングルをかけてスコープを右に捻るようにして引き抜くと十二指腸下行脚に挿入できる．

4 スコープを安定させる方法

① 内視鏡を十二指腸乳頭の正面に安定させるために，左右と上下アングルを固定してしまう
② 患者の口から術者までの間のスコープを真っ直ぐにするのではなく，術者から見て左側にカーブさせておくことが大切である．このために患者の口から術者までの間に適度な距離が必要である

5 カニューレの扱い

短い髭は硬くて痛いが，伸びると柔らかくなる．カニューレも同様で，鉗子起上装置から長く出すと柔らかくなるが短く出すと硬い．柔らかくなると術者の意思通りには操作できなくなるので，乳頭の近くで操作するとき（通常の操作）にはなるべく短く出すようにする．ただし，ごく稀に乳頭から遠く離れた部位から膵管や胆管を狙うこともある（後述）．

6 造影剤

使用する造影剤の濃度にも留意する必要がある．膵管や胆管末端部のnarrow distal segment（NDS）の走行，癌症例の胆管像をよく観察するためには，濃度の高い造影剤〔たとえば60％ウログラフィン®（アミドトリゾ酸ナトリウムメグルミン）の原液など〕を使用した方がよい．濃度の高い造影剤を注入しながら観察とX線写真撮影を行う． ➡ⓕ

結石症例では造影剤を入れはじめたときが結石の輪郭をよく把握できるので，胆管末端部でゆっくりと注入して結石の輪郭が明瞭になった時点で撮影する．

7 造影

十二指腸乳頭開口部を確認してカニューレを軽く当てる．乳頭開口部にはカニューレがスポッと入る．開口部がわからない場合にはよく観察してから軽く当てる．カニューレで押しまくって探

ⓓ 穹窿部でとぐろを巻くようであれば患者の右脚を曲げて右腰を高くしてやれば通過しやすくなる．通過後は元に戻す．

ⓔ ストレッチ法（プル法）では乳頭から切歯までの距離は60 cmである．体格の大小はあまり関係ない．

ⓕ 最初から結石を疑う症例では，高い濃度の造影剤を使用するとX線上，結石が消されてしまうので，半分または1/3に希釈した造影剤（20～30％ウログラフィン®など）を使用する．

すと乳頭は血だらけになってしまい，開口部はますますわからなくなる．乳頭開口部にカニューレを当てたら造影剤を注入する．造影されるのは膵管でも胆管でもどちらでもよいが，膵管の方が造影されやすい． → ❾

カニューレを乳頭に軽く当てて膵管でも胆管でも最初に造影される方をきちんと造影して撮影する．膵管が造影されたら乳頭に当てたカニューレの位置をずらして胆管造影を試みる．

8 膵管の後の胆管造影

最初に膵管が造影されたら胆管を狙う．胆管口は乳頭開口部の膵管口より一段口側の若干左寄りに位置すると頭のなかでイメージしておく．すなわち11時方向を狙ってみる．カニューレを押すのではなくアップアングルをかける（これが意外と有効）とうまくいくことが多い（図3）．これでうまく行かないときにはカニューレを出す長さを短くして（「短い髭」のことを思い出す）開口部を引っかけて内視鏡ごと少し口側にもち上げる．アングルを少しだけ左にかけて造影してみるとうまくいくことがある．このときには内視鏡画面が赤玉になっていることもあるが，胆管口の部位をイメージして内視鏡を操作する（図4）．これでも駄目ならカニューレを開口部に当てたままカニューレを長く伸ばしながら内視鏡を肛門側に進め，乳頭開口部の上縁ぎりぎりを狙う（図5）．最後の手段は膵管内にガイドワイヤーを留置したままでカニューレを抜去．再びカニューレを鉗子口からガイドワイヤーとside by sideで入れて胆管口を狙うものである[1]（図6）．膵管口が固定されて胆管への造影剤注入が容易になる．ここまでやっても胆管が造影されなければ諦める．もし胆管へのアクセスが必要なのであれば，造影できなくても胆管にアクセス可能な膨大部切開術[2]

❾ 最初から胆管造影を目的として11時方向にぐいぐい押すのは間違っている．乳頭を傷つけて出血や浮腫を起こすだけである．

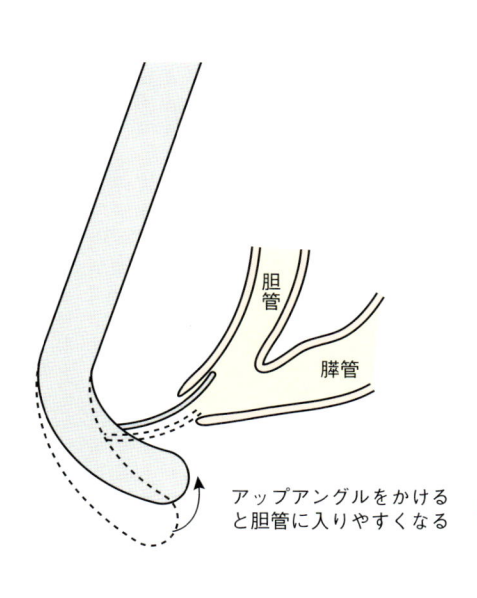

図3 カニューレーションの基本操作

アップアングルをかけると胆管に入りやすくなる

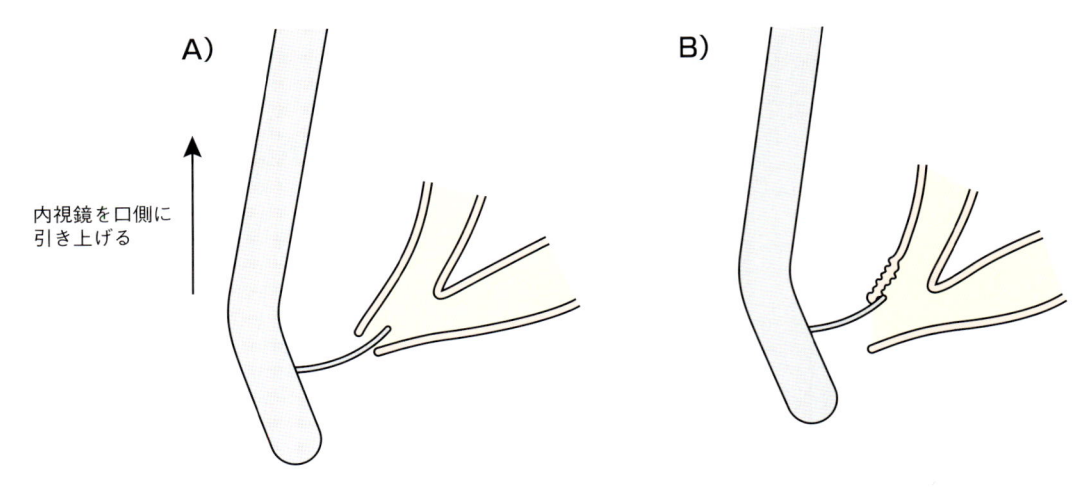

図4 内視鏡引き上げによる胆管カニュレーション
A) カニューレを短く出して（硬くして）内視鏡の動きを乳頭に伝えるようにする
B) 内視鏡を口側に引き上げることにより胆管に入れやすくなる

内視鏡を口側に引き上げる

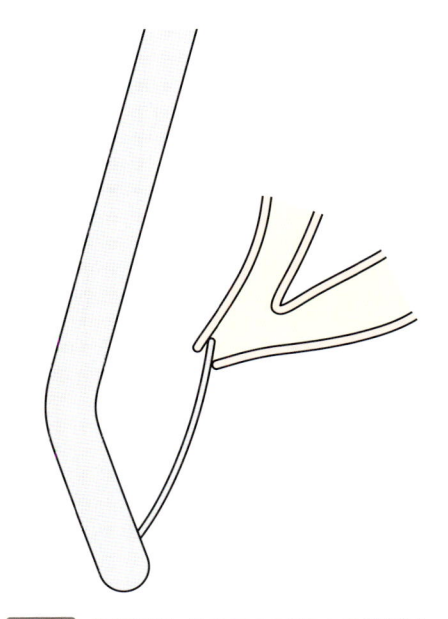

図5 肛門側からの見上げによる胆管カニュレーション
内視鏡を肛門側に押し込み，カニューレを長く伸ばして開口部の天井を狙う

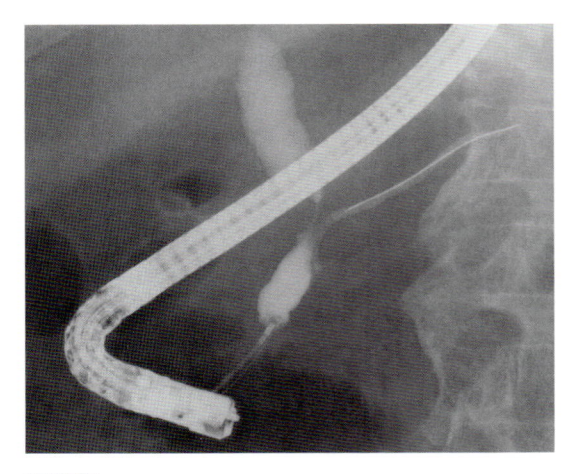

図6 膵管内ガイドワイヤー留置による胆管カニュレーション
膵管内にガイドワイヤーを留置しておいてカニューレで胆管の造影が可能になった症例

〔infundibulotomy：内視鏡的乳頭切開術（endoscopic sphincterotomy：EST）の亜型の1つ〕を行えばよい．

9 胆管が先に造影されたときの膵管へのアプローチ

膵管口は乳頭開口部の中の胆管口の一段肛門側に位置しており，十二指腸壁に直角に近い角度で流入しているとイメージする．膵

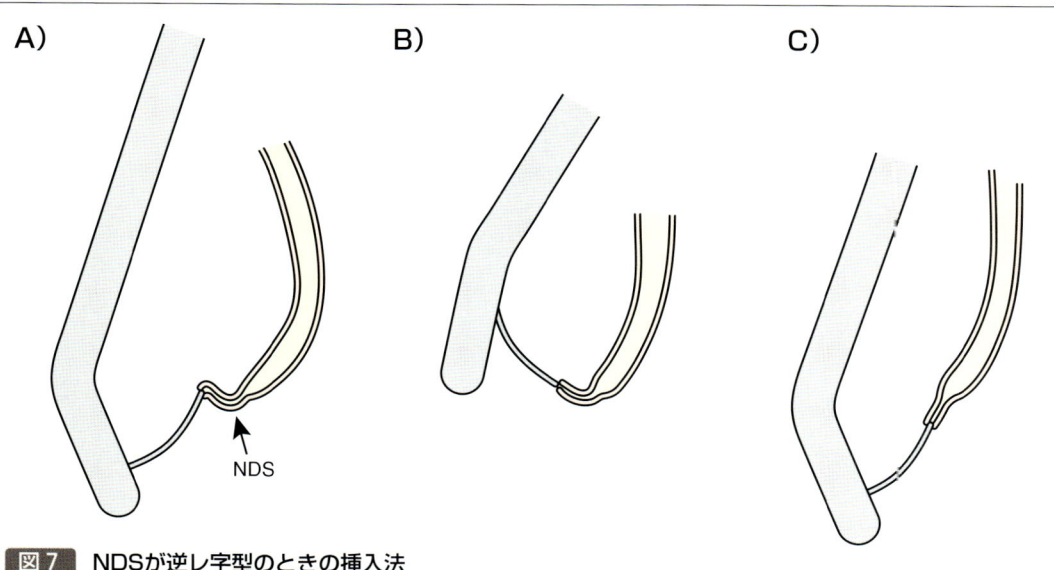

図7　NDSが逆レ字型のときの挿入法
A) カニューレの進もうとする方向とNDSの方向が異なる
B) 内視鏡を口側に引き上げて軸を一致させると同時にカニューレを少し押してNDSの中に入れる
C) UPアングルをかけながら内視鏡を元の位置に戻すと深部挿入が可能になる

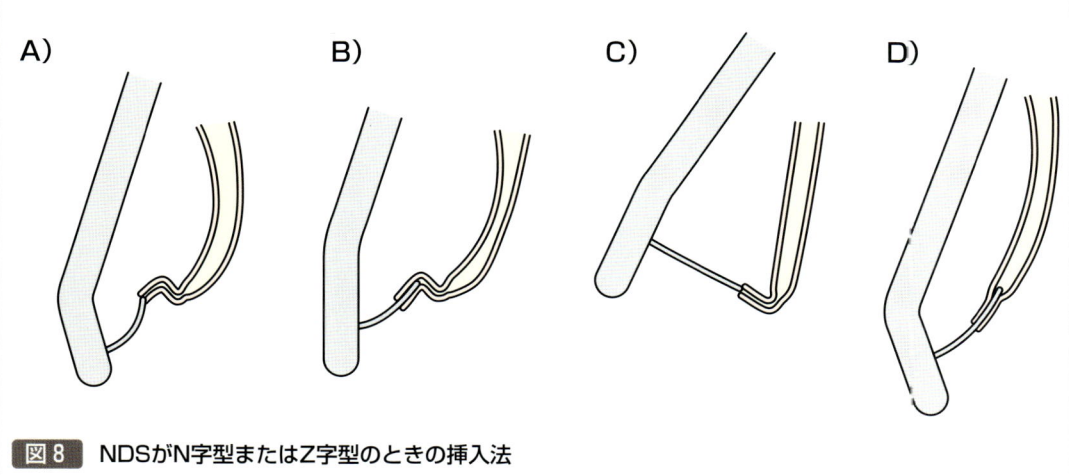

図8　NDSがN字型またはZ字型のときの挿入法
A) NDSはN字型またはZ字型になっている
B) 内視鏡を口側に少し引き上げて軸を合わせてカニューレを挿入する
C) 内視鏡をさらに口側に引き上げて，少しだけ左アングルをかけながらカニューレを進める
D) 内視鏡を元の位置に戻しながらアップアングルをかけると胆管内に挿入ができる

管へアプローチする際は内視鏡を口側に引いて乳頭を見下ろす感じでカニューレを伸ばしてカニュレーションする．このとき若干左アングルをかけるとよい．

10　胆管内への深部挿入法

胆管でも膵管でも深部への挿入はNDSをよく観察することが大

切である．膵管においても同様であるので胆管を例にとって説明する．NDSは乳頭へのカニューレの当て方によりさまざまな形に変化する．N型，逆レ型であったりするが，その形通りにカニューレを進めてやることが肝要である（図7，8）．したがって，濃度の高い原液の造影剤を用いて造影しながらカニューレを進める．造影剤が入ればNDSも少しは広がるのでカニューレを進めやすくなる．このときにもカニューレを押すのではなく，内視鏡を操作してNDSの走行に合わせるようにする．そうすれば自然にカニューレは吸い込まれるように入っていくものである．**力で入れるものではない．** ➡ⓗ

内視鏡的治療を行う場合にはカニューレがいったん胆管に挿入されたら一期一会にならぬようにガイドワイヤーを留置しておくことが必要である．

ⓗ この技術は生検鉗子，細胞診ブラシ，パピロトミーナイフなどの挿入に必要不可欠な手技であるのでぜひ修得しておきたい．

<文献>

1) 林　裕之 他：胆管造影困難例に対する工夫-膵管ガイドワイヤー留置法．日本消化器内視鏡学会雑誌，43（4）：828-832，2001
2) 平田信人：Ⅵパピロトミー　B．インフンディブロトミー．「消化器治療内視鏡の基本手技」，pp282-286，金原出版，2004
3) Pieper, B. C. et al.：Where does serum amylase come from and where does it go？ Gastroenterol. Clin. North. Am., 19：793-810, 1990
4) Freeman, M. L. et al.：Complications of endoscopic biliary sphincterotomy. N. Engl. J. Med., 335：909-918, 1996
5) Trap, R. et al.：Severe and fatal complications after diagnostic and therapeutic ERCP：A prospective series of claims to insurance covering public hospitals. Endoscopy, 31：125-130, 1999

ERCPに関する基礎知識

ERCP後には約75％の症例で血清アミラーゼが上昇し[3]，内視鏡的乳頭切開術（EST）の合併症の1/2は急性膵炎である[4),5)]．その原因は，①カニューレなどによる乳頭や膵管への機械的傷害による膵液流出障害，②造影剤の圧入による膵管内圧上昇，③十二指腸液による傷害，④内視鏡鉗子チャンネルなどに付着した細菌による感染などが考えられている．手技的な要因としては①カニュレーション困難例，②膵管への頻回のカニュレーション，③膵の腺房造影，④乳頭括約筋の緊張，⑤プレカット，⑥膵管口切開などが関与する．急性膵炎の頻度は4〜5％であるが，多くは軽症〜中等症である．重症膵炎は0.4〜0.6％とされている[4]．診断的ERCPよりもESTなど治療内視鏡後の方が膵炎の頻度は高いが，重症膵炎は診断的ERCPの方が多い[5]．膵炎が起こった場合には厚生労働省の重症度分類にしたがって重症度スコアをつけて分類を行い，補液，膵動注療法など必要な処置を行う．

索引 INDEX

数字・欧文

¹⁸F-フルオロデオキシグルコース	210
1秒率	167

A〜C

ACTH	170, 171
ABPM	139, 142
ADH	171
ADL	74
Allen's test	162
ambulatory blood pressure monitoring	142
AST	186
ATOK	98
A型行動パターン	112
A群β溶血性連鎖球菌	183
BNP値	212
B-mode ゲイン	223
Breslowの7つの生活習慣	112
Carnett徴候	35
CPK	186
CPK-MB	186
CRH	170
Crohn病	246, 253
CT	210

D－H

DAWN study	106
diagnosis procedure combination	100
DICOM	96
disk summation法	216
domestic violence	66
DPC	100
DV	66
EBM	95
ejection fraction	216
endoscopic sphincterotomy	272
eye-ball EF	217
e-文書法	94
FDG	210
FIM	76, 78
free air	236
GH	171
HBc抗体	176
HCVコア抗原	176
HL7	96
honeycomb lung	207
hooking the hold	263

I－O

ICD-10	98
ICカード	97
IME	98
IMT	157, 160
intima-media thickness	157
(the) Katz scale	74
LAA	208
last menstrual period	62
(the) Lawton scale	74
LDH	186
LHRH	172
low attenuation area	208
mammography	64
MCL 1	186
MMG	64
MRI検査	209
narrow distal segment	270
NDS	270
notch	208
NSAIDs	246
OAB	230
overactive bladder	230

P－Z

patient-reported outcomes	87
pelvic inflammatory disease	65
PET	209
PID	65
pleural indentation	208
PTH	171
QOL	86
right turn shortening technique	265
RSウイルス	183
Schatzki	241
S-D junction	263
Seldinger法	128
sick day rule	108
slide-by the mucosa technique	264
spicula	208
standardized uptake value	210
Stevens-Johnson症候群	93
SUV	210
S状結腸	263
Teichholz法	217
temporal profile	73
TRALI	180
TRH	172
VPNネットワーク	95
Weber法	43
Women's Health	62

和文

あ行

赤玉	264
アシデミア	164
圧迫像	241
アデノウイルス	182
アナフィラキシーショック	90
アニオンギャップ	164
アルカレミア	164
アルゴリズム法	103
医師患者関係	107
意思決定	87
胃・食道造影	237
胃内でのスコープ操作	257
胃立位充盈像	239
医療過誤	99
イルリガートル	248
イレウス	43
インスリン依存状態	108
インスリン注射の実際	102
インスリン低血糖刺激試験	173
インスリン抵抗性	106, 174

INDEX

あ

インスリン分泌能 …………… 174
咽頭麻酔 …………………… 255
インフォームド・コンセント
　……………………………… 100
インフルエンザウイルス …… 181
ウィメンズヘルス …………… 62
ウインドウ期 ………………… 176
エア・ブロンコグラム ……… 206
エコーガイド下での穿刺 …… 125
エコーマット ………………… 219
エビデンス …………………… 88
エルスワース–ハワード …… 171
塩酸メトクロプラミド ……… 245
炎症性疾患 …………………… 198
炎症性腸疾患 ………………… 253
黄疸 …………………………… 29
黄斑部 ………………………… 55
オーダエントリーシステム … 95
オーディット ………………… 101
音響窓 ………………………… 224
オンラインマニュアル ……… 99

か, き

潰瘍性大腸炎 ………………… 253
カウンターサイン …………… 101
過活動膀胱 …………… 230, 232
拡大耳鏡 ……………………… 47
拡張不全 ……………………… 212
隠れたカリキュラム ………… 13
仮想専用線網 ………………… 95
カッツスケール ……………… 74
家庭血圧 ……………………… 139
家庭血圧計 …………… 139, 140
家庭血圧値 …………………… 139
家庭内暴力 …………………… 66
下腹部超音波検査 …………… 227
下部消化管内視鏡検査 ……… 260
カメレオンサイン …………… 224
カラーゲイン ………………… 223
カラードプラ ………………… 223
カルテ監査 …………………… 99
眼科的診察 …………………… 52
換気機能検査 ………………… 166

換気機能診断図 ……………… 167
換気力学検査 ………………… 166
監査 …………………………… 101
患者–医師関係 ……………… 12
患者への共感 ………………… 14
患者満足度 …………………… 87
眼底 …………………………… 52
眼底カメラ …………………… 52
感度 …………………………… 36
鑑別診断 ……………………… 73
癌放射 ………………………… 208
気管支拡張薬 ………………… 168
気管短縮 ……………………… 30, 32
基礎インスリン分泌 ………… 102
気道可逆性 …………………… 169
気道可逆性検査 ……………… 168
機能診断法 …………………… 210
逆Schatzki …………………… 241
急性虫垂炎 …………………… 234
急性腹症 ……………………… 221
仰臥位二重造影 ……………… 239
強化インスリン療法 ………… 104
胸部画像診断 ………………… 203
胸膜陥入像 …………………… 208
局所麻酔 ……………………… 143
巨大囊胞 ……………………… 206

く–こ

空洞 …………………………… 206
空腹時血糖 …………………… 105
グラム染色 …………………… 130
クリティカルパス …………… 100
くり抜き法 …………………… 147
グルガゴン …………………… 250
経口血糖降下薬 ……………… 105
憩室炎 ………………………… 235
頸静脈怒張 …………… 31, 32
傾聴 …………………………… 88
頸動脈 ………………………… 158
頸部動脈超音波検査 ………… 157
ゲイン ………………………… 214
血圧 …………………………… 44
血圧記録表 …………………… 140

血液ガス ……………………… 161
血液ガスの判定 ……………… 164
血液ガス分析 ………………… 166
血液型判定 …………………… 175
血管炎 ………………………… 149
結節 …………………………… 207
結膜充血 ……………………… 29
ケトアシドーシス …………… 108
健康関連QOL ………………… 86
健康習慣 ……………………… 113
検体 …………………………… 198
見読性 ………………………… 96
降圧目標値 …………………… 141
口腔 …………………………… 256
抗血小板薬 …………………… 194
高血糖 …………………… 102, 106
交差現象 ……………………… 55
交差適合試験 ………………… 175
抗酸菌 ………………………… 134
高次機能所見 ………………… 72
甲状腺腫 ……………………… 30
高浸透圧性非ケトン性昏睡 … 108
硬性白斑 ……………………… 55
拘束性換気障害 ……………… 167
呼吸機能検査 ………………… 166
呼吸性アシドーシス ………… 164
呼吸性アルカローシス ……… 164
骨髄採取 ……………………… 192
骨盤内炎症性疾患 …………… 65
鼓膜所見 ……………………… 48

さ, し

細隙灯顕微鏡 ………………… 52
最終月経 ……………………… 62
サイドロープアーチファクト
　……………………………… 224
再立位第一斜位二重造影 …… 241
左室駆出率 …………… 212, 216
左室収縮能 …………………… 212
暫定診断 ……………………… 73
散瞳薬 ………………………… 53
残尿測定 ……………………… 230
軸保持短縮法 ………………… 262

視診 …… 24	心電図 …… 212	対処行動 …… 112
視神経乳頭 …… 55	深度 …… 215	大腿動脈 …… 162
耳鼻科的診察 …… 47	蕁麻疹 …… 90	大腸造影 …… 248
指紋認証 …… 97	診療録 …… 94	大腸の走行 …… 261
臭化ブチルスコポラミン …… 245, 250	**す－そ**	大動脈弁狭窄症 …… 40
縦隔条件 …… 208	膵管 …… 271	大動脈弁閉鎖不全症 …… 40
重症薬疹 …… 91	垂直線 …… 24	打診 …… 34
十二指腸 …… 258	水平線 …… 24	多様性の受容 …… 4
主観 …… 86	スコープの直線化 …… 261	樽状胸 …… 30
腫瘍診断 …… 198	ストレス学説 …… 109	単純CT撮影 …… 208
腫瘤 …… 207	ストレス対処行動評価 …… 113	探触子 …… 222
消化管穿孔 …… 236	ストレス評価 …… 109	断続音 …… 40
消化管超音波検査 …… 233	スピリチュアリティ …… 86	チアノーゼ …… 31, 32
小腸潰瘍 …… 246	スライディングスケール法 …… 103	中心静脈穿刺 …… 125
小腸血管腫 …… 244	スライディングチューブ …… 266	中毒性表皮壊死症 …… 93
小腸造影 …… 242	スラント機能 …… 158	超音波診断 …… 220, 225
小児・新生児の採血法 …… 121	すりガラス影 …… 206	腸管とスコープの関係 …… 262
上腹部超音波検査 …… 220	整形外科的診察 …… 57	聴診 …… 33
上部消化管内視鏡検査 …… 254, 255	正常呼吸音 …… 39	聴診間隙 …… 44
静脈血液ガス …… 161	成人女性の基本的診察 …… 62	超速効型インスリン製剤 …… 104
静脈採血 …… 116	生体認証 …… 97	聴力検査法 …… 48
静脈紋認証 …… 97	性的活動 …… 63	直像鏡 …… 52, 53
職業性ストレスモデル …… 110	責任インスリン …… 103	直腸 …… 252
食後血糖 …… 105	セリエ …… 109	直腸診 …… 65
触診 …… 34	前処置 …… 248	鎮痙薬 …… 261
食道胃接合部 …… 256	洗腸 …… 260	鎮静薬 …… 256
食道入口部 …… 256	腸蠕動音 …… 43	鎮痛薬 …… 260
食道造影 …… 238	前投薬 …… 250	**つ－と**
食道二重造影 …… 238	線分二等分試験 …… 72	追加分泌 …… 102
シルエット・サイン …… 207	前立腺腫大 …… 230	椎骨動脈 …… 159
心音 …… 40	造影CT撮影 …… 208	低血糖 …… 106
心筋梗塞などの簡易検査 …… 185	僧帽弁狭窄症 …… 40	ディプス …… 215
神経学的所見 …… 69	僧帽弁閉鎖不全症 …… 40	定量噴霧吸入器 …… 168
神経伝導検査 …… 151	遡及性 …… 221	データベース …… 95
心雑音 …… 40	足底採血 …… 123	電子カルテ …… 94
浸潤影 …… 206	速効型インスリン製剤 …… 104	電子署名 …… 96
真正性 …… 96	ゾンデ法小腸二重造影検査 …… 246	テンプレート入力 …… 93
腎性糖尿 …… 174	**た, ち**	橈骨茎状突起 …… 162
心尖拍動 …… 32	体位変換 …… 224	橈骨動脈 …… 162
心タンポナーデ …… 212	代謝性アシドーシス …… 164	同時両側測定法 …… 140
心超音波検査 …… 212	代謝性アルカローシス …… 164	倒像鏡 …… 52, 53
心超音波ベッド …… 219		頭低位造影 …… 241

INDEX

糖毒性 ………………… 105
糖尿病 ………………… 102
糖尿病性昏睡 ………… 108
動脈血液ガス ………… 161
特異度 …………………… 36
特殊染色 ……………… 200
特定生物由来製品 …… 175, 176
ドプラゲイン ………… 215
取扱い規約 …………… 199

な行

内視鏡操作 …………… 254
内視鏡的乳頭切開術 … 272
内分泌・代謝学的負荷試験 … 170
内分泌負荷試験 ……… 170
内膜中膜壁厚 ………… 157
軟性白斑 ………………… 55
日本語仮名漢字変換ソフト … 98
乳酸アシドーシス …… 108
尿検査 ………………… 135
尿試験紙検査 ………… 135
尿沈渣 ………………… 135
妊娠反応 ………………… 66
ネガティブフィードバック … 170
粘膜法 ………………… 238
脳梗塞 …………………… 72
脳卒中 …………………… 72
嚢胞 …………………… 206

は行

バーセルインデックス … 76, 77
肺活量比 ……………… 167
肺胞機能検査 ………… 166
肺野条件 ……………… 208
爆状胃 ………………… 258
薄層法 ………………… 238
パスワード ……………… 97
ばち指 …………………… 31, 32
発泡剤 ………………… 238

鳩胸 ……………………… 30
パンチバイオプシー … 147
反応性低血糖 ………… 174
半立位第二斜位二重造影 … 241
ピアッシングサンプラー … 192
皮質所見 ………………… 72
鼻出血 …………………… 49
非ステロイド性解熱鎮痛薬 … 246
皮膚生検 ……………… 147
皮膚リンパ腫 ………… 149
びまん性肺疾患 ……… 208
ヒューマンエラー ……… 99
病理診断 ……………… 198
病理組織学的診断 …… 198
フォーカス位置 ……… 215
腹臥位充盈像 ………… 239
副雑音 …………………… 40
腹部血管雑音 …………… 43
腹部超音波検査 ……… 220
腹壁静脈怒張 …………… 33
浮腫 ……………………… 33
ブスコパン® ………… 245
ブドウ糖負荷試験 …… 173
プラーク ……………… 159
プリンペラン® ……… 245
フレームレイト ……… 215
フロー・ボリューム曲線 … 167
噴門 …………………… 257
分葉状切れ込み ……… 208
閉塞隅角緑内障 ………… 53
閉塞性換気障害 ……… 167
ペーパーレス …………… 95
ヘルスアセスメント …… 76
変性疾患 ……………… 198
扁平胸 …………………… 30
膀胱充満 ……………… 228
蜂巣肺 ………………… 207
膨大部切開術 ………… 271
母指圧迫テスト ………… 36

保存性 …………………… 96
発作性頭位眩暈症 ……… 50
ホルマリン …………… 199

ま行

末梢血球分類 ………… 192
マンモグラフィー ……… 64
ミドリンP® ……………… 53
無気肺 ………………… 207
無症候性顕微鏡的血尿 … 136
めまい …………………… 50
メルクマール …………… 24
免疫染色 ……………… 200
網膜血管 ………………… 55
毛様充血 ………………… 29

や行

薬剤性過敏症症候群 …… 93
薬物アレルギー疑診例の診察 …………………… 90
ユーザーID ……………… 97
幽門輪 ………………… 257
輸血 …………………… 175

ら行

ライフイベント法 …… 111
卵巣腫瘍 ……………… 229
リアルタイム ………… 221
立体解剖 ……………… 220
硫酸バリウム ………… 237
流速レンジ …………… 215
臨床経過の把握 ……… 221
レニン・アルドステロン … 172
連続音 …………………… 40
漏斗胸 …………………… 30
ロートンスケール ……… 74
ログインID ……………… 97
ロタウイルス ………… 183
肋骨脊柱角打診の方法 … 36

羊土社ホームページ

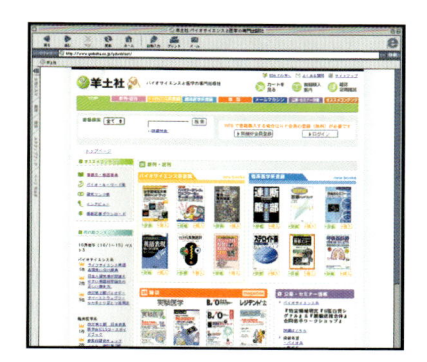

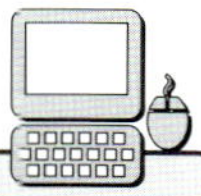

羊土社ホームページでは，羊土社の書籍情報をお届けするほか，「レジデントノート」「実験医学」の各雑誌のページを開設しております．連載などの掲載内容が一目で分かるほか，最新情報やホームページ連載などを提供しています．

羊土社ホームページへ今すぐアクセス！ ACCESS！ http://www.yodosha.co.jp/

みてわかる臨床力アップシリーズ
診察・検査

2007年11月30日　第1刷発行

監　　修	名郷直樹
編　　集	小谷和彦，朝井靖彦
	南郷栄秀，尾藤誠司
発 行 人	一戸裕子
発 行 所	株式会社 羊 土 社
	〒101-0052
	東京都千代田区神田小川町2-5-1
TEL	03(5282)1211
FAX	03(5282)1212
E-mail	eigyo@yodosha.co.jp
URL	http://www.yodosha.co.jp/
装　　幀	泉沢光雄（泉沢デザイン事務所）
印 刷 所	凸版印刷 株式会社

ISBN978-4-7581-0772-3

本書の複写権・複製権・転載権・翻訳権・データベースへの取り込みおよび送信（送信可能化権を含む）・上映権・譲渡権は，(株)羊土社が保有します．

JCLS ＜(株)日本著作出版管理システム委託出版物＞　本書の無断複写は著作権法上での例外を除き禁じられています．複写される場合は，そのつど事前に(株)日本著作出版管理システム（TEL 03-3817-5670，FAX 03-3815-8199）の許諾を得てください．

感染症診療スタンダードマニュアル

米国で大好評の感染症テキストの日本語版 ついに登場！

監修／青木　眞，喜舎場朝和　監訳／本郷偉元
編集／遠藤和郎，源河いくみ，本郷偉元

- 定価（本体 6,000円＋税）
- B5変型判
- 551頁
- ISBN978-4-7581-0622-1

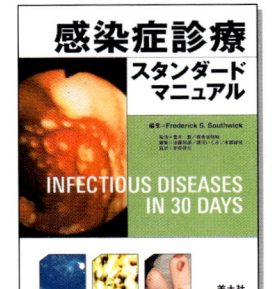

実践はもちろん，微生物学や病態生理，薬物動態に至るまで丁寧に解説！
「感染症診療が根拠から理解できる」と高い評価を得ているテキストの日本語版！

外科 DECISION MAKING の進め方
アルゴリズムによる問題解決法

外科疾患の診療の進め方が明解！

編集／児島邦明，藤澤　稔，町　淳二

- 定価（本体 5,800円＋税）
- 2007年12月発行予定
- B6変型判
- 約416頁
- ISBN978-4-7581-0633-7

Decision Makingのポイント，アルゴリズムの解説，注意点などの必要な情報をすぐに把握できる！

ポケットサイズでいつでもどこでも参照できる！！

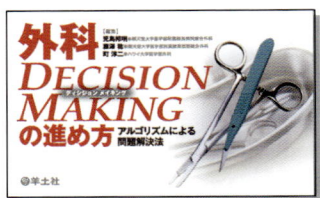

連断腹部　連続断層画像ケーススタディ　腹部疾患

CD-ROMだから実現できた！

堀　晃／著（沖縄県立中部病院放射線科）

- 定価（本体 6,500円＋税）
- B5判
- 62ページ＋CD-ROM1枚
- ISBN978-4-7581-0632-0

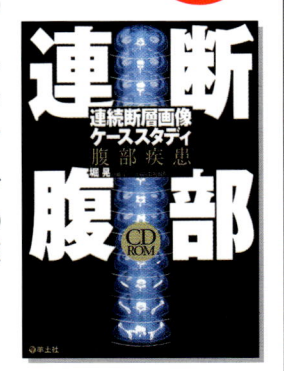

連続したCT画像の中から病変画像を見抜き診断する画期的なCD-ROMが登場！
画像診断のトレーニングに最適な腹部疾患100症例と，読影に必要な重要知識を収録．
読影眼を磨け！

糖尿病診療ハンドブック

糖尿病診療のコツとエビデンスが豊富！

監修／河盛隆造
編集／日吉　徹

- 定価（本体 3,900円＋税）
- B6変型判
- 351頁
- ISBN978-4-7581-0638-2

糖尿病診療を幅広く解説したハンディな診療マニュアル．診療のコツとエビデンスが満載で，患者さんに合った診療の進め方がわかる！
糖尿病診療に携わるすべての医師に最適！

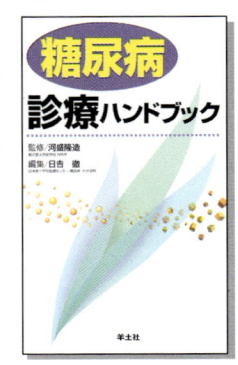

発行　羊土社

〒101-0052
東京都千代田区神田小川町2-5-1
TEL 03(5282)1211
E-mail：eigyo@yodosha.co.jp

ご注文は最寄りの書店，または小社営業部まで

FAX 03(5282)1212　郵便振替00130-3-38674
URL：http://www.yodosha.co.jp/